中国中医科学院中医药信息研究所自主选题科研成果

民国名中医临证教学讲义选粹丛书

恽铁樵临证基础讲义

孟凡红　杨建宇　李莎莎　主编

中国医药科技出版社

图书在版编目（CIP）数据

恽铁樵临证基础讲义／孟凡红，杨建宇，李莎莎主编．—北京：中国医药科技出版社，2017.5

（民国名中医临证教学讲义选粹丛书）

ISBN 978 - 7 - 5067 - 9062 - 8

Ⅰ．①恽⋯　Ⅱ．①孟⋯　②杨⋯　③李⋯　Ⅲ．①中医临床 - 经验 - 中国 - 民国　Ⅳ．①R249.6

中国版本图书馆 CIP 数据核字（2017）第 023583 号

美术编辑　陈君杞
版式设计　麦和文化

出版　中国医药科技出版社
地址　北京市海淀区文慧园北路甲 22 号
邮编　100082
电话　发行：010 - 62227427　邮购：010 - 62236938
网址　www. cmstp. com
规格　889 × 1194mm $\frac{1}{32}$
印张　12 $\frac{7}{8}$
字数　203 千字
版次　2017 年 5 月第 1 版
印次　2017 年 5 月第 1 次印刷
印刷　三河市航远印刷有限公司
经销　全国各地新华书店
书号　ISBN 978 - 7 - 5067 - 9062 - 8
定价　33.00 元

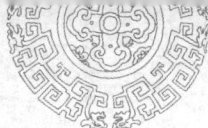

民国名中医临证教学讲义选粹丛书
编委会

院士寄语

　　近年来，关于中医药高等教育改革问题的讨论比较多，不但涉及中医药高等教育模式改革问题，而且涉及中医药高等教育教材创新问题。新中国成立以来，自从吕老（原卫生部中医司第一任司长吕炳奎主任中医师）组织编辑我国第一套中医药高等教育教材以来，中医药高等教育教材先后做了一些创新和适度修订。上个世纪80年代，又是在吕老的倡导、指导、组织下，由光明中医函授大学编辑了我国第一套中医药高等教育函授教材。此后，中医药高等教育函授教材和自学教材陆续出版了不少。但是，总体来讲，大家对目前的中医药高等教育教材并不是十分满意，已引起了广泛的关注。因此，中医药高等教育教材的改革创新是目前全国中医药教育的重点研究课题之一。

　　中国中医科学院和光明中医杂志社等单位的教学和研究人员联合选辑点校民国时期中医教学讲义，是利国利民、振兴中医之举！正当大家努力探索中医药高等教育教材创新之时，选辑点校民国时期中医教学讲义，这是"以史为鉴"之举，是继承创新之必需！这必将对中医药高等教育教材改革有新的启迪。

　　"创新"是时代的最强音，也是科技界尤其是中医界近来最为关注的"词语"。然而，没有继承的创新，必然是无源之水，无本之木。只有坚持在继承基础上创新，才能求得新的发展，整理出版民国时期中医教学讲义，必将有助于当前中医药高等教育教材的创新和发展。对中医界来讲，这次选辑、点校出版民国时期中医教学讲义，是新中国成立以来的第一次重大创举！是实实在在的在继承基础上的"创新"！

民国时期中医教学讲义有不少，我们这一代有很多老大夫在初学中医时读的就是这些教材（讲义），这些讲义和现代中医药教育教材相比较，最大的特点是——重实用、重经典，但又决不泥古，并且及时把握最新科研成果，把临床病案直接纳入教材，而且学习模式大多是边读书学习，边跟师实践。这次重新校辑这些讲义，不但可以给全国中医药高等教育教材改革提供参考，而且也给全国中医药高校教师提供新的教学参考书，也给中医药院校的在校生及社会自学人员提供新的学习辅导用书。同时，对临床医师有重要的临床指导意义，无疑，也是临床中医师继续教育的参考用书。换言之，民国时期中医教学讲义精选的出版，必会有大量的读者群，必将给中医界提供一套实用的教学和临床参考用书。

这套教材选辑了"铁樵函授医学讲义""承淡安针灸学讲义""秦伯未国医讲义""兰溪中医专门学校讲义"和"伯坛中医专科学校讲义"5部分，当然这并不是民国时期中医教学讲义的全部，但是，这是"精华"，这是见微知著，窥"斑"知"豹"。因此，这次能再版这些讲义教材，实属不易，这是科研人员和出版人员的心血和汗水的结晶！

民国时期中医教学讲义的选辑点校出版，是诸多民国时期讲义第一次从图书馆阁楼书架上走下来，与现代中医学子、广大师生和医务工作者见面，肯定会得到广泛的欢迎和喜爱。我相信，今后会有更多的民国时期中医教学讲义陆续再版。这次开拓创新之举，必将对中医教材改革起到促进作用，对中医学术发展起到推动作用，必将有助于中医药学的再创辉煌！

中国工程院院士

程莘农

2012年5月于北京

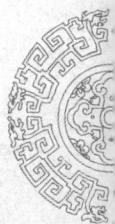

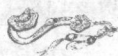

中国中医科学院和光明中医杂志社等单位的相关专家，他们合作纂辑点校了《民国名中医临证教学讲义选粹丛书》，我在展阅后不胜欣悦。此选辑刊行是对以儒学奠基的中华传统医药文化领域一项新的贡献。

在中医药学传承、发展的历史长河中，民国时期处于"西学东渐"益趋鲜明、旺盛的岁月。当时全国的中医院校当然不能与新中国成立后相比，但名医名著亦较为昭著、丰富，而医药教学则以"师带徒""父传子女"作为"主旋律"，但在一些较大的城市或某些地区，也创办了若干中医院校。回忆在上世纪三四十年代，我在上海读中小学阶段，市内有中国医学院、新中医医学院、上海中医专科学校、中国医学专修馆等校；在此以前的民国前期，上海有丁甘仁先生主办的"上海中医专门学校"，在当时是卓有影响的中医名校，培育了众多的后继杰出人才，该校前辈们所编撰的教学讲义，惜已流散失传殆尽。先师秦伯未先生是丁甘仁先生的高足，他从事中医教学数十年，早年成立"秦氏同学会"，自编了多种中医教材，传世者几希。现《民国名中医临证教学讲义选粹丛书》的编者们，能从多种渠道探索授求，并予选辑、校释，可谓是对我国优秀传统文化传承的历史性贡献，因为它反映了这段历史时期的中医教学讲义不同于今古的学术内涵和教学风格。

中华人民共和国成立后，中医的临床、教学渐趋正规。1955年，原卫生部组建了中医研究院（现中国中医科学院），组织专家们主编了九种中医教材，江苏省中医进修学校也编纂了多种中医教材。1956年，我国部分地区建立了中医高等院校，在原卫生部中医司首任司长吕炳奎同志的倡导下，组织各院校编写了基础与临床的各科教材，经过多次审订、修改，产生了全国中医高校统一应用的多种教学讲义，并在数十年中多次修订、改版，教学内容趋于系统、全面而丰盈。当然也存在一些不同的看法，但鄙见认为：不同历史时期的中医教学课本内容仍有相互交流、取长补短的学术价值。民国时期的教学讲义，其中的"重经典、重临床"以及部分教材中的中西医学术融会，是其主要学术特色，也是它所展示具有重要参阅价值的学术平台，值得予以深入研究。

我在阅习了《民国名中医临证教学讲义选粹丛书》后，为编者们的精心纂辑和出版社同仁们的慧眼相识通力协作，感触良深，并殊多欣慰，遂漫笔以为序。

中国中医科学院

余瀛鳌

2016年12月

总前言

民国时期（1911—1949）是中医学发展独特的、多难的时期，然而，由于人为地分类，民国时期的中医典籍未被划到古医籍中，故而不被列入中医古籍整理出版之列。因此，民国时期的许多中医著作一直没能与广大读者见面，尤其是民国时期中医教学讲义。随着许多老前辈、老中医的退休、仙逝，很有可能就被淹没。现在，中医学教学模式、中医学教材的改革被提到当前中医教育改革重要的议事日程，此时此刻，选辑点校整理出版民国时期中医教学讲义，一可填补民国时期中医书籍讲义类出版之空白，二可为当前中医教改和教材编写提供参考、启迪思路。这也是这次选辑民国时期中医教学讲义的意义所在！

民国初期，由于当时的北洋政府将中医教育在整个国家教育体系中漏列，导致中医界的奋起抗争，中医界有志之士积极筹办中医学校，以期既成事实，希望当时的政府承认中医教育的合法性。由此，服务于学校面授及函授教育的教材就应运而生了。然而，由于历经国内战乱和抗日战争，再加之印刷技术的局限和信息交通不便，使许多优秀的中医学讲义未能幸存。本次我们收集了恽铁樵全部医学教学讲义、秦伯未国医讲义、承淡安针灸学讲义，以及张山雷和陈伯坛编著的部分中医教材讲义进行点校整理以类汇编，共收讲义39种，按类分为15个分册，以期尽可能地反映当时中医药教学的情况。这些讲义分属中医基础理论、针灸学、内科学、中医经典类、临床类等，还有充分体现衷中参西的内容。

2006年，我们就开始了对民国时期中医药文献的现存状况进行调研，并对文献整理和保护加以研究，提出"民国中医药文献抢救整理的思路及设想"，论文发表于中国科技核心期刊《中国中医药信息杂志》2006年第11期，引起同行专家的关注。在众多医史文献专家的支持、指导、帮助下，我们开始了民国时期中医教学讲义的收集、整理工作。近几年间，由于工作繁忙，收集、点校整理工作在艰难地持续地缓慢进行着，我们始终坚持着，为了中医梦，不抛弃，不放弃！天道酬勤，柳暗花明，我们的工作终于得到中国中医科学院中医药信息研究所领导的重视，使我们更有了干劲，信心更足，从而促成本套丛书得以顺利面世。

本套丛书是中国中医科学院自主选题研究项目"民国中医药教材调研及代表性教材整理研究"（项目编号：ZZ070326）成果之一，在此衷心感谢中国中医科学院中医药信息研究所领导对本项目的支持；感谢众多医史文献、教育、临床专家的悉心指导；感谢全国各地图书馆对我们工作资料收集等方面的帮助。同时，对各位参与丛书点校、整理和研究的工作者的辛勤劳动、无私奉献精神和干劲，表示敬佩和谢意！对中国医药科技出版社的鼎力出版，表示感动、感激和感谢！

最后还是要说明一下，本丛书仅是民国时期优秀中医讲义的"豹斑"而已，还需要我们继续努力，收集、整理、点校、出版更多更好的民国时期名中医教学讲义，以飨读者。毋庸讳言，本丛书中或许存在着这样那样的不足和疏漏，恳请各位专家、同仁、广大读者批评指正，以求修订和完善！为了实现美好的中医梦而共同努力！共同进步！

《恽铁樵临证基础讲义》
　《脉学讲义》
　《十二经穴病候摄要》
　《医学入门》
　《病理概论》
　《病理各论》
　《神经系病理治要》
《恽铁樵医学史讲义》
　《医学史》
　《医家常识》
《恽铁樵内经讲义》
　《内经讲义》
　《群经见智录》
　《课艺选刊》
　《答问汇编》
《恽铁樵伤寒论讲义》（上）
　《伤寒论讲义》

《恽铁樵伤寒论讲义》（下）
　《伤寒广要》
《恽铁樵金匮要略讲义》
　《金匮要略辑义》
　《金匮翼方选按》
　《金匮方论》
《恽铁樵温病讲义》
　《温病明理》
　《热病讲义》
　　附：《热病简明治法》
　《章太炎先生霍乱论》
　《霍乱新论》
　《梅疮见垣录》
《恽铁樵临证各科与药学讲义》
　《杂病讲义》
　《妇科大略》
　《幼科讲义》

《药物学讲义》   《妇科学讲义》

《验方新按》   《幼科讲义》

《恽铁樵临证医案讲义》 **《张山雷脉学讲义》**

《药盒医案》   《脉学正义》

《临证笔记》   **《张山雷中风讲义》**

《秦伯未国医基础讲义》 《中风斠诠》

《生理学讲义》   **《陈伯坛金匮要略讲义》**

《诊断学讲义》   《读过金匮论》

《药物学讲义》   **《承淡安中国针灸学讲义》**

《秦伯未国医临证讲义》 《中国针灸学讲义》

《内科学讲义》

编者

2016年12月

于北京·中国中医科学院

整理凡例

一、原书系繁体字本，今统一使用简体字；通假字或异体字径改，如"藏府"一律改为"脏腑"，"纤微"均改为"纤维"。

二、原书系竖排本，现易为横排本，依照惯例，书中的"右"或"左"字，径改为"上"或"下"字，不出注。

三、正文按内容分段，并按现代汉语规范进行标点断句。

四、本书以点校为主，凡书中明显刊刻错误，予以径改，不出注。如：本与末，已与己，岐与歧，大与太，佗与陀，臀与臂，隔与膈，温与湿，热与熟，炮与泡，等等。对个别疑难字词酌加注释。校注及注释均采用页下注形式。

五、原底本中的双行小字，今统一改为单行，字号较正文小一号。

六、原书中的医学名词，有与现代不一致处，仍依其旧，保留原貌。如白血球、阿司匹灵等。

七、原书药名错误径改，不出注。如芫花（误为"莞花"），辛夷（误为"辛荑"），蒺藜（误为"夕利"）等。

八、原文所提及的书名一律加书名号。书名为简称时，为保持原貌，不作改动。个别比较生僻、容易产生歧义的加注说明。

九、为方便读者查阅，原书有目录的照录，补上序号；原目录与正文不一致者，则依照正文改正；原书无目录的，依据正文补上序号和目录。

十、书中的一些观点与提法，有的带有明显的时代局限性，但为保持原著的完整性，本次均不作删改，希望读者研读时有分析地加以取舍。

十一、本丛书的整理和点校严格按照古籍整理原则进行，尊重历史，忠实原著，除上述说明外，凡改动之处，均出注说明。

本册总目录

脉 学 讲 义

恽铁樵　著

王俊文　孟凡红　整理

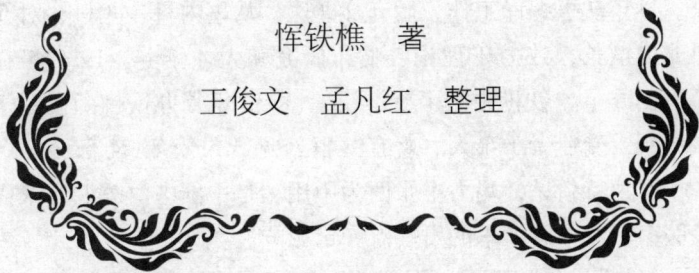

内容提要

恽铁樵（1878—1935），名树珏，字铁樵，别号冷风、焦木、黄山，江苏省武进人，是近代具有创新思想的著名中医学家。早年从事编译工作，后弃文业医，从事内科、儿科，对儿科尤为擅长，致力于理论、临床研究和人才培养。1925年在上海创办了"铁樵中医函授学校"，1933年复办铁樵函授医学事务所，受业者千余人。著有《群经见智录》等24部医学著作，有独特新见，竭力主张西为中用，是中国中西医汇通派代表医家，对中医学术的发展有一定影响。

《脉学讲义》原名《脉学发微》，恽铁憔撰于1926年。原版书包括四部分内容：第一部分专论脉诊以外的诊法，包括望色、察呼吸、分析病状等；第二部分为脉学概论、原理等，并释十字脉象（大、浮、动、数、滑、沉、涩、弱、弦、微）；第三、四部分结合病例分析促、结、代、浮、沉、迟、数诸脉。

本书为1934年修订版，在原版本的基础上，将其内容以讲义的形式出版，更名为《脉学讲义》，并增加了第五讲，由恽铁樵女儿慧庄根据其思想执笔撰写，补充了真脏脉和奇经八脉的内容。

全书用中西汇通的观点阐述脉理，解释脉要，于脉学发展或有积极意义。

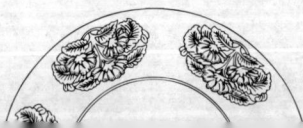

目录①

---

① 原书没有目录，为了便于阅读，整理者增加了此目录。

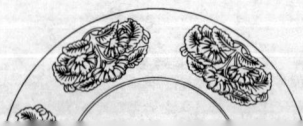

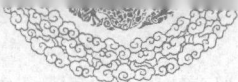

第一期

恽铁樵 著

导 言

中医函授，须比不得西医函授，何以呢？西医书完全是科学，编讲义的完全用不着费心，可以头头是道，层次井然的说出来；读的人也就可以由浅入深，顺序渐进的学下去。中医可不然，中医书向来是凌乱无次的，若要使他有点次序，委实非费九牛二虎之力不可，而且就算整理一个次序出来，学的人还是不便当，因为这件事完全是创作。伊古相传，是这门一团茅草，你要用创作精神加以整理，没有几十年试验，休想弄得熨帖。诸位不信，只要看国文。国文先有《马氏文通》，那是用全副精神，要想使中国文字成为科学形式的，归根也不曾听得有人读《马氏文通》读通了的；其后又有教科书，从壬寅癸卯，直至如今，各书局国文教科书出得愈多，社会上好国文却愈少了。社会上现在有几位崭然露头角的少年，还是读《左传》、读《孟子》读好的；再不然，就是西文先登了岸，然后自修弄好的，决不是拜教科书之赐。到了现在，又有什么"国语"，那益发①弄得满纸西洋化、东洋化，更是令人不明白了。所以鄙人深信东方文化与科学是有些捍格的，因此深怕吃力不讨好，不敢将医学用我个人意思另外编辑。只是敝校出了三期讲义，学员中就有人写信来要求，说是"有汗脉缓，无汗脉紧，伤寒太阳病脉浮"，如何是紧？如何是缓？如何是浮？我们先不懂，这如何能学下去呢？我想他这话也不错，一定要人很气闷的读到后来豁然贯通，这件事，对于现在青年，委实有些勉强。况且鄙人抱的是牺牲主义，立志要使中国医学普及，然后将来可希望我国不蹈日本覆辙，使先哲创立的医学有大放光明之一日，而不至于斩焉绝嗣，我又拿定了主意，以为要达我这目的，非唤起学界的同情不可。就现在我们同业而论，简直靠不住的。既然如此，人家有要求，只要我做得到，当然没有不迁就的。如此，我这《脉学讲义》少不得要提前出版，好使得大家明白。

先要讲脉外极明显的事情

脉是不看见的，凭着三个指头去摸，你摸着的，

---

① 发：原作"法"，据文义改。

心里以为这是弦脉；换一个人去摸，他心里以为这是滑脉，归根大家以意会之，究竟是弦、是滑，却没有一定的标准。好比春天听着布谷鸟，甲说是"脱却布裤"，乙说是"得过且过"，丙说是"不如归去"，毕竟鸟声只是一种，并没有三种，然而人类的耳聪是一样的，何以会听出三种不同来呢？这就是"以意会之"的不是了，今世找不出公冶长，这是非恐不容易判断啦。脉学等于如此的模糊影响，却要以性命相托，这是中医受现世非难，第一个要答解的问题。

有许多人的意思，以为这脉学，自己用功是没有用的，非得负笈从师，耳提面命不可。这话何尝不在理，但是就愚见看来，恐怕未必吧。大约负笈从师，在师傅那里吃三年饭是有的，要耳提面命，只怕走遍天下，找不到这样好师傅。不过既然吃了三年饭，自己也说不出，没有学着，只好硬着头皮去挂牌。在要好的呢，刻苦自励，将古书上所说的，与病人所有的脉互相印证，久而久之，自然心有所会，这便是个中超超等的人物。等而下之，不过说两句老生常谈的废话充著作，出出风头；医会专列个名，奔走奔走，壮壮声势。碰着运气，弄着两文，就吸鸦片，坐机器车，放谣言，造空气，搭臭架子，充起名医来。这其间黑幕，不过如此，还有什么可说的？然则如何而可？那就要先讲脉外的极显明可见的事情了。

一个人除掉犯法自尽，以及偶遭不测之外，总是病死的。能杀人的大病，总是小病变成功的。用这两句话做了前提，那就可以说得：凡是病，都有杀人的可能性。医生的职务，并不是能使一切病不杀人，不过是能使一切小病不至于变成大病而杀人。既然如此，医生第一紧要事情，是要辨别何病不杀人、何病必杀人，简单点说，就是先要知何者是死，然后能知何者是生。孔子对子路说："未知生，焉知死。"那话是有人生哲学意味，若论医道，可要将这两句话倒过来，叫做"未知死，焉知生"啦。

莫说脉学是说不清楚、画不出来，古书所说，不能懂得，而且有无止境的奥妙，就算种种困难都能减少，就算做讲义的人有生花妙笔，说得活现，就算读讲义的人聪明异常，十分了解，毕竟还是空空洞洞，无形无质，无臭无声。要将这空空洞洞的东西去辨死活，譬如诊了脉说是活的，偏偏死了，那还了得！或是诊了脉说是死的，偏偏不死，也是不妥当。若是说两句骑墙话，了了门面，一层，人家未必定要请你这医生；二层，那又何必要函授？何必要读书？三层，我们目的在利人利己。假如学会了并不在乎挂牌行医，那么对自己家人说骑墙话么，没的教人笑掉下颏罢。所以鄙人想了一个方法，先从有凭有据的地方认得死活，然后逐层推敲，自然有路可走。

有凭有据，可以判别死活，而又不是脉象，到底是什么东西？答道：是病形。怎样的病形可辨死活？

答道：有四大纲，脉居其一，除去脉象，尚有三纲，每纲分目共数十事，数十样是必死的，数十样是危险的，一望可知，了然明白。那四纲是色泽、呼吸、脉搏、规矩权衡。

色泽

此项包括面部各部位与肌肤及爪下血色。

【颜额】颜额黑暗者肾病，有死之倾向，不必便死。

【眼帘】眼上帘一块黑斑，他处皆无，必死，且死不出三日。温热病未传恒见之，理由不明了①。

【鼻准】鼻准有黄点，此恒见于未满百日之婴儿，稍险，不必死。

【鼻旁】鼻旁青色，险症，不必死。小儿兼见抽搐者，极危。

【环唇】环唇青色，险症。病类不一，伤寒、杂病皆有此色。

【唇色】唇作黑色。唇本红，所谓黑色，即本来红处如涂墨，不复有红色可见，必死，死不出二十四时。小儿急惊有之，成人甚少。

【齿枯】齿如枯骨，伤寒、温病未传皆有之，十死七八。大都与他证同见，单见不过齿干，非死证。

【面尘】满面黑色，如蒙尘垢，谓之面尘。伤寒、

———————

① 理由不明了：《脉学发微》作"理由是郁血"。

温病未传多有之，有可救者，然十死七八。

【甲错】肌肤甲错，糙如鱼鳞，抚之忤手。单见者险，兼气促者必死。

【爪甲血色】血本属心，此条当在脉搏之下，因是辨色所当有事，故从权移置于此。凡爪下血色微紫，并不甚紫，不过其色不华者，无妨。大都见此者，指头必寒，伤寒、温病皆有之。凡如此者，其胸中必不适，而有泛恶、干呕等证，疟疾见此者尤多。爪下深紫色者，为郁血，恒兼见气促，必死，乃急性肺病之末期，死期不出五日。其有亡血过多，爪下色白者，女人危，不必死；男子必死，死期参他种见证。其有并无大病，且其病与血无关，而爪下色白者，此为内风，另详《杂病讲义》中。凡病至未传，而见爪下深红者，死证，此与神经有关。

【唇干舌润】唇干舌润者，不必死。惟病见此，非三五日能愈之证，此专指伤寒、温病言。

呼吸

此项所包者，直接为肺病，间接为他脏病。

凡候呼吸，不以耳，而以目。因病人若鼻无涕，气道无痰，听之不能审，须注视其胸部起落，故《内经》云"视喘息，听声音"，不曰"听喘息"也。辨呼吸之不同，有如以下之种类。

【气粗】气粗者，呼吸有力，较之常人为不和平，此于热甚时见之。既云有力,是实,而非虚。实者为阳,虚者为阴,故气粗阳证。而阳明多血多气,病在太阳、少阳,气恒不粗,至阳明则气粗矣,气粗为肺叶张举之最浅者。仅就气粗论,病在肺;若推求所以气粗,则病在胃。因胃中有积,外感乘之,胃中物不得消化,因而为热,胃气不得下降,肺为所薄,因而气粗。所以知胃气本下降者,观于病人胃气之逆,而知不病人之胃气必下降也。

【气微弱】气微弱为气粗之反,粗为有余,微弱为不足;有余为实,不足为虚。故见气微弱,而知病不在阳而在阴。其在杂证、失血证最显著;其在伤寒,多在两候之后。微弱虽非美名,却未至死期,何以故?因将死则虚极,必反见假象之有余,决不微弱。微弱者,正气固弱,病毒亦衰也。以故呼吸微弱,多半见于热病已愈,正气未复之时。

【气短】气短者,呼吸较常人为短,亦虚证也。与微弱异者,微弱者静,短者躁;微弱无声,短则带粗。微弱者,气不足以息,言不足以听,状态则自然;短者,气若有所窒,语若不能续,状态则勉强。微弱者多属外感病未传,气短者多属内伤病初起。微弱为病退之时,气短为病进之候。

【气喘】通常为气急之总名称。在伤寒,有有汗而喘者,有无汗而喘者,详"葛根芩连"及"麻黄汤"条下。大份皆因热甚而喘,其范围不外太阳、阳

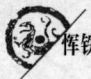

明，其原因无非热甚，其症结只在肺胃。此种以呼吸粗而且促，有起有迄者为正当，所谓阳明非死证也。然初学遇此，须留心其兼证，庶免误认不足之阴证为有余之阳证。

【气急鼻扇】"气急"二字，是一件事，其情状即上条之气喘也；鼻扇者，鼻孔弛张不已，可一望而知者也。气急非危证，气急而兼鼻扇则无有不危者。然当分三层：

（一）［小孩］。小孩患重伤风，咳嗽、发热，最易见鼻扇，虽属危象，治之得法，可以即愈。

（二）［新病］。凡初病即鼻扇者，是急性肺病，不当作寻常伤风论，成人、小孩同。证情极危险，须视兼证。有当用附子者，有当用小青龙汤者，有当用宣肺药者。参看"小青龙汤"条下。高手遇此等病，十愈其七。今之时医，殆无有一人可幸免者。以彼等无学理，往往以豆卷、豆豉、石斛等胡乱塞责，故无一能愈。

（三）［久病］。久病鼻扇者，有两种：（甲）热病未传鼻扇，无论伤寒、温病，先时不鼻扇，至三候后病势增剧，气息喘促而见鼻扇，是为肺气将绝，例多不救；（乙）杂病未传见鼻扇，此种多属肺肾病，如蓐劳、煎厥、肺痈、肺萎等病，死证也，死期参他种见证。

【息高】《伤寒论》谓："下后，息高者死。"息高云者，盖因病人呼吸及胸而止，其肺部之起落，恒在胸膈以上，故云息高。凡杂病、久病，衰弱已甚者，亦息高，但未可据此一端，断为死证。若伤寒下后而息高，则无有不死者，死期近则三日，远则五日，其与秋分、白露等大节气相值者，则以节气为期，总之必死而已。

【气息坌涌】此是一种特别急性肺病，原因不明了。吾曾见过四次，前三次皆三岁以下之小孩，其喘息大起大落，胸部、腹部皆膨胀，如鼓气之风箱，而鼻孔若感异常狭窄者。细审他种见证，则又极微，无显然可用温凉攻补之证据，因敬谢不敏，三次皆如此。第一次为同学袁君兆蓉之子，起病即如此；第二次，已不记忆；第三次则为岭南中学张君云鹏之侄女，初起并不尔，不过伤风咳嗽发热，嗣经某著名儿科予以葶苈一钱，药后遽见此状，深夜以急足延诊，竟束手无策，却诊金而归。以上袁、张两孩皆死不出三日，余皆未开方。第四次为一邻女，十五岁，其家即会乐里，与余寓相隔仅六七家，尚能至余寓就诊。审其病，除气息坌涌外，其余皆白虎证。因语其父："观此儿之喘息，委属不救，余恐不能愈，君其速延他医。"其父固请立方，乃以大剂白虎汤予之，讵①明日来复诊，喘息遽平，复诊两次竟愈。十年中所见，仅此四

---

① 讵（jù）：岂，怎，不料，哪知，表示出乎意料。

人，皆不同时。小孩患此者，殆无生理，且前三次所见之三孩，实非白虎证。以病理论，似当以肺为主病，兼见之白虎证为副病，何以最后一人，治其副证，主证竟愈？吾虽愈之，仍不能无疑，姑识于此，以为后来者研究之资料。

【肩息】此是哮吼病至最剧时而见者。所谓肩息，因其人气道极窒，体力极弱，吸气时非出全力不可，既出全力吸气，则每次吸气，其肩必动，是为肩息。此病之病灶在肺，病源则在肾，所谓"肾不纳气"是也。大约能节欲，不至肩息。详细理论，他日详之。此病为慢性，既见肩息，病重自不必言，然不能遽愈，亦不至遽死。若兼见面部浮肿，或大肉削尽，则去死不远矣。

【咽气】无论何病，至最后，类有一种喘息，与他种气喘迥然不同，其为状只有吸入，不见呼出，且其势甚疾者，乃临命时之气喘也。"咽气"乃鄙人杜撰名词，是"呜咽"之"咽"，非"咽下"之"咽"。凡此种者，其生命只在数钟之间。

规矩权衡

"规矩权衡"四字出《内经》，所包甚广，概括言之，凡举止安详者，谓之合于规矩权衡；举止不安详者，谓之反规矩权衡。准此，则不但治病，凡古书所谓"目动言肆"，所谓"中心怯者其辞枝"，又，孟子谓"观其眸子，人焉廋①哉"等等，皆以合于规矩权衡与否以为推测。本篇所言，则专指病状，可谓只言其粗，未言其细。然至工夫深时，神而明之，仲景之于仲宣、扁鹊之于齐侯，亦不过用此四字，能充类至义之尽而已，非有其他谬巧也。

此项所包括者，直接属脑，间接及肺、胃、心、肾、肌肉、肤腠。

【囟门】此专指三岁以内小孩而言。凡诊婴儿，当先视其囟门。囟不可陷，陷下如碟子者危。与此连带而见者有三事：一为口糜，舌根及上颚有白腐，轻者仅数白点，重者满口皆白。二为目眍，面部肌肉无变动，惟目上帘、眼眶骨之内埏②陷下成弧形线者是。盖不病时，无论其人若何之瘠，此处却有肉；病则虽类肉毫不瘦削，独此处无肉，似仅余薄皮包裹目珠。三为泄泻清水。凡见囟陷，则此三事必兼见一二，凡如此者，皆大危极险之候。

【颅骨】凡诊小孩之未满三岁者，当视其颅。颅骨当不大不小而圆整，为合于规矩权衡。若巨大过当，便须问其向来如此，抑系病中放大。因小儿患病，热易入脑，入脑而头大者，中医籍谓之"解颅"，西医籍谓之"脑水肿"，其头可逐日增大，至于三倍、四

---

① 廋（sōu）：隐藏，藏匿的意思。
② 埏（yán）：地的边际。

倍，虽不遽死，无治法。又当注意其圆整与否，若有一块突起，他处一块却低陷，如此者是先天梅毒，无治法，死期不过数日。此上专指小孩。

【颜额】颜额之色泽，以与他处相称者为佳。不可独见暗黑，若独见暗黑，其病在肾，大非轻症，遇良医无妨，值庸医则危险。凡热病，以颜额比较两太阳，若颜额热者为顺，为阳明证热；若两太阳较热，属食积，为少阳证。其发热多有起落，其病较为延长，尤忌误下。若颜额与后脑比较，而后脑较热，颜额间反不甚热，此是危证，有成脑炎之倾向。本条所言者，亦以小儿为多。

【眼珠】眼珠与病症关系，较他物更重大。古书所言者，均不彻底，简直无甚用处。兹仅就鄙人经验所得者言之。古书以瞳仁放大者为热，收小者为肾水枯，证之实验，乃殊不然。因瞳子大小无标准，若何是放大，若何是缩小，毫无一定，若以意会之，失之弥远。通常童稚之瞳仁，恒大于成人，以此推之，是童稚之瞳子大，乃精神充足之标著也。又，在黑暗处瞳子恒大，在剧烈光明中瞳子恒小，不过不如猫眼之收放显著，容易觉察。准此，是瞳仁之大小随光线而转移，更非可据以断肾病者。夫以人体为标本，苟旧说有与不符者，虽《内经》亦当更正，遑论其他，故吾以为旧说不宜盲从。兹言事实上经多次经验，而的确可靠者数事如下：

瞳孔不圆。「瞳仁作三角形。」瞳子本圆整，然有作三角形者，收放不随光线之强弱，而随痛苦之进退，此种属肝病。阴亏肝旺，忧郁之极，有见此证者，其胸脘作阵痛、泛恶，每当痛且恶时，瞳子则收小；痛恶稍减，则略大如恒状，而总不圆整。凡如此者，乃不治之证，然亦不遽死，虽遍身皆病，不过不健全而已。若病者环境变换，心无拂逆，则其病当自愈，否则，区区药物，无能为役也。

歧视。凡人两眼之视线，皆为平行线，决不互歧，且眼珠之运动所以圆转自如者，因有筋为之系，两眼之系其动作出于一辙，故左眼动，右眼亦动，虽欲歧视而不可得。若热入于脑，则眼系上司运动之神经受影响，两眼系宽紧不同，则两眼乃互歧，如此者，其病至危极险，虽亦有愈者，然经数十次之试验，卒无把握。盖热既入脑，即属至危极险，目珠之互歧乃邪热入脑之见端耳。非目歧为险，乃热入脑为险。故当发热之初，目本不歧，迨热甚而目歧者，生命在不可知之数矣。此条以小孩为多。

戴眼。戴眼与歧视不同，歧视乃一眼向前、一眼旁视，戴眼则两眼平均向上，亦属热入头脑。若不兼见他种死证者，危险稍次于歧视。歧视者，吾曾值五人，仅愈一人；戴眼值三人，愈两人。若兼见他种死证者，不救。

【山根①青脉】此亦专指小孩而言。青脉者，静脉也，人人有之，皮肤薄者，隐然青色现于皮肤之下，皮肤厚者不见，皮肤尤薄者，则不仅此一处可见，可知此一处尤浅而易露，无他故也。然因此可以测知其善病，盖皮肤薄者肠胃亦薄，肠胃薄即非健体，卫气不强，容易感冒；消化不良，容易停积。故俗谓山根见青脉者，其孩矜贵，不易长成。所以然之故，譬之器皿，例如时表，无论手表、挂表，其外壳花纹细而质厚者，其内容必良；外壳花纹粗而质薄者，其内容必劣。又如木料，其理粗者，其中不坚；如植物，其枝叶疏者，其根不深。盖无论人造品、天然物，胥不能外此公例，于以知薄皮肤决不配以厚肠胃。而谈医学者，必故为艰深之辞，谓："肺主皮毛，脾主肌肉；肺为金，脾为土。土弱不能生金，故肺气弱；肺弱，故皮肤薄；肺与大肠相表里，故皮肤薄者，肠亦薄；脾主肌肉，脾与胃相表里，故肌肉削者胃亦弱。"如此说法，直是上海谚语所谓"兜圈子"。在著《内经》者，创此学说，彼自言之成理；自余注家，皆盲从附和，莫明所以然之故，徒见五行之说纠缠不清。故余于哆口②谈太阴湿土、阳明燥金者，甚不谓然，以不知其所以然之故。则歧路之中必更有歧路，且五行之

---

① 山根：两眼之间，鼻梁的别名。
② 哆（chǐ）口：张口。

说可以随意翻澜，甚无谓也。

【**鼻旁青色**】鼻旁，医籍谓之人王之部，属胃。所以知其属胃，非有若何解剖上关系，不过此处若见青色，即可测知其人必温温欲吐故也。所谓青色，亦非纯青，不过比较他处其色稍白，以健体之白色一相比较，其色似乎隐青，此之谓青色。凡见此者，虽非险症，其病却有趋重之倾向；若兼见抽搐、气急等症之一者，均极危险。又，凡见鼻旁青色者，其指尖必微寒。

【**撮口**】撮口者，小儿惊风之一种见症，其口唇收小如荷包之口，颇有弛张，抽搐作则口收，逾时如故，已而复作。此是至危极险之候，理由详《中风讲义》。

【**肺高**】胸膈以上本属骨骼护外，在理骨骼不能弛张，万无高起之理。然有一种急性肺病，其呼吸必大起大落，即前文所谓气息坌涌者。其颈以下、胸以上均高起，是肺胀也。此病小孩最多，成人在四十岁以上亦有之，小孩多兼抽搐，成人多兼中风症状，故名小孩之患此者，为肺喘惊，以我所见，殆无不死者。前述用白虎治愈之十五岁女孩，虽坌息上涌，肺却未高。此病病理，须参看将来《中风讲义》。

【**颈脉跳动**】《内经》谓："水肿病，颈脉跳动"。就现在实验所得，凡病势暴而险者，颈脉跳动；势渐而临危者，亦颈脉跳动。不仅水肿，但水肿则跳动尤剧烈，结喉之旁两寸许，大筋起落，目属①之而可见者是也。凡见颈脉跳动，皆危证，其理由不甚明了，大约是筋脉愤兴过当之故。慢性病见此，殆②无不死者；急性病有愈者，然亦奇险。

【手颤】久病、猝病皆有之。久病为风，风有内、外二风，伤风咳嗽、中风发热是外邪侵入躯体，乃病之浅者；内风则病之深者。详医书所以名"风"之理，本于《易经》风以动之。故凡自动者，皆谓之风，详所以动之理由，则关系神经。凡病皆不直接影响神经，惟忧郁直接影响神经。凡忧郁之病，旧医书谓之肝病，故因忧郁而动者谓之肝风。"肝风"之名，本于《内经》"肝之变动为握，"《内经》以拘挛、抽搐皆属于肝，而病之能见拘挛、抽搐者，不外恐怖、忧郁。恐怖、忧郁为七情病，影响直接于脑，故旧医籍所谓肝病，皆神经病。《内经》以脑、髓、骨、脉、胆、女子胞相提并论，名为奇恒之府，因不知有纤维神经故也，此为吾侪不可不知者。凡久病手颤者，可以测知其人忧郁而神经过敏，原无生命之险；其新病而手颤者，则热甚，延髓受炙，乃是险症，以热病而波及神经，及有成脑炎之倾向，非轻症也。

【手脚抽搐】纤维神经有司感觉者，有司运动者。

---

① 目属：瞩目；注视。
② 殆：几乎，大概，差不多。

凡手足抽搐，皆司运动之神经因热炙而紧张之故。然热病例与神经无直接影响，热病而与神经生关系，必其受病之初曾经异常恐怖，或误药引热入脑，不然，必其人素有脑病，或本多忧郁。凡手脚抽搐见于小孩者为多，见于成人者为少。顾无论成人或婴孩，见此证者，绝非佳朕。

【手冷】 凡发热、无汗或微汗、指头寒者，谓之指尖微厥。凡见此者，其人必温温①欲吐，舌淡红、苔白润者，因胃中寒，体温集里以为救援，热向内逼，因而指尖微冷。若舌干糙而绛者，或因湿热，或因由寒转热，既热之后，反射动作不变，体温依然内逼，是为热厥；若冷至手腕者，谓之热深厥深，其表热反不壮也。若大汗如雨，颜额亦冷，手冷过肘，脚冷过膝，是亡阳也，即伤寒之四逆，危险在顷刻。若肺炎而手冷者，必兼手爪下紫黑色，法在不救。若疟疾，亦手冷，兼见爪下微紫者，此无妨也。

【脚蜷】 凡诊病，当留心病人之脚，脚伸者病轻，蜷者病重。仲景以"但头汗出，蜷卧，但欲寐，脉沉细"者为少阴病，蜷卧即脚蜷也。凡脚蜷者，使之伸直，未尝不能，但须臾之间，不知不觉而复蜷矣。太阳病有体痛脚蜷，即体痛第二步，所以然之故，伤寒虚证酸痛，以两脚为最，古人指此为足太阳之见证；

---

① 温温：恶心之意。

痛甚至于蜷者，为足少阴之见证。此亦体工一种自然表见之症状。就经验所得者言之，脚蜷恒与但头汗出同见，《内经》谓此种是阳扰于外，阴争于内。阳恒亲上，故头上汗出；阴恒亲下，故下体酸痛。病至此，已见遍身气化不匀整，而呈敧侧①之象，故少阴证较之三阳为重。阳证虽壮热，全体能保持均势，故较阴证为轻。凡见但头汗出、脚蜷卧，即属险证，虽高手不得轻心掉之。

【半身不遂】半身不遂者，偏左或偏右半个身子完全不能动弹之谓。此为中风专有证，西医谓此是血管爆裂。假使是血管爆裂，何以中风并不见血？且此病治之得法而愈，愈后其肌肤之色泽与爪下血色均无变动，惟不遂之半身永远不得复原，因此可知决非血管爆裂。或者是译名之误，亦未可知。西名原文如何，我可不知道。据我经验所得，乃是纤维神经司运动者断绝之故。此病有遽死者，有不遽死者，有半身不遂较轻而能复元者，有永远不能复元者，皆有极翔实之理由，详《中风讲义》。总之，类中、真中之名词，及丹溪主痰、东垣主火，连篇累牍，无非梦话而已。

【项反折】小孩患病，有颈项反折、头脑后仰者，西医籍谓之延髓膜炎是也。商务书馆《词源》以为慢惊，非是。此病确是延髓膜紧张之故。有初病即反折

---

① 敧侧：倾斜。

者，有初起不过伤风咳嗽发热，其后乃见项反折者，有久病虚甚，成慢惊之后，而见项反折者。初起即项反折者极少，必小孩，本属神经质，又曾倾跌、惊怖，然后初发热即头向后仰，此种极少。今所见者，多半属于后两种。其初起伤风发热而后见反折者，纯粹由于药误；其既成慢惊，而后见反折者，则咎在热病失治使成。慢惊既成，慢惊之后，当然容易见反折也。今所当知者，凡见项反折，其病已属不治，纵有愈者，不过百之一二。此即《伤寒论》所谓痉病，《金匮》有治法，然不效也。

以上所言，仅就鄙人经验所得、忆想所及者，拉杂书之，原不详备，然而非纸上谈兵者比，语语皆可证之事实，所言虽浅，至可宝贵。微论今之业医者，茫无所知，彼等即有一二节知之，亦视为鸿秘，传男而不传女，其鄙吝谫陋，至堪齿冷。余惟恶之甚，故不吐不快。今所言虽粗，然苟充类至义之尽，即扁鹊之于齐侯，正非有他谬巧，公乘阳庆语仓公曰"尽去而方，非是也。"吾于今之哆口谈标本中气与夫太阴湿土、阳明燥金者，亦云。

本书脱稿于乙丑，迄今九年。此九年中，当然有进步，然苦其不多，扪心良用自疚。进步虽不多，却不易用文字达出，则境界确较从前为高。读者倘能将全讲义汇通观之，则必能于精微之处有所领悟，余固无所秘惜也。原稿有未尽善处，兹略为修整如下。

第二条：眼廉一块黑斑是郁血，温病未传见之，肺病临危前数日亦见之。何以见于眼皮，则仍旧不能明了。

第六条：唇黑是虫，可与将来《药物学》杀虫剂参看。

第八条：面尘，各种病皆有，见机于早，治之得当，什九可愈，不必死。

论呼吸各条，当与《金匮方论》"肺病"条下参看。

"规矩权衡"第三条，说眼珠，殊嫌太略，医案与《生理讲义》涉及眼球者，皆有交互相发之处。

本篇所言极简，然若交互探讨，则繁复异常，可以成专书，并不简也。癸酉五月铁樵自注。

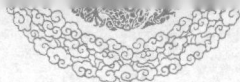

第二期

恽铁樵　著

脉之概论

脉搏为人身血管之跳动，脉学乃医者指端之触觉。病证不同，脉动亦不同，脉动之不同，乃根于病证之不同。脉学之真正意义，是辨别不同之脉搏，以推测不同之病证；而脉学从入之途，乃由不同之病状，以理会不同之脉搏，而其所以能辨别脉搏，则全赖指端之触觉。准此以谈，则脉学之步骤如下：第一、当认定脉动之触觉是脉学，弗误认脉动之名词是脉学；第二、当先知病证吉凶、祸福之大略，本种种不同之病证，合之吾人触觉种种之脉动，弗妄谈脉动名词以推测病证；第三步、以所研求而知之脉象，合所见之病证，参互错综，以推断病之缓急、深浅，弗误认脉学为推测疾病惟一之工具。

古人以浮沉迟数为脉之四纲，自以为所言不误，后人宗之，亦以为论脉舍此无由。其实弗思之甚，盖认浮沉迟数为脉学从入之门，不自知其开口已错。何以故？因不认触觉为脉学，故不知从病证以理会脉象故。此非无谓之争委，有绝大关系。

指端之触物，犹舌本之感味，舌之于味曰尝，指之于脉曰诊。味之名曰甜、酸、苦、辣、咸，犹之脉之名曰大、浮、数、动、滑，曰沉、涩、弱、弦、微。然舌之于味，简单者可名，复杂者不可名。例如姜辣、醋酸、糖甜、盐咸、黄连苦，此可名也；陈皮梅酸而甜，酱生姜咸而辣，则无得而名之，无从为之名，直谓之陈皮梅之味、酱生姜之味。又，显别者可名，类似者不可名。例如冰糖甜，沙糖亦甜，而沙糖之甜，绝非冰糖之甜，无从为之名以示分别，则直谓之冰糖之甜、沙糖之甜。如此者，以尝为主，不以名为主。如以名为主，当就甜、酸、苦、辣之名词而加以界说，如舌面快感为甜、舌根难受为苦，然其言说与实际已不能吻合。若陈皮梅之味，界说若何？冰糖、沙糖之甜，区别若何？则言语、文字皆穷不可得而名也。脉学亦如此。吾人治脉学，当以诊为主，不当以名为主，故《内经》曰"春弦，夏钩，秋毛，冬石"，非谓弦为春脉、钩为夏脉，谓诊无病人之脉，春之时异于其他三时，无以名之，名之曰弦；夏之时异于其他三时，无以名之，名之曰钩。弦、钩、毛、石，名也；名者，宾也，惟其名处宾位，故《内经》之言脉，以四时为主。盖《内经》言脉，无有离四时、脏腑、病证而独言者，而其所定之名，皆极简单，如大、小、滑、涩、坚、软、长、短，无有甚费解之名词。其有自我辈视之稍费解者，如弦、钩、毛、石，然其上乃系以春、夏、秋、冬，则虽不得其解，竟不求甚解可也。何以故？以名处宾位，等于记号故。

现在人视为最高者，为叔和《脉经》，为《濒湖脉诀》，皆从名上着笔，千言万语，愈说愈难。卒之读其书者不能喻其意，一病人之脉，五医生诊之，至少当有三种以上之名，甲曰弦，乙曰滑，丙曰紧，决不能不谋而合、斠若划一，则根本错误，有以使之然也。故吾欲废王、李脉学而宗《内经》，盖不如此不足以得脉之实用。今日飘摇风雨之医学，欲为之存亡继绝，先当辟谬。凡徒便口给，无益实用，与自讳、自文、自炫、自媒之物，非严厉屏除不可也。

《脉学讲义》第一卷，不言脉而言病状，使学者就所著之症象，以测病之深浅、险夷，为法至便，为效至良。然吾之为此，乃为学者制造一种治脉学之工具，非为治医者辟速成之捷径也。抑吾更有说者，世人往往以脉学必须从师实习，而非函授笔述所能济事为疑，岂知从师之下竟不能缀以"实习"两字，世俗所谓"临证开方子"耳。充其量，不过知其师习用之方而止，安能知所谓脉者？至于毕业之后挂牌应诊，实际上乃是实习之时。此时而实习，实苦其不早；且表面是卖医，里面乃是病者供吾实习。天下事之不德不恕，无有过于此者。若能于求学时代先为人诊脉，从种种不同病状以理会不同脉象，更证之于讲义所言，至函授功课修业既毕，出而问世，以较彼负笈从师而悬壶者，当有上、下床之辨。故社会苟不长此懵懂，中医果能继续存在，十年之后，吾之方法当为天下治医者所公认，而莫之能易也。

所谓就研求所得之脉象，合之所见之病证，参互错综，以推断病之吉凶、深浅，此实《内经》之法。此段工夫，初无止境，鄙人能启其关键，未能穷其奥窍，是在有志之士，聪明特达，而又年富力强者之孟晋①，不必以吾所言者为限也。

脉之原理

参看"新生理循环系篇"。本篇所言较略，亦不纯取西国学说。

脉者，血管也，载血之器也。躯体内之流汁，不仅是血；躯体内之管，亦不仅是脉。因体工之工作必须分工，故欲使血不与他流质相混，而有取乎此载血之脉管。血为人生最重要之物，脉非最重要之物。自血行脉中，借此脉管以与躯体他部隔别，又借此脉管为流行之路径，而脉乃重要矣。血在躯体之中，功用不可尽述，其最要最要者为荣养神经。大脑为知识所

---

① 孟晋：努力进取。

从出，苟不得血，则大脑皮萎缩，而知识、思想均不健全；延髓为神经总汇之区，苟不得血，则神经紧张，而项强反折。手所以能握，足所以能行，为有司运动之神经，苟不得血，则神经痉挛而振掉①。《内经》不知有神经，故以脑与骨、脉、胆、女子胞同为奇恒之府，此是《内经》短处，不必为之讳饰。然《内经》能从体工自然之形态体会而知其故，为之定例曰："足得血而能步，掌得血而能握，目得血而能视。"盖就自然之形态，本所已知，测所未知，结果所得，丝毫不致差误，此是《内经》长处。晋以后人，不能师其长，专以神秘的眼光视《内经》，故所得解释多误，而医学至今乃支离灭裂。亦惟《内经》有此长处，故至今日科学大明，而《内经》仍为极有价值之书，根本不为动摇。夫天下之事理，繁衍奥颐，无有穷极，语其至大，语其至小，圣人皆有所不知不能。即今科学未明，西国医学所不能知之病理，用《内经》方法为推理的论断，殆无有不可知者。而《内经》所已经推断而得，著为定例者，奚啻②数千百条？我辈所当奉为准绳，视为玉律，辟前人之谬误，采西法之所长，胥惟此数千百条定律是赖，此即中医之立脚点，不知此，不足与言医学也。此非本篇范围内语，然吾

①　振掉：动摇；震动。
②　奚啻（xī chì）：亦作"奚翅"，何止；岂但。

感于非难中医者之谬妄，觉不吐不快，不自知其词费也。

是故四肢百体，凡有感觉之处，皆神经所到之处；凡神经所到之处，皆血所到之处。血在脉管中行，神经亦即附于脉管之壁，神经借血以为养，血亦借神经为之调节，此体工之妙用。若一为推演，多数不明了之病理，均可以明白如画，诚医学紧要之关键也。然此非本篇所欲言，本篇所欲言者如下。

体工之组织，其精妙不可思议者，随在而是。而其最奇最要者，即是脉动。脉何故欲动？血之所以能荣养肌肤、四肢、百体，不在大脉管内之血，而在微丝血管内之血。盖大脉管内之血，不过为血行之路径，至血之效用，全在微丝血管之中。微丝血管无乎不达，斯无所不养，人身有血之目的，自当在此，故大脉管之血非重要部分。假使脉管不动，则不能送血至于微丝血管，而营养目的不达，此所以必须动也。脉管何以能动？其原动力乃在心房。心房一弛一张，脉管一动再动。心房之张也，肺中清血入心，静脉之浊血亦入心；心房之弛也，上心房①之浊血入肺，下心房之清血输入于动脉。而心房之门有倒瓣，脉管之内有栓塞，（参看"新生理循环系篇"）血不能倒行，于是

_____

① 上心房：指右心室。右为上，左为下，并将心房心室通称为心房。

心房弛张不已，脉管搏动不已，每一搏动，血在前行。因不得倒行之故，其前行有势力，乃直达于微丝血管。然则心房何故能动？曰：心房之动，所以为血运行也；若心不动，血不能行，无所谓循环矣。曰：此则然矣，然心之动，孰为之主宰？曰：凡动物，皆自动，非他动。心自能动也。《内经》对于血之循环有说，曰"此本于天运"。《内经》言天动，自今日言之，实即地动。《内经》曰："上者右行，下者左行"，循环不息。人为天地之产物，法天则地，故其血亦循环不息。故《内经》于人身疾病常以天为说，今问心何故动，是当问地何故动，则非医学范围以内事矣。

基本观念

研究脉象，须先有几种基本观念。脉何故动？为血行也。脉动所以使血行，非因血行而脉动，此其一。何以能动？为心动也。脉之原动力在心，心房震动，脉随之而动，脉非能自动，此其二。脉管内壁有纤维神经，此神经能弛张，弛张之原动力在脑。脑为知识所从出，脉与血皆与知识无干，因脉管有纤维神经，然后遍身脉管中之血皆受脑之支配，此其三。脉管中之神经，其重要职司于调节血行，而此神经却借血为之养，神经得血则缓软，失之则拘急，此其四。病若在躯壳，则脉之搏动其地位恒近于皮层；病若在脏腑，则脉之搏动地位恒似乎附骨（此节惟体温起反射则如此，其不关体温反射者则否），此其五。脉管之壁膜有弹力，血在脉管中，分量恒微溢于脉之所能容，盖必如此，然后其势力乃能直达于微丝血管，此其六。明此六者，合之病证，以言脉象，则胸中有物，言下无疑，指下不惑，可以自喻，可以喻人，叔和《脉经》《濒湖脉诀》，皆是徒乱人意之物。而西人诊病，手持一表计脉搏之次数，以为脉之当知者，不过一分钟若干次，抵死不信中国有脉学，其是非曲直，乃不辨自明，而《内经》之绝学，亦将因此而中兴。本书后此所言者，皆足以证明吾言者也。

释十字脉象

《伤寒论》言脉有十字，曰大、浮、数、动、滑、沉、涩、弱、弦、微。脉象之区别，不止此十字，此十字乃其浅者。惟其浅，吾乃先为之释。

大脉 根据第二个基本观念，脉之原动力在心，心房震动，脉随之而动，心房一弛一张，脉则一起一落，已不言可喻。然则心房大弛大张，脉当大起大落，于是"大"之界说可明，乃为之下一定义曰：大者，脉之大起大落者也。

微脉 心房大弛大张，脉则大起大落；反是，心房若小弛小张，脉则小起小落。小起小落者，微脉也。微为大之对，何以不曰小，而曰微？盖微脉者，谓起落不宽，非谓脉管细小。欲形容起落间无多余地，故不曰小，而曰微。

浮脉 根据第五个基本观念，病若在躯壳，则脉之搏动，其地位近乎皮层。近皮层者，浮脉也。证之病证，太阳病之已发热者，其脉浮。所以然之故，太阳为躯体最外层，太阳感寒，体温起反射动作而集表，故发热。如此则浮脉应之。故病之在躯壳者，其脉浮。

沉脉 浮之对为沉。沉者脉之似乎附骨者也。证之病证，阳明有燥矢者，其脉沉而实；少阴脚蜷、头汗欲寐者，其脉沉而微。燥矢结于回肠之间，欲下不得，神经起反射作用而紧张，则绕脐作痛，体温亦奔集里层，则局部发热，西人谓之肠炎。肠壁、胃壁纤维神经紧张之甚，影响及于头脑，则谵语。此时全体皆病，表虽有热而戒严，重心则在里也，故沉脉应之。少阴病脉沉者，少阴为三阴之表，却非躯壳外层之谓。自来注家谈少阴，语多含糊，无显明界说。今吾本经验所得，为下切实之说明曰：所以为三阴之表者，因太阳传经，传于阳，则或少阳，或阳明；若传于阴，则必少阴。其太阴证，有直中者，有兼见者，无由太阳传入者；其厥阴证，有兼见者，有后起者，无由太阳直传厥阴者。故曰少阴为三阴之表。又柯、陈各家，佥①谓"太阳之底面即是少阴"，亦是此故。是故少阴虽为三阴之表，其实在里。且《内经》《伤寒论》均以实者为阳，虚者为阴；阳居于外，阴居于内。故少阴非外层病也。或问：太阳为躯体最外层，阳明为胃家实，少阳为半表里，介乎太阳、阳明之间，少阴究在何处？余对于此问题之答案如下。

太阳为躯体最外层，对于三阳言，则太阳为外，阳明为里；对于阴分言，则三阳为外，三阴为里。言病位不过如此，竟不能将六经厘然创出界限，只能说这样一句囫囵话。若要精密点说如何如何，于古书既无考，于病证亦无征。因为这六经所说的，是逐节变换的病状，并非脏腑的实体，所以研究这问题，当换一个方法，从病状着笔。

风寒着于人体而病，病名伤寒。第一步是恶寒，未发热，是太阳；第二步是体温起反射作用而发热，既发热，仍恶寒，还是太阳。仲景对于以上两步有说明，却不分经，统谓之太阳病。若用现在西国医籍急性传染病说比较，第一步可谓潜伏期，在本讲义的解释，是躯体对于外界压迫的忍耐力，所以不即起反射作用。第三步，恶寒已罢，但恶热、口渴、自汗出，这就叫做阳明。于是可以下一定义，曰：阳明者，太

---

① 佥（qiān）：全，都。

阳之化燥者也。其有虽渴仍恶寒者，太阳、阳明合病者也。化燥有已结、未结之分。结，指胃中宿积。因外层感风寒，胃中即起消化不良，迨太阳病罢，化燥之后，胃肠液体减少，食积遂成燥矢。有燥矢者，谓之已结；无燥矢者，谓之未结。注家谓未结者为阳明经证，已结者为阳明腑证。若少阴，乃由太阳传变之另一种病状，仲景以"蜷卧、但欲寐"为提纲，症状原不止此，其最普通习见者：耳聋、胫酸、自利、郑声（即谵语之无力者）、潮热。凡此种种，不必全见，必于蜷卧、但欲寐之外兼见数种。古人皆以少阴为肾，其实亦不尽然。固有胫酸之甚，因而腰酸异常者，确是内肾为病，西医谓之肾炎，然此种多后起证。普通一般之少阴证，亦是肠病，故西医谓此病为肠窒扶斯①（东国译名），不过较之阳明腑证，有寒热之辨、虚实之分。证诸实地经验，少阴证多由太阳误下而来，盖太阳未化燥，体温集表，其里本虚寒，此时遽下之，是里本虚者又从而虚之，犯《内经》"虚虚"之戒，则虚者愈虚，寒者愈寒，成一往不返之局。此中有奥窍，治医者勿谓集表之体温，能返旆遄②征，奔集肠胃，

---

① 肠窒扶斯：即现代医学的伤寒，清末时译为肠热症，后受日本影响，音译为肠窒扶斯，又被称为湿温伤寒、肠伤寒、伤寒热，它是一种常见的传染病。

② 旆遄（pèi chuán）：旆，指古代旗末端状如燕尾的垂旒，泛指旌旗。遄，指往来频繁，快速。

以为救济。须知体温集表祛寒，寒不得去，继续奔集不已，而成壮热者，因脏腑未病，体温有来源，故能继续增加不已。若误药创其内部，脏腑既病，体温之后路已断，来源已绝，孤军在外，惟有溃散而已，故此时多自汗而热不壮。其甚者竟可以汗出而肤冷，即孤阳外散之证也。故《内经》有"阳扰于外，阴争于内"之语。循绎《内经》此二语，真有洞若观火之妙。在外既孤阳有涣散之兆，在内胃肠复有启闭失职之虞，此时无物可为救济，于是纤维神经起反射以为救济，于是胫酸、腰酸，而脚乃不得不蜷；神经既起变化，知识于是昏蒙，而语言乃不得不乱，此少阴证之真相也。因其在里，故脉亦沉；因其是虚，脉沉而微。盖肠病、肾病、脑病，心亦病矣（心房衰弱，不能大弛大张，所以脉微）。宋版《伤寒论》少阴第一条原文为"脉微细"，"细"字为十字中所不有。"微"谓起落不宽，"细"则指脉管，即"粗细"之"细"。所以然之故，因神经起反射，又虚故尔。读"少阴"全篇文字，当益明了，他日再详之。

数脉 数脉乃脉搏疾速之谓。大约血行速则脉数；血行缓则脉迟。验之病证，发热则脉数，恶寒则脉迟。准第一个基本观念，脉动所以使血行，非血行能使脉动，然则脉数是神经兴奋之故。第观饮酒脉数，吸鸦片亦脉数，则知遇热而脉数者，确是神经兴奋。久浴而使人晕，热高而作谵语，尤神经兴奋过当之明证，其有热高而脉反不数者，详下文"弱脉"条。

动脉 动与滑，为相似之脉，最难辨别。根据第一个基本观念，脉之动所以使血行，然则脉动之时，即血行之时，可谓血与脉管合并而为动，若分别言之，脉管之动是弛张的，血之动是进行的。拙著《伤寒研究》中"脉之研究篇"有一节，言之尚属明白，兹节录之如下。

"（上略）……心房一次弛张，血即一次激射，前者既去，后者续来，前后相续之顷，一起一伏，有源泉混混光景，故西人谓"脉动"为"脉波"。须知"波"字最妙，脉之行有弹力，然以树枝低昂为喻则不可，盖树枝低昂虽亦有弹力，非继续进行者，脉则继续进行者也（谓脉管中血继续进行）。脉动为继续进行，然以时钟秒针为喻则不可，盖秒针以轮齿相衔之故，其跳动进行如逸矢，两动间之一歇止则小却，其路线为折叠的，如其所附轮齿之状。脉之起，如水浪之起，落如水浪之落，其路线如云行版，所画之曲线，恰如波纹惟然，"波"之一字为甚当矣。脉行如波，可以状其圆圆生机也……（下略）"。

滑脉 指端之触觉，其奇妙实有不可思议者，直接能候脉管之跳动，间接能候脉管中前进之血。如吾《伤寒研究》中所言，略具脑筋者，当能会心所谓滑脉，即一"圆"字与一"湛"字。平人之脉，本无不圆者，皆可谓之滑，故滑脉非病脉也。其在病证，阳明壮热之顷，脉辄滑数并见，即既滑且数，如此之脉，本非险证。至脉之所以湛，据第六个基本观念，脉管容血，恒略逾于其所能容之量。惟其如此，吾人诊脉之顷，必觉指下湛然，脉管既湛，脉行复圆，故滑脉在有余之列。《伤寒论》曰："大、浮、数、动、滑为阳，沉、涩、弱、弦、微为阴"。阴为不足，阳为有余故也。动脉与滑脉，其相差在几微之间。滑脉，寸关尺三部皆圆湛；动脉，则寸关尺三部之中，只一部圆湛，其他二部圆而不湛。验之病证，妇人娠子者，脉动；健体月经偶阻者，脉亦动；凡欲作痈脓者，脉亦动；其在热病，痰滞结于一处，亦偶有见动脉者，然不过偶然遇之。大约健体（其在病体，必未至于虚者）有气血痰滞凝结于一处者，其脉辄动。动脉与滑脉异者，即其脉搏较为凝聚，是脉象与病证竟有相似处。若问：何以如此？其理由却不明了，不能言其故矣。大、浮、数、动、滑，皆为有余之脉，故皆为阳脉。

涩脉 涩脉者，脉搏迟数不匀整者也，脉搏不匀整而无力者，谓之涩，故涩脉属阴脉。根据第二个基本观念，脉不能自动，其原动力在心，是脉搏不匀整乃心病也。心为血之总机关，故见涩脉，多半属血病。气足以帅血者，其血不病，故见涩脉者，可以测知其气弱；脏气若有条不紊，脉亦停匀有序，故见涩脉者，又可以测知其脏气之乱。

弦脉 弦脉者，脉管壁纤维神经拘急之脉也。是当根据第四个基本观念，古人以弦脉为肝病，乃恰与事实吻合。所谓肝病，乃忧郁为病。多忧郁则神经过敏，消化不良；胃不和，复多思虑，则艰于成寐。眠、食失常，则间接影响及血，故肝病每与胃病相连，甚者辄脘痛，又甚者见昏厥。旧医籍谓之"木侮土"，虽以五行为说，不可为训，然亦恰正与事实相合。神经本拘急，因起居无节、饮食不时，心衰血少，神经失其养，则拘急益甚。古人谓"肝藏血，脾统血"，亦恰正与事实相合，惟其说法则全误，此因未明真相之故，虽《内经》不能为之讳也。不明真相而能悉与实际相合者，即吾所谓就势力以推测物质，自能超乎象外，得其环中也。因脉管中纤维神经拘急，指下遂觉脉如琴弦。

弱脉　弱脉者，圆而不湛之脉也。后人所谓耎脉，亦即此种。根据第六个基本观念，则知弱脉乃血不足故。然热病亦有脉弱者，热至百零四度①，脉反非常弛缓无力，最易误认为阴证。余于数年前尚不知其故，嗣后考之西医藉，谓是迷走神经之故。迷走神经与交感神经作用适相反，交感神经促进各部分之动，迷走神经则制止各部分之动，而此两种神经皆分布于心房，盖必互相钳制，然后可互相调节，非是，心之跳动不能匀整有序也。交感神经主一切非意识动作，如血行、

---

①　此处为华氏度，104 华氏度＝40 摄氏度。

脉动、胃蠕动、肠蠕动等；迷走神经主喉头、食道、肺脏、心脏，及胃之知觉运动。若迷走神经末梢钝麻，则脉动数；迷走神经兴奋，则脉动迟。交感神经则反是，钝麻则脉动迟，兴奋则脉动数。审是，凡热度高而脉反迟者，乃迷走神经兴奋之故；其热高而脉数者，乃交感神经兴奋之故。盖不病则能保持平均，病则不免畸轻畸重也。又热高，脉数者居多数，脉迟者居少数，当是交感神经容易兴奋，迷走神经不易变动。至其畸轻畸重，何以有此不同之状，则不能言其故。惟脉数热高者易治，热高甚而脉反弱甚者难治。且交感神经直接主动是神经节，间接主动方是头脑，故脉数热高者无后患；迷走神经则直通延髓，此神经而变更常态，往往易罹脑病，此则吾经验所得，不可不知者也。

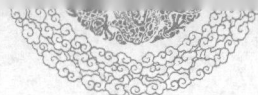

第三期

释促结代

　　以上十字脉象，原理既明，则促结代之脉真相如何，可以不繁言而解。然促结代脉虽易知，其理则较深，且吾所领略而得者，与晋以后各书既不同，即与《伤寒论》亦有不同，与西书译本所载者亦有不同，而吾所得者甚真确，因验诸实验数十百次，无一差谬故也。鄙人尝谓：医学既成之后，诊病即是读书。何以言之？因既有根柢，则观病态之变化，可以悟体工之交互作用；诊一习见之病，犹之温理熟书一章；诊一不经见之病，犹之读奇书一节。此非以病人供吾试验之谓，犹之教学相长，非损学生以益教习之谓。循此道以往，确能使进步，至于无穷。又医书多讹误，若加以考证，则诸书皆谬，言人人殊，卒之无抉剔整理之可能；惟就病态以正古书之谬误，则有执柯伐柯之妙。吾今所得，与《伤寒论》异者，吾敢断言是《伤寒论》之误。盖《伤寒论》错简讹脱，乃经多次传抄所致；其有文字不见错乱之迹，医理与病态变化不合者，乃经妄人改窜所致，《千金》谓"江南诸师，秘仲景书不传"是也。

《经》言："脉行数，时一止，名曰促；脉行迟，时一止，名曰结；脉止，不能自还者，谓之代。"后人又以脉歇止有一定次数者谓之代，盖所以别于促结二脉也。前言涩脉，脉搏不匀整，亦是促结代之类，不过涩脉仅仅迟数不匀，并无歇止。若促结代三种，脉搏皆匀整，惟匀整之中之一歇止，则甚分明。准之脉起落由于心房弛张之原理，是脉之歇止，乃心房弛张有顿挫也。心房照例不得有顿挫，须臾不动可以致命，西医籍谓是心房瓣膜闭锁不全（参观"新生理循环系篇"），其理由甚充足。盖瓣膜之为物，血前行则开，血倒行则闭。心房之弛，中窄，输血入脉；心房之张，中空，受血于肺（此仅言清血，其浊血由静脉入肺者，同是此弛张作用）。借无瓣膜，心房张时，血安得不却行？惟其脉管中血微逾于脉管所能容之量，而又不得却行，然后弛张有力，乃能输血直至微丝血管。假使瓣膜闭锁不全，血得倒行，即有一部分为心房输出之血仍复还至心房，如此者，则脉有一歇止；既有还入心房之血，脉管之紧张者得稍弛缓，故第二次心房弛张时，其闭锁仍得完全，脉乃不复歇止；必经过多次弛张，脉管中血渐积渐多，至瓣膜不能闭锁完全时，然后再有一歇止。故此病之甚者，脉三至一歇止，五至一歇止；其较轻者，则经数十至乃有一歇止。

促脉，数而有歇止；结脉，迟而有歇止。中医籍谓"热者脉数，寒者脉迟；热者属阳，寒者属阴"，故促脉为阳证，结脉为阴证。乃考之实际，则殊不然。例如太阳病脉有不浮紧者，阳明病有热壮而脉不甚数者，亦竟有缓软而近乎迟者，如上节弱脉所释。然前所言者，仅限于迟数，若促结之歇止，则更有当研究者如下。

脉之歇止，由于心房瓣膜或脉管中栓塞闭锁不全之故，已无疑义，然瓣膜与栓塞何故闭锁不全，以何缘因而有此？此为疑问之一。西医诊病重在听，中医诊病重在色脉。今用诊脉之法，假如遇有歇止之脉，能辨别其为心房瓣膜病，抑为脉管栓塞病乎？在理，瓣膜与栓塞地位不同，病之进行亦必然不同，苟不能辨别是栓塞、是瓣膜，则将不能预测后来之变化，而用药不免含糊。此为疑问之二。促结既有迟速之辨，其病源必然不同，古人以阴阳为说，如本书前节解释弱脉条所言，则阴阳之说不确。古人治病，往往说法虽误，而成效则良。促结之脉，既不可以阴阳为说，古人治法亦有可采取者乎？此为疑问之三。

以上三个问题，极重要且极不易答，余纵能言之，读者或不免有费解处。今吾以事实为证，详叙数医案于下，则容易了解也。

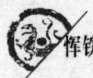

著者自己之脉

余自壬寅、癸卯间，初入世谋生，即与拂逆相值，亘二十年之久，无日不在忧患中，遂得一失眠症，大约每七日之久，仅得酣寐十小时，通夜不寐以为常。至三十五，因剧劳，患耳鸣失聪，初就西医诊治，服砒素，谓是神经衰弱，故用此富刺激性之药，连服七日，舌碎心荡，不寐愈甚，耳鸣益剧，改就他西医，嘱服铁精牛汁酒，并用手术，聋益甚，不寐心荡尤甚；嗣是连换西医七八人，有专科博士，有德人，有日本人，而病则愈甚。气急脚软，形神躁烦；脉三至一歇止，五至一歇止，每脉一次歇止，心则一次震荡；食则无味，终年不得一饱；夜则不寐，惟午后得假寐一小时；便则腹鸣，而粪不得出；更复多疑善怒，有时语言不得出口。乃改就中医，凡稍有名誉者，无勿求诊，计沪地中医历三十余人，无能识吾病者。顾虽不识吾病，吾亦强服其药，以冀幸中，于是补药则人参、燕窝、银耳，温药则附子、硫黄，镇药则代赭、黑锡丹，泻肝则龙胆、羚羊，凡悍药、劫药无不试服，而病则愈进，手颤不能握管，足软不能登楼。向人寿公司保险，公司中西医诊吾脉，摇头咋舌，不敢保也。吾乃潜心治医学以自救，近年，脉仍有歇止，而心则已不觉震荡，手战、脚软诸病亦瘥；嗣用耆婆丸，下黑粪多许，便闭亦瘥，且能熟寐，食亦有味，惟须发尽白；又久之，发转黑，须白如故。

吴福茨中丞之脉

扬州吴福老，清末曾为黔抚，鼎革后，蛰居沪上，年七十矣，知医而不精，平日喜静坐，炼内功。偶患脚肿，延诊，余谓是脚气，其家人则疑系带稍紧所致，病者主张不服药。余曰："此是急性脚气，一星期后，脚肿当过膝。过膝为脚气第一步，亦尚可治。今既怀疑，俟过膝后，再延余可也。"已而果如余言，五日而两脚尽肿过膝，余主用附子鸡鸣散，病者又以附子为疑，谓生平畏热药。余曰："此不可泥，所谓有病则病当之。"不得已，允进半剂。余语其世兄，谓"药轻病重，势且不及，当两剂并一剂收膏，少其药量，顿服，乃得"。药后得黑粪，体较舒，再进再泻。五日中服附子十剂，得宿粪二十余次，脚肿尽退。当其将退之顷，脉见歇止，然又翌日，病则良愈，霍然而起。嗣是不复药，亦未见招。七日后，忽接报丧条子，则此老逝矣。嗣询其家人，谓：此数日中，起居、饮食均如无病时，惟第七日忽然心中不适，急延西医打针。心中不适为上午十一时，打针为十二时，气绝则下午一时也。此事颇莫名其故，当病剧时，日必招余两次，后来何以竟不见招？余亦未便深问。但其将愈之时，脉见歇止，则为余所躬诊者。

家九先生疟疾之脉

家九先生，号瑾叔，年五十余，性拘谨，而处境多拂逆，因体强，入同善社习坐功。去年九月间患疟，先寒后热，寒热日作，为势亦不甚，其疟作时，以下午一钟，至下午七钟则退。余先用小柴胡，继加厚朴、槟榔、草果，又加生首乌，十四日乃得愈。当其热时，脉数，无歇止；在热退及未热时，则脉有歇止。脉行颇迟缓，其歇止有定数，三至、七至、十七至、三十余至相间而歇，心则不跳。至疟愈时，忽便血一次，嗣后病愈，脉歇止亦除。

舍亲潘奶奶之脉

潘奶奶，二十四五岁，以伤寒病殁。初时本有天哮症，十三四时已愈；出阁后，因抱天壤王郎①之憾，病频发，渐成损症。每为诊脉，无论病发与否，其脉弱而逶迤，恰如蛇行，三十余至，必一歇止。

贞吉里家四小姐痢疾之脉

四小姐，年才及笄，体健无病。去年九月间患痢，其原因是感寒停积，初起即延诊。余谓：病实无

①　天壤王郎：天壤，指天地之间，即人世间；王郎，指晋王凝之。天地间竟有这种人。原是谢道蕴轻视其丈夫王凝之的话。后比喻对丈夫不满意。

妨，惟以时令言之，深秋痢疾却不易愈，不免稍延时日。因照例攻之，连攻六日，积仍未净；第七日处方仍是攻药，病人不能耐，改延西医；又六日，复延诊，面尘，气微促，脉促近乎乱，三五至一歇止，心荡不能寐，举室惊惶。问六日来病状，前五日西医诊治，每日注射爱梅丁一针，间日注射强心针；第六日，因痢止而心下不适，改延中医某，与四磨饮，药后转增烦躁，因仍延余。爱梅丁为西国治痢特效药，然其效恐仅限于杀菌。余有友，业西医，甚有名，前年患痢，自疗，注射爱梅丁，可百针左右，痢则不止，形消骨立，几至不救，后入某医院半年始瘥。准此，痢疾之病源，殆不仅微菌一端。至四磨饮中之沉香，实与脉促、心荡不宜。余以归芍六君加西洋参与之，得药渐安，翌日面尘得退；六日后，脉促渐止，病霍然矣。

陶希泉姻丈之脉

陶希丈夫妇之脉，皆有歇止。希丈因早岁处境极啬，且有腹胀旧病，六年前，其脉行躁疾，而歇止甚多。心颇危之，知其必见血，劝就诊于汪君莲石。汪与以附子，两剂后便血；嗣是便血症遇劳辄发，每发之前，脉必躁疾；既发之后，脉则缓软。无论脉疾或缓，必有歇止，歇止无定数，心亦不跳荡。五年来，由余一手诊治，便血病略愈，又苦不得寐，既稍得寐，又苦腹胀，逐渐用缓剂调理，病亦次第渐减，至今年，得完全告痊。所以能如此者，关于药力者半，其又一半，则因希丈近年来处境甚顺故也。

陶太太之脉，涩而有歇止，神经敏而心荡，实与促、结、代、涩诸名词均有小出入，因既非缓而有歇止，亦非数而有歇止也。推究所以致此，亦因处境拂逆，又产后饮酒甚多，遂患血热。但就表面观之，席丰履厚，无所谓拂逆。江湖医生诊此等病，方且以为逸病，不知其实际适相反也。

以上略就记忆所及，信笔书之。十年来所诊促结之脉，不可胜数，无从详载，亦无取详载。即此数节，已足概括促结代诸脉之大略。准以上医案，对于前面三个问题之答案如下。

问：心房瓣膜及栓塞何故闭锁不全？此非瓣膜及栓塞本身为病，乃血行不循一定程序为病。凡天然物之设置，其应付对方之能力，必恰如分际，不多不少。制造家之讲力学，实即取法于此。故血行之力量，与瓣膜、栓塞闭锁之力量，及心房震动之力量，丝毫不得增损。若瓣膜闭锁之力量稍增，血将不得通过；血行之力量稍增，斯瓣膜闭锁不全矣，此固可以推理而得者也。然试问何故血行不循程序，则当问诸脉管中之纤维神经。脉管壁之神经，所以调节血行者也。可以征诸事实者，有二事。

其一、凡赛跑、登高、蹴①球、举重，乃至斗殴，当将为未为之顷，先须振作精神，其表现于外者，轩眉努目；及既为以后，呼吸喘促，心房震荡。所以事先有表现者，即司运动之神经与颜面神经同时兴奋之故；所以事后感心荡者，即因血行不循程序，瓣膜与栓塞失其与血平均之力量，不能停匀启闭之故；所以血行不循程序者，因神经强迫血行之故。体工有公例，无论躯体何部分用力，血则聚于其用力之一部分，用力愈多则血聚愈多，用力愈骤则血聚愈速；血听命于神经，神经听命于大脑；大脑为意志所从出，意志强迫躯体神经，斯强迫血行，血行太速，瓣膜不及启闭，则心房震荡，当此之时虽甚健体，其脉必促。此其一也。

其二、凡动物皆能自卫，不能自卫者不足以生存，此为公例。惟有阶级下者以力，高者以智，人为最高，故独能虑祸于将来，防患于未然。惟其如此，故常有祸患，虽未至当前，但一悬拟，即已惊怖失色，甚且战者，皆神经之剧变也。血听命于神经，神经起非常变化，血行失其程序，瓣膜不及启闭，心房感震荡，则脉亦促，此皆其显著者。

血与神经交互为用，前者似偏重在血，后者似偏重在神经，其实皆脑为主动，而神经与血循分守职而已。

---

① 蹴（cù）：踢。

又上节虽云"用力则血聚于其用力之部分"，尚非圆满之谈。须知血聚不但因用力，用力亦不仅血聚，其说甚长，当于杂病中详之。今所言者为脉，但略知纤维神经与血之变动，已可知脉之梗概也。

如以上所言，神经与血之变动，为脉歇止惟一原因；而使神经与血变动者，厥惟努力、忧郁、惊怖。是见歇止之脉，即可测知其人或用力过当，或忧郁，或惊怖，三者必居其一。然自今日实验言之，更有例外，其有于三者全无关系，而脉歇止特甚者，则药力为之也。

体工之反射动作，除热病之体温集表外，惟血之反射较他种为易见。被灼则肤红，被搹①则肌肿，举重则腰痛而带膂②之间聚血，皆是其例。血之所以聚，及血奔集之影响，复有三个公例如下。

（一）全体重心何在，血则聚于重心所在之处。例如一处被灼或被搹，则纤维神经报告于大脑而感痛苦，此时心神意念皆集中于此痛苦之一部分，血则疾速奔赴其处以为救护。又如举重所以伤腰者，因全体之力出于腰膂，举重则重心在腰故也。

（二）在无病之健体，无论何部分，有血则健全，无血则衰弱，故《内经》曰："掌得血而能握，足得

---

① 搹（zhì）：搔，挠。
② 膂（lǚ）：脊梁骨。

血而能步。"健全之甚，致长筋肉，则因血常聚其处故也；衰弱之甚，至于麻痹，则因其处无血，纤维神经失养故也。

（三）凡体工之反射，其来以渐则强，其感太暴则病。盖感之太暴，一部分起反射，他部分不为适当之应付，则全体失其平均。失其平均，斯感痛苦而病矣。《八段锦》《十二段锦》等书，深明此理，创为各种姿势，使每一姿势各得一重心，使遍身之血常常奔集于各重心，令全体平均发达，而无偏颇；复持之以恒，期之以渐，遂能使弱体变成健体。古法之针砭、艾灸，亦深明此理。盖感之太暴，反射太速，因失其平均而为病。当及其未甚败坏之时，利用体工反射之本能，使不平均者重复归于平均，则病自愈。故针灸之法，病在上者取之于下，在下者取之于上，从左引右，从右引左。而药物之攻下、发汗，陷者举之，逆者从之，从阴引阳，从阳引阴，亦同此理。

就以上第三种公例观之，则药物亦能使脉歇止。盖针灸、药物之治病，即是使不平均者重归平均，即亦不得过当，故《内经》言治法，其下辄缀以"适事为故"四字。适事为故者，犹言适可而止，不得过当之谓。凡用药而见脉歇止者，皆药力过当，纵不过当，亦失之太暴。因感之太暴而病，复因药力太暴而脉促，是以暴易暴也。是故《伤寒论》之脉促、表未解，是药力太暴，且是误药。前述吴福茨中丞之脉，纵非误药，亦是药力太暴。惟高年病剧，委有不得不然之势。吴病苟药轻，决不能退肿，纵不攻心而死，亦当变为水肿。其终竟不愈者，乃肿退后失于调理，非脉促即有可以致死之道也。至前列四小姐之脉，为近顷最普通者，以吾经验所得，凡服西药，什九皆脉促，此实西药不如中药之一绝大证据。盖提炼之品，无论注射、内服，求其与病体相得最难，因药量毫厘之差，其力量出入甚大，虽甚高手，自难每病皆适事为故也。

至于第二个疑问，鄙意以为，凡脉有歇止而心房感震荡者，为瓣膜病；其不感震荡者，为栓塞病。又，凡属急性病而见脉促者，多半是心房瓣膜为病；慢性病而见脉结者，只有肺病及神经过敏症。急性者病浅，慢性者病深。又，慢性肺病亦有脉数而见歇止者，不过其脉多带微与弦，而少胃气。故若结脉之定义为"迟而时一止"，于事实上竟不适用。

至于第三个疑问，以我之固陋，直未见古人之说有是处，方法亦无可采者。大约因误药而脉促，是脏气骤乱，拨乱反正则愈，徐俟其定亦愈。所谓拨乱反正者，观其病证，当清者清之，当补者补之，当汗下者汗下之。所谓徐俟其定者，因别无急当汗、下、温、清之见证，只调其脾胃，维持其正气。若因神经变化而脉促者，自非变换其环境不可，环境不能变换，则须变化气质，变更意志，否则药多不效。世有多年痼疾，医不能疗，诵经、忏悔，霍然而愈者，皆此类也。至若肺病而脉有歇止，且兼一二败症者，乃死症也。若从古人之说，促为阳，结为阴，治促以凉，治结以温，则去实际远矣。又《脉经》谓脉代是脏气绝，亦非通论；更谓几何至一代者为一脏气绝，几何至为两脏气绝，尤属想当然之论，不可为训矣。

更有一事为中西医籍所未言，而其事则饶有研究之价值者。凡因忧郁而患脉促或涩者，固常常见促脉或涩脉，无论何时诊之，皆无变动。然有两事为例外。凡心房瓣膜病初起时，当平日初起床时诊之，脉无歇止，上午十时以后，则歇止见矣。余初病时即如此，既见拒于永年人寿公司之西医，而公司中人又以营业关系，不肯放弃权利，乃约期再诊，余遂以八钟前往，西医遂允担保。此可以证明西医于时间未尝措意。西国医学于时间本非所注意，然而既讲实验，于此等处，乃未尝探讨及之，未得为密。而尤可异者，即在《内经》。《内经》谓平旦候脉最真确，然若值余之病，岂轩岐亦将如永年之西医耶？又凡循环系有病者，平时脉歇止，若值感冒而患热病，则不见歇止；及热退，而歇止复见。会留意此事，至于数十百次，无一为例外者。是故他医诊热病，见脉歇止而惧，余则断其将愈，此亦古书无征、西籍所未言者。前云"血行之力与瓣膜启闭之力不相得则脉有歇止"，患热病者，筋脉兴奋，血行加速，而歇止反除，是可知慢性之歇止，纯属神经衰弱。西医谓神经过敏者是神经衰弱，当服兴奋刺激剂，然服刺激性药，往往本无歇止之脉，而变为有歇止之脉。是神经过敏为神经衰弱，真确不误；谓神经衰弱者当服刺激性药，则误矣。此亦所当研究之一事也。

第四期

释浮沉迟数

自来谈脉学者，皆以浮沉迟数为四纲，测其用意无他，以此四字容易了解耳。然自吾意言之，正复不尔。仅言浮沉迟数，不言何故见浮沉迟数，则浮有多样，沉有多样，迟数亦复有多样，正复不易明了；浮沉迟数，既不明了，其他种种更不易明了；复因脉有多种，以不明了之浮沉迟数为纲，从而为之说，曰"浮芤为何，浮洪为何"，是不明了之上，更加不明了也。故《濒湖脉诀》云"浮如榆荚似毛轻"，又云"泊泊而浮是洪脉"，余则以为费解已甚。"如榆荚似毛轻"，其语颟顸①无界限，"泊泊而浮"，则更不知所谓，形容词愈多，界限愈不明了。若能明何故见浮脉，则不必言浮之状何如，自不至误认；更能参以病证，详其理由，虽见例外之脉，亦且不至淆惑。故四纲之说当废，无疑义也。

---

① 颟顸（mān hān）：糊涂而马虎。

热病而见浮脉，乃因体温集表之故，语详《伤寒讲义》第一、二两期，兹不复赘。然有一事可以推理而得者，即热病见浮脉，可以浮与紧并见、与缓并见，决不与迟并见。何以故？热病之初步，有已发热、未发热之辨，当未发热之时，因感寒而恶寒，血脉有凝泣意，反射未起，其脉迟，然因体温未集表，脉必不浮；反射既起，则为壮热，筋脉兴奋，因兴奋之故，浮必不迟。其在延髓发炎者，因迷走神经受刺激而兴奋，其脉亦迟；然因神经总汇之区受病，不复能调节血行，因迷走神经兴奋，其他筋脉竟不兴奋，热度虽高，病不在表，其脉近乎迟，然而不浮。

此外，急性肺病及水肿病，末期有见浮脉者，此种浮脉与热病之浮脉迥然不同，《内经》"溅溅如羹上肥"六字，形容最为入妙。羹上肥者，即浮在菜汤面上的油，所以说明他丝毫无力。此种脉已无胃气可言，只是在皮肤最外层跳动，轻轻按之即已无有。凡见此种脉者，不过三日必死。又惟肺病与脚气之变肿胀者有之，其理由可得而言者，仅如下：此种肿胀，皆系皮下聚水，病在皮，诚一身之最外层，故当浮。见此脉者，三数日即死，可见脏气全坏，故脉无胃气。其他或有若何深奥之理由，则非我辈今日所能知。其肿胀有脉沉候而任按者，攻之可以得生。又肺病、脚气何故成肿胀？其理由详第三学期《杂病讲义》。

沉脉，见于伤寒者为多，他种病则偶然遇之，非诊病主要之点，故无特殊病理可记。其伤寒阳明腑证，与少阴证之脉沉，确是要点。阳明腑证为燥矢结于回肠，矢燥者必谵语，可知与神经有关系。又燥矢已结，有下粪水不已者，谓之热结旁流，其脉皆沉。热结旁流之理，乃肠胃之反射作用，所以为救济者也。盖肠胃之职皆下降，今患停积不行，至于矢燥，初一步肠壁必竭力蠕动，迫粪下行；迫之不去，则纤维神经紧张，以为救济；又不应，水分之应入膀胱者，改道入大肠，以为救济，是为热结旁流；又不应，则神经紧张之甚，各脏器皆起非常变化，直接为筋脉拘挛，而见循衣摸床、撮空理线诸凶恶症状，间接影响于大脑而昏不知人。此阳明腑证，自始至终，重心在躯体之里面，故沉脉应之。有沉之甚至于伏，两手之脉完全不见者，亦至危极险之大症也。少阴证，脉沉，其症结亦在肠，其影响亦及脑，其理由已详本讲义二期。其与阳明腑证之脉沉不同者，有虚实之辨也。然虚实之辨别，正自不易，苟不明真相，横说不妥，竖说不妥，初学既不了解，即老于医者亦不能灼然无疑也。古人以阳明腑证，脉沉而任按；少阴证，脉沉而虚细，谓虚实、寒热之辨准此。然阳明腑证有脉伏者，少阴证有脉硬者，泥定任按、虚细为辨，鲜有不误事矣。然则奈何？曰：当明原理。古人阴阳之定义，实者为阳，虚者为阴。吾言病毒之中于人身，不能单独为厉，必有所凭借，而后症情乃剧。病毒究何所凭借？曰：

正气而已。凡病至于痛苦不可堪者，乃本身之正气与本身为难而已（读者须知：凡属病状，皆体工救护作用，故死体不病。例如咳嗽，本体工自然的反射动作，所以救护气道者，谓咳嗽为病，名之云尔，为达意便利云尔。风寒入肺，咳以袪之，咳何尝是病？若风寒入肺，竟不能咳，乃真病矣。发热之为体温反射，亦正与咳嗽同）。

三阳为实证，热壮，病势剧，脉无论浮沉，皆有胃气，故阳明腑证而见沉脉，无有不任按者。少阴为虚证，少阴病之沉脉，无有或任按者。然阳明腑而有脉伏，少阴证而有脉硬者，何故？阳明腑之脉伏，与郁血不同，郁血脉本不伏，爪甲则紫；阳明腑脉伏，爪甲不紫。又阳明腑之脉伏者，必耳不能闻，目无所见，全无知识，而见循衣摸床种种；用药攻之，得燥粪则止，而脉亦出。执果以溯因，是脉之伏，乃回肠间窒塞不通所致也，两手虽无脉，人迎与乳下则有脉。吾曾见有两日无脉，而爪下血色不变者，如云心房势力不及四末，不当如此，是必回肠与寸口有特殊关系，脏气窒塞，四末之脉管亦窒，血则仍由别道通至微丝血管。此由病之形态推测如此，至其真相，不能知矣。少阴病之脉硬，乃体工最剧烈之反应，不止神经反射之一端。观其神识昏蒙，神经之变化，自属最为重要。然仅仅神经变化，则脉弦而已，吾意与腺体之内分泌或有关系，古人谓"无阳和之气"者近是。以上但言脉，论证则有余、不足，更有显然不同之点。少阴蜷卧但欲寐，其状静；阳明则恶热引冷躁烦，其状动。

此指神识昏蒙之后，其他症状均无可辨识，惟动、静两字，则无论如何变幻，皆可识也。所以古人于识脉之外，必注意兼症，而《内经》色脉并举，其"色"字实该种种症状而言。若但言脉之浮沉，岂足以知病乎？

迟数两脉，自浅人观之，亦以为易懂，岂知其难更甚？在热病热壮而脉迟缓者，古人谓是阳证阴脉，今西人则谓是延髓受病，刺激迷走神经兴奋所致。近来时医不复能识此，即遇此等脉证，亦不甚措意，只本其普通应酬方子以为敷衍；西医虽知之，而治法亦不健全，故病此者多死。吾于静安寺路史姓米店中一小孩，本西医之学说，用仲景之大建中汤，竟于万分绝望之中回生起死，然后知此种迟脉，于中西医学双方皆有极大关系。史姓小孩之病状，及何故用大建中汤，其理由详《医案》，兹不俱赘。

其非热病之迟脉，吾所见者有两种。其一为商务书馆同事谭廉逊之弟，患吐血，其脉一分钟仅二十至，此殆崔希范《四言举要》所谓"一损二败，病不可治"者。此其理由，当是心房衰弱之极，已邻于寂静者。其人三数日即逝。其二为周积萱先生之夫人，初诊其脉，仅觉异常迟缓，嗣乃辨为心房瓣膜病。其脉之所以迟，非心房衰弱而迟，乃瓣膜闭锁不全，每两至之间有一至不至，是三至之脉仅见两至也，故觉其迟异常。叔和《脉经》谓"三至一代者，即日死"，若周太太之脉，可以证明其说之非是。

至于数脉，则更有当讨论者。谓一呼吸之顷，脉几何至者为数；谓一分钟之久，脉几何至为数，皆不足以知数脉。鄙意仍当以有胃、无胃为主，有胃为阳，无胃为阴；阳为热，阴为寒；热当清，寒当温。今以吾说，语一般时下中医则必以为谬妄。西医治病，无所谓寒热，故西药亦无寒热之分；中医药则最讲寒热，以成效言之，寒热自确有其事，安得云无？惟时医以脉数为热、迟为寒，则背真理。此犹之认舌干为热、润为寒，知其一，未知其二也。其理稍赜①，甚难说明，姑为解释如下。

何谓阴阳寒热？曰：实者为阳，虚者为阴，实者属热，虚者属寒，是故三阳皆热，三阴皆寒。问：阳病有寒者乎？曰：有之，在体工未起反射以御外感之前。阴证有热者乎？曰：有之，在脏气既乱，体温反射失败之后，神经代起救济之时。故《内经》曰"阴胜则寒"，谓外寒侵袭躯体，毛窍洒淅恶寒；曰"阳胜则热"，谓体温集表，驱逐外寒而发热；曰"阳虚则寒"，谓病之重心在里者，阴争于内，阳扰于外，汗出不止，体痛、恶寒之寒；曰"阴虚而热"，谓神经代起反射以为救济，血行失其调节，体工互助之机

---

① 赜（zé）：深奥。

能悉数隳①坏，躯体内蕴之热力毕露于外而热。阳胜而热，其脉数；阴虚而热，其脉亦数。阳胜而热者，脉数有胃气；阴虚而热者，脉数无胃气。

阴胜则寒，阳胜则热；阳虚则寒，阴虚则热。前三项已见于《伤寒论》一、二、三期讲义，及《脉学讲义》二期，惟第四项尚未说明，兹更释之如下。人身之有热，其一从呼吸来，空气中含有酸素，即体温从来之大源；其二从食物来，食物中含有酸化成分，当亦发生体温之一大原因；其三曰摩擦，热则血行速，行速则愈热，假如不流动，则血中所含养化成分无由发生热力，故知摩擦亦生热原因之一；其四为骨髓中所含磷质。古人以躯体中各种液体为水，以躯体中所含之热为火。凡急病初期发热与末期发热，有迥然不同之点。初期之热，肌肉不削，津液不竭，涕泪汗溲，以药行之则行，末期则反是。种种治初期病之方，施之末期，无一可以取效，非但不效，反足增病。例如口渴、唇干、舌燥，初期以凉药解之则解，末期非但不解，反增痞满。又如急病闭证，无涕泪者，以卧龙丹搐鼻则作嚏，得解，若妄施之热病末期，则增其气促而已。他如初期热病，汗之而汗，攻之而便，分利之而溲，施之末期，无一而可，强发汗则失血，强攻下则息高。凡初期可以愈病方法，误用于末期，无一

---

① 隳（huī）：毁坏；崩毁。

非促其生命者。所以然之故，就病之形态推测，急性热病为时愈久，则液体全消耗，而热力不消耗，病至末期，液体消耗殆尽，热力反见增加，热力实际并不增加；就外状观之，唇焦齿枯，舌干且萎，凡此热状，正因液体减少之故，故古人于此下一定义，曰阴阳互相承制。又如患痨瘵者，色欲过度辄骨蒸。骨蒸者，其热从骨中出，此即磷质发热。健体何以不热？则因精液不竭之故。以故古人谓为水不涵火，亦是阴阳不能承制之义，不过其语较明显矣。惟液体耗竭，热象愈炽，故名此种热曰阴虚而热。

阳盛而热，与阴虚而热，其热同，病状则不同；脉数同，有胃、无胃则不同。虽不同，毕竟病是热，脉是数。今云"有胃为阳，无胃为阴；阳当清，阴当温"，是认阴虚而热者，当用温药。既云阴虚，自异于阳虚之当回阳；既云热，更从而温之，岂热因温而得解邪？是何理也？曰：此所谓从治也。《内经》有从治之法，自古注家未能明其界说，至其所以然之故，则更模糊影响，无一人能详言者。

读者须知，第一步之阴胜则寒，即伏第二步之阳胜则热；第二步之阳胜则热，正从第一步之阴胜则寒来，故曰"阴胜则阳复"（其"阳胜则阴复"句并热病范围）。盖胜则必复，乃体工之良能。其少阴病之阴争于内，阳扰于外，至于亡阳者，乃第三步。盖体温之集表者失败于外，斯病毒之入里者猖獗于内，是为阳虚则寒。而第四步之阴虚则热，亦正从第三步之阳虚则寒来。何以然？有第三步之寒，斯有第四步之热，乃经文"重寒则热"之理也。阴胜则寒，阳胜则热，为浅一层病；阳虚则寒，阴虚则热，为深一层病。浅一层病，反射救济以气化；深一层病，反射救济以实质。风寒为天之气，体温为人之气，风寒侵袭，体温反射，皆气之变也，故名曰气化。若体温既已失败①，脉管壁之神经起反射以为救济，是实质矣。阳虚而寒之病，脉虽沉细，按之则硬，且脚蜷、神昏，并见郑声、撮空理线诸症，谓神经起反射，其理甚真确。假如大汗淋漓之顷，不知治法，则遍身强直而成痉病，是直接入脑，痉为另一种病。伤寒而成痉，是为转属，不在前举四层范围之内。若大汗淋漓之顷，虽不知治法，却能止其汗，则汗腺开者得闭，而反射之热以起，即入第四步之阴虚而热。此热虽躯体所固有，乃血中仅存之养气，既与第二步之体温反射截然不同，且影响所及，起反射者，无一非实质。其始神经紧张以为救济，不足，则肌纤维兴奋以为救济，又不足，各腺体起兴奋以为救济，因是血中仅存之养气，悉数呈露，故阴虚而热者，其唇舌绛如猪肝。因肌纤维兴奋以为救济，故舌生毛刺，形色为荔枝壳；

---

① 体温既已失败：指体温失于调节。

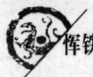

因腺体起兴奋以为救济，故遍身肌肤甲错，暵①热无汗，喉头肿痛，津液全涸，全部鼻旁毛囊如刺猬，甚且男子则肾囊缩入，女子则两乳缩入，则其病在必死之数矣。曰神经，曰肌纤维，曰腺体，皆实质也。《内经》指实质起反射为入脏，入脏而不甚者可救，入脏而甚者不可救，故曰："病入于脏者，半死半生也。"夫曰"半死半生"，初非约略之辞，盖同是入脏之病，仍有深浅难易。若以战事为喻，浅一层为病，比诸阵地交绥②；深一层为病，比诸攻城肉搏；至于腺体起反应，则有析骸而炊、易子而食光景，是即喘息仅属之时。故《内经》又有"病温，虚甚者死，索泽息贲者死，阴阳交者死"诸条，《伤寒论》"下之息高者死"，及"强责少阴汗，必动血，若从口鼻出，为下厥上竭，为难治"之文。若尽量搜辑，为之列表，则固厘然可以指数，不至模糊影响也。

既知阴虚而热之热，是实质起反射，专为救济阳虚之寒，是一寒一热，实居对抗地位。今见为热，治以寒药，直接是增病敌之势力，间接灭本身之抵抗力，故阴虚而热者，以凉药治之，愈凉则愈热（旧说以此为"阴火"，故寒之则愈增热，其词意不明了，必如吾说然后尽人可喻也）。若用热药治之，则适得其反，直接为灭杀病敌之势力，

---

① 暵（hàn）：干，干枯，干旱。
② 交绥：临阵退军，向后撤。

间接为安绥本体之抗暴，故经文又曰"若顺逆也，逆正顺也"。审是，虽脉数，安得不治之以热哉？病至于入脏，虽深明从治之理，亦只得半之数，难在衡量毫厘分际之间，其不愈，乃衡量未确之故，非医理背谬之咎。吾侪以读书明理自期，此种大关键，可不讲乎？

以上所言，实是新生理范围，为读者便利起见，遂不复分析。今吾当继续言脉。阳胜则热，其脉必数，因热而数也（其有不数者，为例外，乃兼有脑炎证之故）。其起落必宽，其搏动必圆滑，所谓胃气。所以然之故，因体工未坏，为病尚浅，故脉象如此。阴虚而热，其脉亦数，因热而数也。其有不数者，并非例外，乃病在第三步之阳虚而寒；若既入第四步之阴虚而热，则无有不数者，但与阳胜而热者不同，其起落必不宽，其脉管必不甚圆。起落不宽，又不甚圆，至数则数，此种脉，可以已坏之时表为喻。时表之力在发条，而动机则在游丝，游丝下之轮，俗名甩水轮，随游丝之收放而左右摆宕，命周圆为三百六十度，甩水轮之左右摆宕，苦得一百八十度而羡，如此则秒针之进行安详而有程序，反复颠倒，均不停止。若时表之坏者，游丝收放之弹力每不及壳，甩水轮之摆宕，仅及九十度，秒针虽亦进行，其跳动则较促，计时既不准确，略一播动，便停止矣。阴虚而热之数脉，以拟九十度宕力之甩水轮，可谓神似。此种数脉，岂

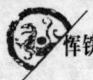

《脉经》《脉诀》之言能道其近似者？故尽人以为浮沉迟速之脉易知，余则以为最不易知；若浮沉迟数而能彻底明了，脉学亦竟无余蕴也。

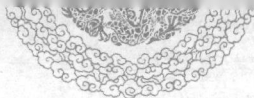

第五期

铁樵癸酉后学女儿慧庄　笔述

释真脏脉①

王注《内经》第七篇阴阳别论，言真脏脉，有诠释之必要。《经》云："所谓阴者，真脏也，见则为败，败必死也。"王氏注云："肝脉至，中外急如循刀刃，责责如按琴瑟弦；心脉至，坚而搏，如循薏苡子，累累然；肺脉至，大而虚，如以毛羽中人肤；肾脉至，搏而绝，如以指弹石，辟辟然；脾脉至，弱而乍数乍疏。夫如是脉见者，皆为脏败神去，故必死也。"王氏所注，即是《内经》本文，所谓以经解经，自来推为名著，无敢反驳，并无敢怀疑者。然五脏真脏之脉，何以有如此现象？何以见则必死？王氏既未言，自古名家亦多存而不论，至于今日医者，大都视为不可晓，此节经文遂等于无有。余向来主张医者当先知死，然后可以知生，假使真脏脉不了了，即对于病人之生死不能了了；既不能知其生死，则用药

———————————

① 释真脏脉：原无此标题，为校注者根据体例及内容增加。

67

论治都妄，心思才力且无所用，遑论其他？兹为释之如下。

肝脉，中外急如循刀刃，责责然如按琴瑟弦。肝脉本弦，云如"循刀刃"，不过言其弦之甚。往往有病人脉弦如刀刃，而其人行动如常，岂但不即死，且神明不乱，二便、眠、食自可。若据经文断其必死，可谓去题万里，岂非笑话？然经文固自不妄，后人未之思耳。

第一步当知者，肝脉何以弦？弦为脉管壁神经紧张。《内经》所谓肝病，实该脑病言之，经文大部分以怒属之肝，故云"肝为将军之官"，然实包括忧郁、愁恨、神经过敏诸七情方面事，其病与脑息息相通，故属神经性。

第二步当知者，暂时怒、暂时忧郁，脉不必弦；长久处于忧郁之中，脉则必弦。何以久乃弦？虚故也。虚何以弦？所谓虚，指血虚，血不足，神经紧张，所谓见有余之假象也。

第三步当知者，初步脉弦，其人必上盛下虚，其脉虽弦，不必如循刀刃，不如循刀刃，即非真脏脉，此固是微甚之辨。欲知其所以然之故，先须问何故上盛下虚，此见于拙著各篇者。为热则上行，问：何故热则上行？其答语为：火曰炎上。何自有火？其答语为：化热，此即古人所谓"木能生火"。肝为脏，胆为腑；肝为甲木，胆为乙木。胆之经气为少阳，少阳从火化，其病状为头偏痛、口苦、舌绛、唇燥而渴、面色赤，皆热象，所谓火也。若就事实言之，忧郁、盛怒则生理起非常变化，其重心则在神经，神经细胞因非常变化剧烈运动，则感觉过敏，心房搏动不能循常轨，遍身血行不平衡，积久渐呈病态，其血渐少，一方血少不能充分供给神经之营养，同时神经不能按部就班调节血行；其他一方因虚弱之故，血中酸素起代偿作用而燃烧，此所以火化也。

第四步当知上盛下虚之意义，是代偿作用，其见症头痛、躁烦、易怒，艰于成寐，是即通常所谓阴虚。阴虚者，虚而已，毕竟尚有物为之代偿；此后一步，女子不月，男子阳痿，无论男女皆兼胃病，则体内储藏已竭，无物为之代偿，故肾脏有显然之病证，胃病是因肾而病。肾腺枯竭，其形如劳，就病证言之，只见肾病；若就脉言，则弦甚如循刀刃，此所谓肝脏之真脏脉也。

综以上四步观之，肝病必见弦脉，但肝病弦而不至于如循刀刃；如循刀刃是肝之真脏脉，见此真脏脉，其病证不是肝，而为肾腺枯竭之劳怯症。此即《内经》所谓"能合色脉"。

心脉至，坚而搏，如循薏苡子，累累然。此其理由为脉管中有血锭。按：静脉节节有瓣膜，动脉无之。在理，有瓣膜而又充血，然后循之累累然；若无瓣膜，照例不是如薏苡子，故如经文所言之心脏真脏脉，竟未见过。寻常所见心房瓣膜病之脉，即前卷所说之促结代，其病不遽死，必转属水肿而后死，则促结代非《内经》所谓真脏脉也。又心脏病有滑动之脉与躁疾之脉，皆属危笃之候，然治之得法，有愈者，亦非《内经》所谓真脏脉。故此条当阙疑。

肺脉至，大而虚，如以毛羽中人肤。按：凡脉皆根于心，今以五脏分之，仅就脉搏言之，不能分，能分者是症。故经文该色脉言，是无可疑者。所谓肺脉见症，必见肺病，喘、肿是也。"如以毛羽中人肤"，极言其轻，即"潏潏如羹上肥"之前一步事，此种脉于水肿见之。水肿之为病，是皮下聚水，其最初一步眼下肿，皮肤颜色晦滞而气喘，恒见颈脉跳动。其脉有两种，一种硬石且大，异乎寻常，即经所谓肾脉，所谓"搏而绝，如以指弹石，辟辟然"；更一种则浮而无力。在理，颈脉跳动则血聚于头，身半以上必充血，则其脉当有力，不当如羹上肥。其所以浮而无力者，因肺组织坏变，肺叶胀大，肺气不下行，水分亦不下行，故肿、喘、色晦。皮下聚水，颈脉跳动是代偿作用，肺组织既坏，代偿不胜效力，故虽见颈脉跳动，而脉则完全无力。凡如此者，不但眼下肿，其脚亦必肿也。因是肺组织坏，故云是肺脉。凡见如此色脉者，其人必死，有一两日即死者，有先脚肿，旋手肿遍身皆肿，后来脚肿反退，然后死者，所谓"四维相代①，阳气乃竭"是也。其时期，大约半个月乃至一个月，视其人秉赋、营养、年龄与所值节候为断，总之必死而已。以余所见，从眼下肿起，无有延至四十五日以上者。《内经》谓见某种脉几日死，不可泥也。

肾脉，搏而绝，如以指弹石，辟辟然。此种脉洪大异常，其人爪下必郁血，所以然之故，因血行不能及手微丝血管，心房势力蹙②，起非常之代偿作用，故见此脉象。病者有既见此脉，仍能强步者，不过面色必晦滞，呼吸必喘促，神气必不安详，殆无有不死者，死期同肺脉条。病症多属肿，亦与肺脉条同。水肿之病，多半是他病转属。肺组织坏者，眼下先肿，则见肺脉；肾脏坏者，颜额先黑，其病多先脚肿，古人谓之"肾水凌心"，其病之初一步为脚气，如此者则见肾脉。

脾脉至，弱而乍疏乍数。按：弱而乍疏乍数，即所谓涩脉。寻常疾病见此者甚多，若误认为死脉，则贻笑于大方之家。《经》文定为真脏者，乃指病人临危之顷，其脾胃已坏，新陈代谢之令不行，而见此种脉象者。凡病至危笃之候，舌色坏变，或腹部肿大不能食者，皆属脾胃证，故云是脾脉。

----

① 四维相代：四维，四肢。相代，相互更替的意思。四肢为诸阳之本，气为邪伤，故四肢之阳交相代谢而阳气乃竭。

② 蹙（cù）：紧迫。

　　如我解释，处处本之实验，读者一见可以了然。凡视《经》文有神秘性质，深求之而为种种曲说者，皆非是。本条所说，当参看将来医案，凡细微曲折之处，现在未能详言者，医案中无不毕具。余所著书皆根据事实，为言不在多，亦不在说得好听，读者知之。

　　自今日经验言之，心脉实不止一种，其事甚有价值。著之于篇，以告后来，于诊断上委属空前之进步。八九年前，余诊一忻姓妇，其人为中年，其病为痢疾，其病程为痢而见鲜血，其脉缓滑有序，细循之，有动意，其病历则甚劣，服过槟榔、大黄多许。余思此为肠部受伤，其鲜血不胶黏，不是从肠壁膜下，乃肠中血管破裂，故不是红痢，是穿孔性。穿孔性痢当死，然脉实有胃气，不必死，疑不能决。余诊此病仅一次，后月余，其家人来诊他病，询之，则彼患痢疾之妇人自余诊后两日即死。当时颇以为怪，以为有胃气之脉，不当两日死也。其后年余，诊一十三四龄童子，其病为温病，其病历亦劣，温病不可汗，此童子则服汗药多许，病四十日以上，面色晦败而肿，见白，其脉缓滑有序，细循之，细而软。余思病程、面色、见症均不当见有胃气之脉，病孩不喘不咳，惟胸脘异常不适，余以生脉散予之，连服十三日，脉遽安详，面肿亦退。执果溯因，乃知此脉为心房肿大之候。此儿月余后竟庆更生。嗣后屡次值此脉，指端触觉辨之弥审，不复与有胃气之脉相混，更合之病症、面色，乃丝毫无疑义。惟既见此脉之后，其内脏已坏，其病乃绝，不易治。盖心房之肿，其一，因受伤；其二，无物可为代偿，因而肿大。肿，实脏气竭也。

数月前，在肺病疗养院中，诊一男子，西医断为肺病。凡肺病，气当喘，面色当坏，乃病人全不尔，面有血色，气并不粗，惟脉则躁疾无伦。余谓："此非肺病，其胸脘必异常不适，乃心房病也。"询之，果然。病家问："公能治，则当出院。"余竟允之，寻思脉躁疾，胸脘不适，面赤，当是心肌发炎，予以天王补心丹加牛黄安宫丸，治之十余日，竟愈。此为今年二月间事，现在其人已健硕。假使作肺病治，必死。心肺关系最密，心之地位即处肺叶之内，心房脉络与肺叶中动静脉相距甚近，或者西医察之不详，故误认为肺病欤？又《温病条辨》认温病末传，神昏谵语者，为热入心包。心包即心囊，此物并不能使人神昏谵语，其诊断之误，无可辩饰。此时用牛黄安宫丸，病则必死，因牛黄之为物专能清血，热病得此，立刻内陷，其病邪不能复出故也。凡此皆不可不知。

奇经八脉

中国脉学，与生理合，与解剖不合，故当心知其意，不可泥于迹象。奇经八脉，医者类都以为难治。

若从形态上着想，求其神理，不求其迹象，则心与神会，古说皆可通。若从阳路、阴路、横行、直行，从解剖上求其起迄，则杳不可得，盖本无其物，自难晓也。

时珍云："阴脉营于五脏，阳脉营于六腑，阴阳相贯，如环无端，莫知其纪，终而复始，其流溢之气，入于奇经，转相灌溉，内温脏腑，外濡腠理。奇经凡八脉，不拘制于十二正经，无表里配合，故谓之奇。盖正经犹夫沟渠，奇经犹夫湖泽，正经之脉隆盛，则溢于奇经。"所谓八脉，曰冲，曰任，曰督，曰带，曰阳跷，曰阴跷，曰阳维，曰阴维。二维属手，二跷属足，冲任在前，督脉在后，带脉围于腰际如束带，其大略也。

铁樵按：就古人所说者，泥于迹象以求之，可谓绝无其事。脊椎中有脊髓膜，其两旁有神经节，以脊髓为督脉，则与古书不合，与生理亦不合；以神经节为督脉，与生理较合，然不止一条，且古人不知其物；又非冲气上逆，乃有气自小腹上行，直冲胸膈，此种是病形，不是经脉。又，肝郁深者，腹部有大筋肉隆起，直上直下，阔两寸许，肝病发作，则显然可见。若以此当任脉，亦不妥当，因此隆起者乃腹部筋肉，古人所谓"伏梁"者近之，非脉络也。又非中湿为病，腰间如带五千钱，此仲景所说，注家均谓是带脉病，然实际是腰肌作痛，其原因是中湿，组织无弹力所致，痛处是腰肌、神经，不是脉络，指此为带脉，亦不可通。此外则并无所谓冲任督带，是诚千古之大谜。

张洁古曰："督者，都也，为阳脉之都纲；任者，妊也，为阴脉之妊养。"按：督为衣后缝，任为衣前缝，督任与带皆以地位名，谓督为都，殊不确。照现在生理说，脊髓放纤维神经，凡十二对，以通各组织，则"都纲"之说颇近似。古人谓"任脉起于胞中"，以"妊"训"任"，《素问》《灵枢》皆言其地位在小腹，则为子宫无疑，是"妊"训"任"亦通。冲则以病状言，凡肝郁月闭，则有气从小腹上冲，此即冲脉命名之所由来。其余说法虽多，都不可晓。《灵枢》《难经》《脉经》《伤寒论》《金匮》都言痉病属督脉，痉即脊髓膜炎，是督脉当以脊髓膜当之。然总有几分模糊影响，则因就形态立说，言病状不言解剖，当然不能入细；其次则因古人于命名不甚讲究，故诸书多歧，益令人不可捉摸，度《濒湖》亦不甚了解，故广引诸书以供参考。鄙意以为从形态致力，为道捷而确，可以得无穷进步。盖中医基础在形态故不当专事穿凿，否则无有不堕入魔道者。

洁古以"蹻捷"训"蹻"，濒湖谓"阳维之脉，与手足三阳之脉相维"，"维""蹻"之意义不过如此。二维指手，二蹻指足。手足与内脏常显特殊之形态，吾曾值胃部窒者手脚肿，多服附子者手脚肿，胃热甚

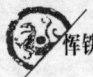

者手脚肿，头部伤者脚抽搐；手脚伤者发寒热，慢性神经病以肿着地跳而行，急性神经病手脚皆反捩①。此皆二维、二跷之可供研究者。《脉经》谓二跷之脉见于寸口，左右弹者是。又，《灵枢》《脉经》多以癫痫症属之二维、二跷。余生平诊神经病最多，从未见癫痫之病其脉左右弹；有时亦见寸口有两歧之脉，然其任又不病癫痫。是则尽信书，不如其无书也。

孙君永祚问：讲义第四种第四期《脉学讲义》论阴虚而热从治之理，学员中质疑问难者甚多，应当如何答复？愚按：《脉学讲义》所说从治之理，似尚无大谬，惟当时著此书时，所注意者只在说理，若施之实用，有不能以此为口实者。今就鄙人所知，补充言之，或者亦释疑辨惑之一助。

阴虚而热，共有三种治法。其一，以热治热。伤寒未传，舌苔干枯，作赭石色，如荔子壳，神志不安详，反侧都无所可，或者叉手自冒，此即所谓阴躁；其脉则硬而数，甚者男子阳缩，女子乳缩。如此者，必须治以温药，得附子，舌枯者转润，脉硬者转和，乳缩、阳缩者得恢复常态；其药方，炙甘草汤、附子地黄汤是也。脉硬、阴躁为必具条件，否则非是。舌苔枯如荔子壳，亦必具条件，不过有微甚之辨，甚者易知，微者难晓，是在阅历。第二种，不限定伤寒，

① 捩（liè）：扭转。

东垣所谓"甘温能除大热"者是也。以上两种，若误治以凉药，其热愈高，其躁益甚，胸脘痞闷，可以转属肺病、脑病而死；亦有汗出不止，直至于死者。第三种，暑温证末传，阴虚而热，此却与伤寒异治，当治以甘凉。若误用附子，必面色晦败，头汗发润，气喘发肿而死。此第三种以白㾦为标准，其未见白㾦之先，手掌、手指、肌肤必暵干。其余，本讲义中伤寒、温病之辨，言之已详，兹不俱赘。

以上所说，是就鄙人经验所得者言之。根据我说，重病可以保全者得十分之六七，当然尚有未尽，有待乎继续发明，自在读者。

民国二十三年五月　铁樵

十二经穴病候撮要

武进恽铁樵　辑

受业　江阴章巨膺　参校

孟凡红　赵元辰　整理

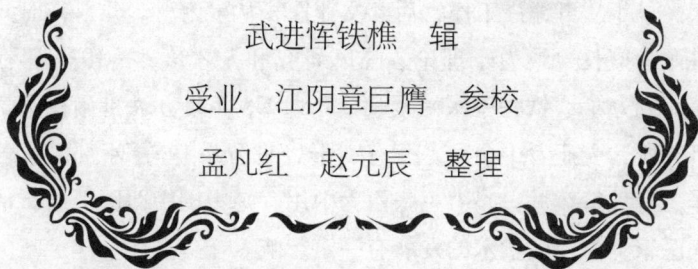

内 容 提 要

恽铁樵（1878—1935），名树珏，字铁樵，别号冷风、焦木、黄山，江苏省武进人，是近代具有创新思想的著名中医学家。早年从事编译工作，后弃文业医，从事内科、儿科，对儿科尤为擅长，致力于理论、临床研究和人才培养。1925年在上海创办了"铁樵中医函授学校"，1933年复办铁樵函授医学事务所，受业者千余人。著有《群经见智录》等24部医学著作，有独特新见，竭力主张西为中用，是中国中西医汇通派代表医家，对中医学术的发展有一定影响。

《十二经穴病候撮要》一书系据《沈氏尊生书》删节而辑成，主要介绍了经络腧穴的名称、位置及相关病候，循经各穴位的体表定位，其原文出自《灵枢·经脉》，病候内容包括病因病机，古代医家论述，并附古方、验方，供后人借鉴。书中有大量铁樵按语，铁樵结合西医知识加以阐述，使人更加明了。内容虽然简明扼要，但至今仍有重要参考价值，正像恽铁樵自序中所言："欲学者知其大概，于经络俞穴能知其名，指其处，为他日登高自卑之基础云耳。"本书内容自肺经起至膀胱经止，共七条经络，后五条经络及相关脏腑疾病并未记录，因此虽言十二经并非十二经病齐备。

此书作为函授中医学校教材初版于1924年，后收入《药盦医学丛书》第六辑，今据《药盦医学丛书》本进行点校整理。

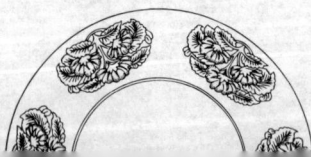

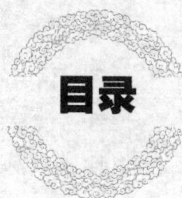

目录

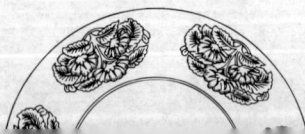

自今日之眼光观之，经穴云者，包括生理学、医化学、内分泌神经系诸端，其基础建筑于"形""能"两字之上，其成功不知历几何年月，积不知几千万病人之经验，故鄙人于此，极端认为有研究价值之一种学问。惜乎自《灵》《素》而后，学者囿于见闻，限于学步，无复有伟大之精神，为所以然之探讨。迄今日因《灵》《素》以五行为说，与科学格不相入，遂欲破坏之，摧残之，靡所不用其极，若惟恐去恶之不尽也者，其实勿思之甚。鄙意以为中国医学而无价值，不待摧残将自消灭；苟有价值，自然江河不废。惟余亦非具有伟大之精神，能为根本探讨者，不过为后此学者之先河，则固窃比于当仁，况吾侪既治中医，安有经穴可以置之不讲者，故不辞简陋，辑为此篇。大段节目皆蓝本《沈氏尊生书》，多所删节，为学者容易明了，省晷刻也。

经穴本针灸家所当有事，凡穴有可针者，有不可针者；有可灸者，有不可灸者。穴之部位，以同身寸计。同身寸者，中指中节背面两端，屈指取之，是为一同身寸。盖人身有长短不同，用同身寸则无不同也。然失之毫厘，谬以千里，且针灸愈病须与气候相应，其精奥处多不可晓。世之以针灸为业者，仅守其师传，其术既俭约，复不能著书。古书所言，今之针灸家亦多不审，此道不传，在若存若亡之间。吾侪欲明此绝学，良非易事。今吾为此，欲学者知其大概，于经络、俞穴，能知其名指其处，为他日登高自卑之基础云耳。

民国十四年八月铁樵自序

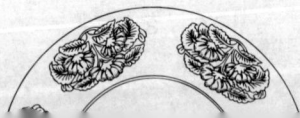

手太阴肺

手太阴之脉，起于中焦（中焦在胃中脘，主熟腐水谷精微，上注于肺，肺行荣卫，故十二经脉自此为始，所以手太阴之脉，起于中焦。），下络大肠（大肠为肺之雄，故肺脉络大肠。），环循胃口（胃口为胃之上口，贲门之位也。），上膈属肺（手太阴为肺之经，故其脉上膈属肺。）。从肺系，横出腋下（腋谓肩之里也），下循臑内（臑谓肩肘之间），行少阴心主之前（少阴在后，心主处中，而太阴行其前。），下肘中（尺泽穴分也。），循臂内上骨下廉（上骨谓臂之上骨，下廉谓上骨之下廉。），入寸口（经渠穴在寸口中），上鱼（鱼谓手大指之后，以其处如鱼形。），循鱼际（鱼际谓手鱼之际有穴居此，故名曰鱼际。），出大指之端（少商穴分也）。其支者（《针经》曰：支而横者为络。此手太阴之络别走阳明者也，穴名列缺。），从腕后直出次指内廉，出其端（手太阴自此交入手阳明）。是动则病（手太阴常多气少血。今气先病，是谓是动。《难经》曰：是动者气也。），肺胀满，膨膨而喘咳（膨膨谓气不宣畅），缺盆中痛（缺盆，穴名，在肩下横骨陷中，谓其处如缺豁之盆，故曰缺盆。），甚则交两手而瞀（《太素》注云：瞀，低目也。），是谓臂厥（肘前曰"臂"，气逆曰"厥"。）。主肺所生病者（邪在气留而不去，则传之于血也，血既病矣，是气之所生，故云所生病也。《难经》曰：所生病者，血也。），咳嗽，上气喘渴，烦心胸满，臑臂内前廉痛，掌中热。气盛有余，则肩

85

背痛，风寒汗出中风，小便数而欠（数，频也。欠，少也。谓小便数而少也。）。气虚则肩背痛、寒，少气不足以息，溺色变。卒遗矢无度……下略。

手太阴肺经（左右凡二十二穴）

少商　在手大指端内侧，去爪甲角如韭叶。

鱼际　在手大指本节后散纹中。

太渊　在掌后陷中。

经渠　在寸口脉中。

列缺　在腕后一寸五分。

孔最　去腕上七寸。

尺泽　在肘约文中。

侠白　在天府下二寸动脉中，尺泽上五寸。

天府　在腋下三寸，臂内廉动脉中。

云门　在巨骨下气户旁二寸陷中，动脉应手，举臂取之。

中府　在云门下一寸六分，按乳头往上数至第三肋间，动脉应手者。

手太阴肺之病候，曰肺胀、曰肺痿、曰肺痈、曰息贲、曰咳嗽、曰哮喘、曰诸气、曰疹子。

肺胀

《沈氏尊生书》云：肺胀，肺家气分病也。仲景曰：咳而上气烦躁者为肺胀，欲作风水，发汗自愈；

又曰：咳而上气，此为肺胀，其人喘，目如脱状，脉浮大者，越婢加半夏汤主之；又曰：肺胀，咳而上气，烦躁而喘脉浮者，心下有水气，小青龙汤加石膏主之。丹溪曰：肺胀而嗽，或左或右，不得眠，此痰挟瘀血，凝气而病，宜养血，俾流动以平气降火，疏肝以清痰，四物汤加桃仁、诃子、青皮、竹沥之类。沈金鳌云：肺胀为肺经气分之病，故宜以收敛为主，即挟痰、挟血者，亦不离乎气，不得专议血，专议痰也，宜清化丸。

清化丸方：贝母一钱　杏仁五钱　青黛二钱　姜汁、砂糖丸含化。

铁樵按：婴儿有猝然喘满，手脚牵掣，俗名肺喘惊风者，实即肺胀之候。所谓肺喘惊风，病者之胸背皆高起，此种乃大危险证候，实无善法。《保赤新书》中有牛黄夺命丸治此病，然亦未曾实验，恐不能取效。因上膈及背皆骨骼，喘满至于骨骼变更地位，肺胀之剧烈可见。又此病有慢性者，可以延喘至十余年，更无办法。谢蘅窗先生之老太太患此，中西名医毕集，无药不尝，卒未得一当也。

肺痿

肺痿，久咳肺虚，而热在上焦病也。其症状必寒热往来，自汗气急，烦闷多唾，或带红线脓血，宜急治之，宜举肺汤、元参清肺饮。切忌升散、温热、辛燥。仲景云：或有患此症吐涎而咳者，有吐涎沫而不咳者，其人不渴必遗尿、小便数。所以然者，以上虚不能制下故也。此为肺中冷，心眩多吐涎，必温之，宜生姜甘草汤。又有火盛者，宜人参平肺散。有喘急而面浮者，宜葶苈汤。大约此症，总以养气、养肺、养血、清金降火为主，若肺痿将变为痈，又必兼理脓毒，宜紫菀散。

举肺汤：桔梗　甘草　天冬　竹茹　沙参　贝母百合

元参清肺饮：元参　柴胡　陈皮　桔梗　茯苓麦冬　苡仁　人参　甘草　槟榔　童便　地骨皮

生姜甘草汤：生姜　炙草　人参　红枣　此方治肺寒咳吐。

甘草干姜汤：炙草　干姜炭　此方治吐而不咳。

人参平肺散：桑皮　知母　人参　炙草　天冬赤苓　青皮　地骨皮　陈皮　五味　生姜

葶苈汤：炒葶苈为末二钱　大枣十枚煎汤，调末服。

铁樵按：葶苈万不可用二钱，此物甚悍，三四分已定。

紫菀散：紫菀　人参　知母　五味　桔梗　贝母茯苓　阿胶　甘草　生姜

肺痈

肺痈，肺热极而成病也。其症痰中腥臭，或带脓也，宜清金散。是脾虚肺弱、虚火上燔之败症，故补脾亦是要着。初起时，咳嗽气急，胸中隐痛，吐痰如脓，宜麦冬平肺饮；或咳吐脓痰，胸膈胀满，气喘发热，宜元参清肺饮；或病重不能卧，宜宁肺桔梗汤；或已吐脓血，必以去脓补气为要，宜排脓散。勿论已成未成，总当清热涤痰，使无留壅，自然易愈。凡患肺痈，手掌皮粗，气急脉数，颧红鼻扇，不能饮食者，皆不治。

清金散：苡仁　橘叶　黄芩　花粉　贝母　桑皮桔梗　牛蒡　蒺藜

麦冬平肺饮：麦冬　人参　赤芍　槟榔　甘草赤苓　陈皮　桔梗

元参清肺饮：元参　柴胡　陈皮　桔梗　茯苓麦冬　苡仁　地骨皮　炙草　槟榔　人参　童便

宁肺桔梗汤：桔梗　贝母　当归　黄芪　枳壳桑皮　防己　瓜蒌仁　五味　百合　苡仁　葶苈　杏仁　甘草　知母　地骨皮

咳甚者倍百合；发热加柴胡；便闭加大黄。

排脓散：人参　黄芪　白芷　五味子　等分。

息贲

息贲，肺积病也。在右胁下如覆盆状，令人洒洒然寒热，背痛呕逆喘咳。发肺痈，脉必浮而长，肺气虚，痰热壅结也。当以降气、清热、开痰散结为主，宜息贲丸。

息贲丸：厚朴八钱　干姜钱半　茯苓钱半　青皮一钱
黄连一两二钱　川椒钱半　紫菀钱半　人参二钱　桂枝一钱
桔梗一钱　川乌一钱　三棱一钱　天冬一钱　陈皮一钱
蔻仁二钱　巴豆霜四分

茯苓另研，余为末，筛过，和茯苓研匀，再入巴豆霜研匀，蜜丸梧子大。初服二丸，每日加一丸，渐加至大便微溏，再从两丸加服，积去大半，便勿服。

咳嗽

病源方药，详《风劳鼓病论》《病理各论》。

哮喘

哮，肺病也。哮与喘与短气，三症相似而不同。《入门》曰：哮以声响言，喘以气息言。盖哮无不与痰俱，喉间沙沙有声，病作时肺管中皆痰也。古人辨此，说多而不甚清楚，兹以吾意说之。气道窒，痰鸣者，哮也；气息壅涌，呼吸如不及者，喘也。或谓抬肩摇身者为哮。按：抬肩云者，即所谓肩息。摇身者，谓呼吸困难，身为动摇。此二字，哮有之，喘亦有之。若以意会之，恐失之弥远，惟以寒热虚实为辨，则灼然可见。凡病暴者多实，久者多虚。暴者属热，久者属寒。暴病有属寒者，乃中寒阴盛于内、阳亡于外之候，故其症必有汗；久病有属热者，乃阴分既虚，水不涵火之候，故其舌必干绛，两颧必发赤。哮吼之病，往往完全不见热象，且此症恒见之于童年，终身不能愈。以云病久，无有更久于此者。秋杪即剧，春暮乃瘥，其为肺寒不胜外界冷空气压迫，极为显著，故《全生集》用豆豉、白信石治此病，其为寒证甚确。李士材谓是寒包火，谓于八九月未寒时，用大承气下其热，至冬寒无热可包，便不发作。此说甚不经，患哮病者，无有不虚，用大承气岂非犯"虚虚"之禁乎？沈金鳌云：哮症大都感于幼稚之时，客犯盐醋，透渗气脘，一遇风寒，便窒塞道路，气息急促，故多发于冬初。必须淡饮食，行气化痰为主。禁凉剂，恐风邪难解也；禁热剂，恐痰火易升也。苏子、枳壳、青皮、桑皮、桔梗、半夏、前胡、杏仁、栀子，皆治哮必用之药。验方列后：

千金汤：麻黄 桑皮 苏子 杏仁 白果 黄芩 半夏 甘草 款冬 此方能治一切哮症。

水哮方：芫花 紫背浮萍 米粉和为颗，清水煮热，恣意食之。（水哮谓哮而兼饮者）

皂荚丸：皂荚去皮子弦蜜丸二钱 明矾 杏仁 白牵牛头末各一钱 紫菀 炙草 桑皮 石菖蒲 半夏各二钱 胆星一钱半

上药研末，用百部一两二钱煎膏丸。此方治久哮，每服一钱。

千缗导痰汤：姜夏二钱 胆星一钱 陈皮一钱 赤苓

一钱　枳壳一钱　皂荚一寸　甘草一钱

蜜炙姜五片煎服。此方治风痰哮。

参苏温肺汤：人参　紫苏　木香　肉桂　五味子桑皮　陈皮　半夏　白术　茯苓各一钱　甘草五分　姜三片

煎服。此方治肺寒而哮。

诸气 （《内经》谓：诸气皆属于肺。故凡气为病者，皆肺经病。）

中气：中，去声，如中风之中。中气，暴病也。暴喜伤阳，暴怒伤阴。忧愁怫意，气多厥逆，皆能致中气之病，要惟忿怒为尤甚。怒则肺举叶张，气有升而无降，可以痰涎壅塞、牙关紧闭、一时昏倒、不省人事。若以姜汤急灌之，立时可醒，既醒之后随症调治。非若中风之病，一发便不易挽救也。《入门》曰：中气之病，虚者八味顺气散；实者四七汤。

八味顺气散：人参　白术　茯苓　炙草　白芷乌药　青陈皮

四七汤：姜夏　茯苓　厚朴　苏叶　生姜

短气：短气有虚、实两种。元气虚乏，呼吸浅促，对面微闻声息者，当补气，不可泻肺。无急病者，当视其所亏何脏，斟酌调理。急病末路，见呼吸出多入少者，难治，宜生脉散。仲景曰：平人寒热短气，不足以息者，实也。又曰：短气有微饮，当从小便去之。

生脉散：人参　麦冬　五味子　加阿胶、白术、陈皮者，名加味生脉散。

气逆：气逆，火病也。《内经》曰：诸逆冲上，皆属于火。今所见者，以妇人为多，其病多属冲任、肝、胆。沈云：治逆，惟有散火，火清而逆自平，宜退热清气汤。火盛者，滋阴降火汤。丹溪云：病人自言冷气从下而上者，此上升之气自肝而出，中挟相火，其热为甚；自觉其冷，非真冷也。又曰：气之上逆，属阳无寒之理，觉恶寒者，乃火极似水也。

退热清气汤：柴胡　陈皮　赤苓　半夏　枳壳香附　川芎　砂仁　木香　炙草

滋阴降火汤：白芍　当归　熟地　天冬　麦冬白术　生地　陈皮　蜜炙知母　蜜炙黄柏　炙草　生姜　大枣

气痛：三焦内外俱有病也。《入门》曰：人身元气，与血循环，凡横于脏腑之间，而为疼痛。积聚、痃癖壅逆胸臆之上，而为痞满、刺痛等症，皆由气结，甚则为痰饮。初起宜辛温，开郁行气，豁痰消积；久则宜用辛寒，降火以除根。沈云：气滞上焦，则为心胸痞痛，宜枳橘汤、清膈苍莎丸；凝滞中焦，则腹胁刺痛，宜木香破气散、撞气阿魏丸；凝滞下焦，则为疝瘕、腰痛，宜四磨汤、木香槟榔丸；凝滞于内，则癖积疼痛，宜化积丸、三棱散；凝滞于外，则为偏身刺痛，或浮肿，或膨胀，宜流气饮子。

枳橘汤：枳壳　陈皮　生姜

清膈苍莎丸：苍术　香附　黄连　黄芩　瓜蒌

木香破气散　香附　乌药　姜黄　炙草　木香

撞气阿魏丸：莪术　丁香　青皮　陈皮　川芎
炙草　荷香各一两　砂仁　肉桂　白芷各五钱　胡柳二钱
五分　阿魏一钱五分

酒浸一夜，打糊，生姜四两切片，用食盐一两，淹一夜，炒至褐色，共为末。以阿魏糊丸芡子大，朱砂为衣，每服三丸，带饥时服，细嚼姜汤下，亦治一切气痛。

四磨汤：枳实　乌药　槟榔　沉香　虚者加人参。
此方治下焦气痛。

木香槟榔丸：大黄二两　木香一两　当归一两　香附
一两　黑牵牛二两　槟榔一两　枳壳一两　陈皮一两　黄芩
二两　黄连一两　青皮一两　莪术一两　黄柏一两　研末水
泛丸，每服一钱。

化积丸：三棱　莪术　阿魏　海浮石　瓦楞子
香附　雄黄　五灵脂　研末水泛丸

三棱散：三棱八钱　川芎四钱　煨大黄一钱

流气饮子：大腹子一钱　陈皮　赤苓　当归　白芍
川芎　黄芪　半夏　枳实　甘草　防风各七分半　苏叶
乌药　青皮　桔梗各一钱半　木香一钱　姜二片　枣二个

疹子

疹子亦肺病之属，故其症必咳，已著专篇在《保赤新书》中。

手阳明大肠

手阳明之脉，起于大指次指之端内侧（次指之端，商阳穴在焉），循指上廉，出合谷两骨之间（合谷，穴名，在此两骨之间。），上入两筋之中（阳溪穴所在），循臂上廉（臂之上廉遍历之分，手阳明之终也。铁按：语甚费解，义未详。）、入肘外廉（曲池穴分）、上循臑外前廉、上肩，出髃骨之前廉（髃骨，谓肩髃之骨。肩髃，亦穴名，在此髃骨之端。），上出柱骨之会上（《气府论》注云：柱骨之会，乃天鼎穴也，在颈缺盆上，直扶突、气舍后，同身寸之半寸是也。），下入缺盆、络肺（肺为大肠之雌，故大肠脉络肺。），下膈属大肠（手阳明为大肠之经，故其脉属大肠。）。其支者，从缺盆上颈（结喉之后曰"颈"，颈后曰"项"。）、贯颊（颊谓面旁），入下齿中；还出挟口，交人中（人中，一名"水沟"，在鼻柱之下。），左之右，右之左，上挟鼻孔（手阳明自此交入足阳明）。是动则病（手阳明常多气少血，今气先病，是谓是动。），齿痛颊肿（颊，谓准之秀骨。）。是主津所生病者（血受病于气，是气之所生，故云所生病也。手阳明血气常多，乃人之常数也，亦有异于常者。《灵枢经》曰：手阳明之上，

95

血气盛，则髭美；血少气多，则髭恶；血气皆少，则无髭。手阳明之下，血气盛，则腋下毛美、手鱼肉以温；血气皆少，则手瘦寒，由此则手阳明血气多少可得而知也。）、目黄、口干、鼽衄（王冰曰：鼻中出水曰鼽，血出曰衄。）、喉痹、肩前臑痛，大指次痛不用。气有余，则当脉所过者热肿；虚，则寒栗不复（栗，战也。阴气盛、阳气不足，则为寒栗。）。

手阳明大肠经 （左右凡四十穴）

商阳　一名绝阳，在手大指次指内侧，去爪甲角如韭叶。

二间　一名间谷，在手大指次指本节前内侧陷中。

三间　一名少谷，在手大指次指本节后内侧陷中。

合谷　一名虎口，在大指歧骨间。

阳溪　一名中魁，在腕中上侧两筋陷中。

偏历　在腕后三寸。

温溜　在腕后，小士五寸、大士六寸。

下廉　在辅骨下，上廉一寸。

上廉　在三里下一寸。

三里　在曲池下二寸。

曲池　在肘外辅骨屈肘曲骨之中。

肘髎　在肘大骨外廉陷中。

五里　在肘上三寸行向里大脉中。

臂臑　在肘上七寸。

肩髃　在肩端两骨间。

巨骨　在肩端上行两叉骨间。

天鼎　在颈缺盆，直扶突后一寸。

迎香　一名冲阳，在禾髎上、鼻孔旁五分。

扶突　在人迎后一寸五分。

禾髎　一名长频，直鼻孔挟水沟旁五分。

手阳明大肠病候，曰肠痈、曰脏毒、曰肠鸣、曰脱肛、曰肛门痒痛。

大肠痈

大肠痈，因七情，因饮食，或经行产后，瘀血留积，以致大肠实火兼热所生病也。《经》云：关元穴属小肠，天枢穴属大肠，丹田穴属三焦。其穴分隐痛者为疽、上肉微起者为痈，是古人之分大小肠痈，只以发现于本位者名之，而其为病则相似。故古人之书概曰"肠痈"也。仲景云：肠痈为病，小腹肿而强，按至则痛，小便数似淋，时时汗出，发热而复恶寒，身皮甲错，腹皮急如肿状，甚者胀大，转侧有水声；或绕脐生疮，脓从疮出，或有出脐者，惟大便下脓血者自愈。沈金鳌云：小便数似淋，惟小肠痈有之；大便下脓血，则大肠痈居多。盖小肠痈竟有脓血自小便出者，大肠痈脓血断无自小便出者也。腹皮急，按之濡，身不热者，乃阴寒所成，宜牡丹散、内托十宣散加茯苓。其小腹痞坚，按之痛，身发热者，乃热结所成，宜大黄牡丹汤、黄黑散。此病寒热皆不离乎湿，治法更有先后。脉迟紧者，脓尚未成，急解毒使毋内攻，兼须止痛，宜通肠饮或大黄汤下之。脉滑数则脓已成，以下脓为主，宜太乙膏。脉洪数，小腹痛，尿涩，则为脓滞，以宣通为要，宜牡丹散。腹濡痛，时时下脓，则由元气虚，当于下脓药中兼补益，宜丹皮散。溃后疼痛过甚，淋沥不已，则为元气大亏，宜用峻补，宜参芪地黄汤。尤要者，凡患肠痈，不可受惊，惊则肠断而死。宜静摄食物，勿过饱。丹溪曰：肠痈，大肠有积热，死血流注，宜桃仁承气汤加秦艽、连翘下之。《疡科选粹》曰：大便或脐间出脓者，不治。

牡丹散：人参　丹皮　天麻　茯苓　苡仁　黄芪　桃仁　白芷　当归　川芎　猺桂　甘草　木香

本方去猺桂、天麻，加白芍名丹皮散。

内托十宣散：人参　黄芪　当归　厚朴　桔梗　猺桂　川芎　防风　白芷　甘草

大黄牡丹汤：大黄　芒硝　丹皮　桃仁　瓜蒌仁

黄黑散：大黄一两，取末四钱半　破故纸一两，取末二钱　牛蒡一两，取末一钱　黑牵牛一两，取末二钱

上药和匀，蜜调服二钱，不知再服，以利为度。

脏毒

脏毒之候，由大肠血热，或平素喜食辛燥煎煿之

物而成病也。其患在大肠尽处，肛门之内，往往溃烂至于肛门之外。治法大约与肠痈相仿，而主药必以忍冬藤、麦冬为主，并多加地榆、蒲黄。

肠鸣

肠鸣之候，大肠气虚为病也。大小肠部位：小肠在胃之左，胃下口曰幽门，即小肠上口。小肠盘十六曲至下口，曰阑门，主别清浊，即大肠上口。大肠即回肠，当脐之右，亦盘十六曲至广肠。广肠者，即直肠至肛门。其所以鸣者，一由中气虚，若用破气药，虽或暂止，亦不愈，宜补中益气汤加炮姜；一由脏寒有水，宜理中汤加肉桂、茯苓、车前；一由火欲上升，击动其水，宜二陈汤加黄芩、黄连、山栀；一由泄泻，宜升阳除湿智半汤；一由下气，暂止复响，宜益中汤；一由疾行，如囊里水之声，宜河间葶苈丸。《灵枢》曰：大肠病者，阳中切痛而鸣濯濯。又曰：腹痛肠鸣，气上冲胸，喘不能久立，邪在大肠也。又曰：肠中寒，则肠鸣、飧泄。《入门》曰：肠虚则鸣，又寒气相搏，则为肠鸣。

补中益气汤：人参　黄芪　白术　当归　升麻柴胡　陈皮　炙草

理中汤：人参　白术　甘草　干姜

二陈汤：陈皮　半夏　茯苓　甘草

升阳除湿智半汤：益智仁　半夏　苍术　防风

白术　茯苓　白芍　生姜

益中汤：人参　白术　黄芩　黄连　枳壳　干姜甘草

河间葶苈丸：葶苈　泽泻　杏仁　椒目　桑皮猪苓_{各四钱}

蜜丸葱汤下利为度。

脱肛

脱肛，大肠气虚病也。大肠之气虚衰下陷，又或兼湿热，故成此症。治虽不同，要以升提为主。李士材云：脱肛一症，最难用药。热则肛门闭，寒则肛门出，宜内外兼治。沈云：宜补中益气汤，重用参、芪、升麻；或由于胃家之热移注大肠者，兼宜清热，宜四君子汤加黄连、黄柏，而外以涩剂煎汤洗之。

肛门痒痛

肛门痒痛为湿火之候，大肠有湿流注于肛门则作痒，宜秦艽羌活汤；甚或生虫，其痒难当，治以与虫痔同，宜神应黑玉丹、萹蓄汤外，以苦楝根煎汤熏洗；大肠有火，郁闭不宣，则肛门作痛，宜七圣丸、秦艽白术散；甚或大便燥，硬弩出肠头下血，宜当归郁李仁汤。

秦艽羌活汤：羌活_{钱半}　秦艽_{一钱}　黄芪_{一钱}　防风七分　升麻_{三分}　麻黄_{三分}　柴胡_{五分}　藁本_{五分}　红花五

分 细辛一分

上方兼治痔漏成块，下坠不胜其痒者。

神应黑玉丹：猬皮四两 猪悬蹄二十五个 乱发三两 败棕二两 槐米一两半 雷丸一两 牛角䚡三两 胡麻一两

研粗末，磁器内煅存性，研细入乳香去油五钱，麝香二钱，和匀酒糊丸，先嚼胡桃肉一枚，以温酒吞丸三钱，食前带饥服，三服除根，兼治诸痔。

萹蓄汤：萹蓄一握，水一碗，煎取半碗，隔夜先勿食，翌晨食前服。

七圣丸：郁李仁 羌活 煨大黄 桂心 槟榔 木香 川芎各五钱

蜜丸白汤下一钱，微利为度。

当归郁李仁汤：郁李仁一钱 枳实七分 秦艽五分 麻仁五分 归尾五分 皂甲仁煅，一钱 生地五分 苍术五分 泽泻三分 煨大黄三分

铁樵按：上各节，独无肠风下血，似大肠痈即属肠风下血，然通常习见之便血症，实为肠痈之前一步病。凡便血初起治之而愈者，皆未成痈者也，屡痊屡发则肠壁坏矣，往往为终身之累。《千金方》中言之最详，然亦无法可以除根。此病以槐花为特效药，初起即治愈，后慎摄，可不再发，若发至三五次以上，便成痼疾。在肛门者曰外痔，在直肠者曰内痔，皆肠风之属也。西医治此，以割为根治，然戚友中经西医

割治者，虽①不乏人，而结果无良好者。凡病当谨小慎微，已成之后，总难全也。故孔子所慎曰：斋、战、疾，不曰斋、战、病。

足阳明胃

足阳明之脉，起于鼻，交頞中（两目之间鼻拗深处谓之頞中），旁约太阳之脉（足太阳起于目眦，而阳明旁行约之。），下循鼻外（迎香穴分），入上齿中；还出挟口，环唇下交承浆（承浆，穴名，在颐前唇下宛宛中）；却循颐后下廉，出大迎（大迎之穴，在曲颔前，同身寸一寸二分，陷者中。），循颊车（颊车，谓颊之牙车也，言足阳明之脉循此颊车而行，故颊车穴在耳下曲颊之端陷中。），上耳前，过客主人（客主人穴，在耳前起首开口有空处。），循发际，至额颅。其支者，从大迎前下人迎（人迎，在结喉两旁，大脉动应手是也。），循喉咙，入缺盆，下膈，属胃（足阳明胃之经，故其脉属于胃。）、络脾（脾也，胃之雌，故胃脉络于脾也。）。其直者，从缺盆下乳内廉，下挟脐，入气冲中（气冲，穴名，在股下挟两旁，相去同身寸之四寸，鼠蹊上身云在毛际两旁。鼠蹊上乃三焦之道路，故云气冲；或曰在归来下，同身寸一寸。）；其支者，起胃下口（胃下口，即小肠上口，此处名幽门。），循腹里，下至气冲中而合，以下髀关，抵

---

① 虽：原作"雅"，据文义改。

伏兔（伏兔穴，在膝上同身寸六寸。），下入膝膑中（膑谓膝之盖骨）；下循骬①外廉（骬外廉，三里穴分也。），下足跗（跗，谓足上也，冲阳穴在焉。），入中指内间（铁按：凡足经之"指"，当作"趾"）；其支者，下膝三寸而别，以下入中指外间；其支者，别跗上，入大指间，出其端（大指间，次指之端也，厉兑所居，《素问》云：阳明根起于厉兑，足阳明自此交入足太阴）。是动则病（足阳明常多气多血，今先气病，是为是动。），悽悽然（悽悽然，不乐之貌。），振寒（寒气客于经，则阴气盛，阳气虚，故为振寒。），善伸（伸谓努筋骨也）数欠，颜黑（颜，额也。），病至恶人（足阳明厥，则喘而惋，惋则恶人。）与火（足阳明气血常盛，邪客之则热，热甚则恶火。），闻木音则惕然而惊（胃，土也，木能克土，故闻木音则惕然而惊。铁按：虚则闻声惕然，神经为热所炙，亦闻声惕然，固不限于木音。以五行配五脏，谓肝乘脾为木克土，未尝说不去，以躯体之外之木音为说，则误矣。经文语意"木"极含浑，注家复循文凿说，遂为后人指摘之斑疵。须知五音、五行、五脏相配，《内经》之所谓木音，即是角音，不必指树木之木，五音旋相为宫，原无定程，谓声浪致密至某程度，则病人惕然而惊，理较圆满。），心动（谓心不安也），欲独闭户牖而处（阴阳相搏，阳尽阴盛，故欲独闭户牖而居，以其恶喧尔。），甚则欲上高而歌（甚谓盛也，阳盛则四肢实，实则能登高也。歌者以阳主喜，故其声为歌耳。）、弃衣而走（热盛于身，故弃衣；阳主动，故走。）、贲响腹胀，是为骭厥（骭，胫之别名）。是主血所生病者（血受病于气，是气

① 骬：《素问》厥论篇王注、《甲乙》卷二第一上、《脉经》卷六第六、《太素》卷八首篇、《千金》卷十六第一、《图经》卷二及《十四经发挥》卷中并作"胻"，意与"胫"同。以下均作"胫"。

之所生，故云血所生病也。足阳明血气常多，乃人之常数也，亦有异于常者。《灵枢》曰：足阳明之上，血气盛则美髯长，血少气多则须短，气少血多则须少，血气皆少则无须髯，两吻多画。足阳明之下血气盛，则下毛美长至胸，血多气少则下毛美短至脐，行则善高举，足指少肉，足善寒。血少气多则肉面善瘃。血气皆少则无毛，有则稀枯悴，善痿厥足痹。又云：美髯者，阳明多血，由此则足阳明血气多少可得而知也。），狂疟（足阳明病发则多狂妄），温淫汗出（其体温壮浸淫可止，汗出乃已，然已而复起。），鼽衄口喎唇胗（胗，谓唇疡），颈肿喉痹，大腹水肿（胃为水谷之济气，虚弱则不能传化水谷，令水肿，因而留滞肠胃之间，其腰大，故曰大腹水盛。），膝膑肿痛，循膺乳（胸旁曰膺，膺下曰乳。）、街股伏兔（街，谓气冲。股，谓膝上。）、骭外廉、足跗上皆痛，中指不用。气盛则身以前皆热（气盛身热说在下文），其有余于胃，则消谷善饥（胃为水谷之海，其气有余则能消化气谷，故病善饥。）、溺色黄；气不足则身以前皆寒（腹为阴，背为阳，足阳明行身之阴，其气盛，故身以前皆热；其气不足，故身以前皆寒栗。善行身之阳者，足太阳之谓也。），胃中寒则胀满（寒者，阴气也。阴主下，若阴气盛则复上行，故病胀满。【此从影印大定本缮录，就中不可解处，疑有讹误。】）

足阳明胃经 （左右凡五十六）

厉兑　在足大指次指端，去爪甲如韭叶。

内庭　在足大指次指外间陷中。

陷谷　在足大指次指之间，本节陷中，去内庭二寸。

冲阳　一名会元，足跗上五寸，骨间动脉上，去陷谷三寸。

解溪　在冲阳后一寸半，腕上陷中。

丰隆　在外踝上八寸，下廉骱外廉间，别走太阴。

下巨虚　一名下廉，在廉下三寸。

条口　在下廉上一寸。

上巨虚　一名上廉，在三里下三寸。

三里　在膝下三寸，骱骨外大筋内宛宛中。

犊鼻　在膝膑下，骱骨上。挟解大筋中。

梁丘　在膝上三寸两筋间。

阴市　一名阴鼎，在膝上三寸，伏兔下。

伏兔　在膝上六寸，起肉是。

髀关　是在膝上，伏兔后交分是。

气冲　在归来下，鼠鼷上一寸，动脉中。

归来　在水道下二寸。

水道　在大巨下三寸。

大巨　在外陵下一寸。

外陵　在天枢下一寸。

天枢　一名长溪。一名谷门。在肓俞旁一寸五分，挟脐二寸。

滑肉门　在太一下一寸。

关门　在梁门下一寸。

梁门　在承满下一寸。

承满　在不容下一寸。

不容　在幽门旁相去各一寸五分，下同。

乳根　在乳中下一寸六分陷中，仰面取之。

乳中　当乳中是也。

膺窗　在屋翳下一寸六分。

屋翳　在库房下一寸六分陷中。

库房　在气户下一寸六分陷中。

气户　在巨骨下，俞府两旁，相去各二寸陷中，下同。

缺盆　一名天盖。在肩下横骨陷中。

气舍　在颈直人迎下，挟天突陷中。

水突　一名水门。在颈大筋前，直人迎下，气舍上。

人迎　一名五会。在颈大脉动应手，挟结喉旁一寸五分。

大迎　在曲颔前一寸一分，骨陷中动脉。

地仓　一名胃维。挟口吻旁四分外，跷脉、足阳明之交会。

巨髎　挟孔鼻旁八分，直目瞳子。

四白　在目下一寸，直目瞳子。

承泣　在目下七分，直目瞳子。

颊车　在耳下曲颊端陷中。

下关　在上关下，合口有空。

头维　在额角入发际本节旁一寸五分。

足阳明胃之病候，曰胃痈、曰胃痛、霍乱、曰诸痿。

　　沈云：脾与胃均属土。脾内而胃外，以脏腑言也；脾阴而胃阳，以表里言也；脾主运而胃主化，以气化言也，故脾与胃相连。顾胃当相火居正之地，而其地又为太阳、少阳部位相合而明之处，故曰阳明。凡三焦、胆之所游部，心包络之所总司，皆与胃同有腐熟水谷之妙用。《经》曰：阳明者，午也。午为夏之中，相火之本职，又三阳之合气。故于十二经气独盛、血独旺、热极多，而心包络之代心，以主相火者，皆与胃同其功用也。故就胃言之，实营卫之大主、五脏之宗主。其气腾而上盛，则脉倍见于人迎；其精充而下输，则脉涌盛于趺阳。仲景治病，必三部候脉，两手之外必兼诊两夹喉动脉之人迎、两足跌之卫阳。盖以肾为先天之本、胃为后天之本，胃强则后天强，而先天于以补助；胃绝则后天绝，虽先天足恃，七日不食亦死，故胃虽腑，其脉能大，见于寸口，五脏亦待以养也。阳明之经，既气独旺血独盛，故其为病，亦皆实热有余之症。试观狂疟、温淫、汗出、鼻衄、口喎、唇胗、腮肿、喉痹斑黄、狂乱谵妄、潮热、登高而呼、弃衣而走、骂詈不避亲疏，凡其在经、在络、在腑，无不以气实血热为显症，非以其腑两阳合明之故乎。仲景曰：阳明之为病，胃家实也。是实固指气血独多、热独多所发之病，皆为有余而言，非仅燥满便硬、下焦坚实之谓也。虽然胃家病虽属有余，而亦有不足。譬如相火既虚不能为胃蒸化，胃气即不能旺，即怯而不支，故亦有虚寒之证。

胃痈

《圣济总录》云：胃脘痈由寒气隔阳，热聚胃口，寒热不调，血肉腐坏，气逆于胃，故胃脉沉细，阳气不能上升；人迎热甚，令人寒热如疟，身皮甲错，或咳嗽，或呕脓血；若脉洪数，脓已成也，急用排脓之剂；脉迟紧，属于瘀血也，急当议下，否则毒气内攻，肠胃并腐，其害不小。但此症非比肺痈之可认，苟不呕脓血，未免他误矣。沈云：胃痈之由端，由胃阳之遏，其所以致遏，又必有因，不仅是寒。大分先由饮食积聚，或好饮醇醪，或喜食煎煿，一种热毒之气累积于中；又或七情之火郁结日久，复感风寒，使热毒之气填塞胃脘，胃中清气下陷，故胃脉沉细。惟为风寒所隔，故人迎紧盛也。若有此二脉，非胃痈而何？然症之成也必以渐，而治之法，亦不可混施。如初起寒热如疟，咳吐脓血，宜射干汤；后必有风热固结、唇口瞤动者，宜薏苡仁汤；有因积热聚者，宜清胃散、芍药汤；有胸乳间痛，吐脓血腥臭者，宜牡丹散；宜各因其症而以药疗之也。《内经》曰：诊此者，当候胃脉，其脉当沉细。沉细者，气逆也。逆者人迎甚盛，盛而热。人迎者，胃脉也，逆而盛则热聚于胃口而不行，故胃脘为痈也。《灵枢》曰：中脘穴属胃，隐隐痛者，胃脘痛也。《入门》曰：外症寒热如疟，胃浊，则肺益失养，故身皮甲错，或咳或呕，或唾脓血，射干汤主之；千金内消散、内消沃雪汤、东垣托里散皆可服。

射干汤：射干　山栀　赤苓　升麻　赤芍　白术

薏苡仁汤：苡仁　防己　赤豆　炙草

清胃散：归身　生地　丹皮　黄连　升麻　石膏　细辛　黄芩

芍药汤：赤芍　石膏　犀角　麦冬　木通　朴硝　荠苨　升麻　元参　甘草

牡丹散：丹皮　地榆　苡仁　黄芩　赤芍　桔梗　升麻　甘草　败酱草

千金内消散：大黄　银花　归尾　赤芍　白芷　乳香　没药　木鳖子　僵蚕　花粉　皂角刺　瓜蒌仁　甘草节　穿山甲　水酒煎。

内消沃雪汤：归身　白芍　黄芪　射干　连翘　白芷　贝母　甘草节　陈皮　花粉　银花　木香　青皮　乳香　没药　皂角刺　大黄　穿山甲　水酒煎。

东垣托里散：银花　当归　大黄　牡蛎　花粉　朴硝　赤芍　皂角刺　连翘　黄芩　水酒煎。

胃痛

胃痛，邪干胃脘病也。胃禀冲和之气，多气多血，壮者邪不能干；虚则着而为病，偏寒、偏热、水停、食积，皆与真气而相搏而痛，惟肝气相乘为尤甚，以木性暴，且正克也。

铁樵按：此节措词稍费解。今为释之如下：邪字为正字之对。凡体工所应有者皆谓之正，所不当有者皆谓之邪。故风寒为邪，食积亦为邪，聚水亦为邪，热向内攻亦谓邪。胃能行使职权，邪从而为之梗则痛。假使胃败不能行使职权，虽有邪，胃亦不以为忤，则并不能痛矣。此行使职权之能力，谓之"真气"。故云，与真气相迫而痛。五脏之气，强抑之，皆能反应，肝尤甚。故《内经》谓肝为将军之官，"将军"字所以形容其不受压抑之强项态度，故云木性暴，肝所分泌之液体专能助胃肠消化，故肝气条达，胃力则健；肝失其职，胃则痛。而呕逆，是肝能病胃，故云木能克土，肝失其职不但病胃，亦能病肾、病脾，然不如肝胃关系之密切，肝病胃即病其影响为直接的，故云正克。

痛必上支两胁，里急，饮食不下，膈咽不通，名曰食痹。谓食入即痛，吐出乃止也，宜肝气犯胃方。

胃经本病，或满或胀，或呕吐吞酸，或不食，或便难，或泻利，或面浮黄、四肢倦怠，此等本病必与客邪参杂而见。盖胃病有因外吸凉风、内食冷物猝然痛者，宜二陈汤加草蔻仁、干姜、吴萸；有因寒者，宜草果、厚朴、良姜、菖蒲；寒且甚者，宜毕澄茄，纳去核红枣中，水草纸包煨存性，米汤下，日一枚，七日愈（铁樵按：原文云用毕澄茄一枚，毕澄茄性味均与吴萸相似，并非甚猛悍之品，一粒太少，疑有讹误。）。有因火者，宜清中汤；有因瘀血者，宜桃仁承气汤；有因气壅者，宜沉香降气汤；有因酒者，宜干姜、蔻仁、砂仁；有因痰者，宜南星安中汤，甚者加白螺蛳一钱许，且有因痰火者，宜炒白矾、朱砂醋糊丸，姜汤下；有因诸虫者，宜翦红丸；有因食积、按之满痛者，宜大柴胡汤；有因虚寒者，宜理中汤。大约心痛，病源多属七情。胃痛，多食积、痰饮、瘀血，按之痛止者为虚，按之反甚者为实。虚宜参术散，实宜栀萸丸。其大较也，凡痛不可补，气旺不通，则痛反剧。《脉诀》曰：沉、弦、细、动，皆是痛症，心痛在寸，酸痛在关，下部痛在尺。

丹溪曰：心胃痛须用劫药，痛方止，如仓猝散、愈痛散皆能治之。又曰：心胃痛，用山栀劫药，又发前药必不效，加元明粉即止。又曰：心胃痛时，虽数日不食，不死；若痛止便食，痛即复发。

平胃散：苍术　厚朴　陈皮　甘草　姜　枣

异功散：四君汤加陈皮、姜、枣。

肝气犯胃方：乌药　枳壳　白芍　木香　砂仁灶心土

二陈汤：陈皮　半夏　茯苓　甘草

清中汤：黄连　山栀　陈皮　半夏　茯苓　甘草草蔻　生姜

沉香降气汤：沉香　香附　乌药　砂仁　甘草

翦红丸：雄黄　木香　槟榔　三棱　莪术　贯众　干漆　陈皮　大黄

仓猝散：山栀四十九个，连皮炒　大附子一个，泡去皮脐

上二味研粗末，每药末五钱，水一杯，煎七分，入盐少许，加川芎一钱尤妙。此方能治气自腰腹间挛急疼痛，不可屈伸，痛不可忍，自汗如雨，手足冰冷，垂死者。

愈痛散（劫药）：五灵脂　延胡索　莪术　良姜　当归

上药等分，每末二钱，淡醋汤调服。

霍乱

霍乱，为脾胃升降失职，故亦属之阳明，已著《霍乱新论》，不赘。

诸痿

沈云：诸痿，热伤血脉病也。古人治痿独取阳明，其理由如下：《经》云真气与谷气并而充身，又云阳明为脏腑之海，阳明虚则五脏无所禀，不能行气血、濡筋骨、利关节，故肢体中随其不得受水谷处而成痿；又云冲为十二经之海，主渗灌溪谷，与阳明合于宗筋，而阳明为之长，皆属于带脉，络于督脉，阳虚则宗筋缓，故足痿不用。统观经旨，阳明为诸痿之源，齐其

阴阳、调其虚实、和其逆从，斯宗筋润、筋骨束、机关利而病已也。《经》又言五脏之痿，其病候亦为医者不可不知。《经》曰：肺气热、叶焦，则皮毛虚弱急薄而生痿躄，盖肺痿者，皮毛痿也；躄者，足弱不能行也。又曰：心气热则下脉厥而上，上则下脉虚，虚则生脉痿，枢折挈，胫纵而不任地，盖心痿者，脉痿也。下脉，指三阴在下之脉，枢折挈者，如枢纽之折而不能提挈；胫纵者，纵弛也。又曰：胆气热则胆泄口苦，筋膜干则筋纵而挛，发为筋痿，盖肝痿者，筋痿也。胆附于肝，肝热则胆泄，故口苦，筋膜受热则血液干，故拘挛而为筋痿也。又曰：脾气热，则胃干而渴，肌肉不仁，发为肉痿，盖脾痿者，肉痿也。脾与胃以膜相连，而关窍于口，故脾热则胃干而渴，且精竭而肌肉不仁也。又曰：肾气热则腰脊不举，骨枯而髓灭，盖肾痿者，骨痿也。腰者肾之府，腰贯脊主髓，故肾热而见症若此也。此五痿者，必外征之色。肺热色白而毛败，心热交叠赤而络脉溢，肝热色苍而爪枯，脾热色黄而肉濡，肾热交叠黑而齿槁。五痿论治，各有所宜，方药列后。而五痿之外，又有属湿热者，宜加味二妙丸；属湿痰者，宜二陈加黄柏、竹沥、姜汁；属血虚者，宜四物汤、二妙丸合用；属气虚者，宜四君子汤、二炒丸合用，再加当归、地黄、龟板、虎骨；有属食积者，宜木香槟榔丸；有属死血者，宜归梢汤；有属脾气太过者，必四肢不举，宜承气下之；

有属土气不及者，亦四肢不举，宜四君子汤加当归；有属热痿厥者，宜虎潜丸；有痿发于夏者，俗名疰夏，宜清暑益气汤。东垣治痿，以黄柏为君、黄芪为佐，而无一定之方，随其症之为痰、为湿、为热、为寒、为气、为血，各加增药味，活泼制方，斯真能治痿者，然必其人能休养精神，淡泊滋味乃可。另有阴痿，则命门火衰，痿焦虚寒之故，即所谓肾痿也。

丹溪曰：肺体燥而居上，主气畏火者也。脾性湿而居中，主四肢畏木者也。火性上炎，若嗜欲无节，则水失所养，火寡于畏而侮所胜。肺得火邪而热矣，木性刚急，肺受热则金失所养，木寡于畏而侮所胜，俾得木邪而伤矣。肺热疾则不能管摄一身，脾伤则四肢不能为用，而诸痿之病作矣。泻南方，则肺金清，而东方不实，何脾伤之有？补北方，则心火降，而西方不虚，何肺热之有？阳明实，则宗筋润，能束骨而利机关矣。治痿之法无出于此。

铁樵按：丹溪之说，本于《内经》，《内经》学说，本有各方面，其最精处，与《易》相通，其说形能，与现在生理学、医化学相通，推说五行生克，则于理不可通，亦为现社会指摘丛集之焦点。五行之说，来源亦正古，惟春秋以前，虽有其说而不盛。至东汉，则凡百学说，皆以五行为言，不仅医也。故吾疑凡《内经》中涉及生克之说，皆无另一家言，而为汉人掺入者，不仅天元配以下篇为不伦，本节所言，其所本者，即《内经》侮所不胜，而薄所胜，所不胜受之所生为病数语。其云泻南方，谓泻心也；补北方，谓补肾也。泻心不助肝气，故云东方不实；补肾不伤肺气，故云西方不虚。此等说法极为笼统，无论何病，皆可随意论议，澜翻不穷，其实于医学无与。古人汗牛充栋之医书，什九皆属此类。孟河学派，是其后劲，晚近执医界之牛耳者，几五十年，是吾侪既治医，不可不略加探讨，故著其说于此。所谓略加探讨者，即此已足，毋更深求。须知鄙人对于五行生克所知虽少，然丹溪所知者亦未必能更多也。丹溪谓治痿不可用风药；河间谓痿由于燥，燥之为属，血衰不能营养百骸，故手足痿弱。此二说极有理，就今日吾人所知者言之，手足弛缓，乃因司运动之纤维神经弛缓之故，而此种纤维神经，赖血以为养，血衰不能荣养，宜其痿也，不能用风药，亦是一个理由。因风药燥血之故，然痉与痿，同是纤维神经为病，产后失血致痉者，旧医籍亦谓之血不养筋。但痿为弛缓，痉为紧张，既同是血不养筋，同是纤维神经为病，何以有紧缓两种？其真相如何，尚待研究。若就病能说，则中枢神经不病者，多弛缓；中枢神经病，则多紧张。故痉病者，什九皆不知人，痿病则神志清楚。又痉病与中风初起，昏不知人，迨病势大定，则知识恢复。痿病初起，神志清楚，迨年久成痼疾，则言语不伦、健忘、善怒。然则可以断言，痉病者，由中枢神经先病，而后及纤维神经；痿病者，由纤维神经先病，而后及中枢神经也。又痿病不能用风药，语意尚嫌含浑，痿病用虎骨四斤丸颇效，而虎骨明明是风药，故当云治痿不可燥血，非不可用风药也。

《正传》曰：肝肾俱虚，筋骨痿弱，宜加味四斤丸、五兽三匮丸；湿热痿弱，宜神龟滋阴丸、三妙丸、加味二妙丸；长夏暑湿成痿，宜健步丸、四制苍柏丸、清燥汤。

犀角桔梗汤（肺痿）：黄芪　石斛　天冬　麦冬百合　山药　犀角　通草　桔梗　黄芩　杏仁　秦艽

铁粉丸（心痿）：铁粉　银屑　黄连　苦参　石蜜龙齿　牛黄　地骨皮　秦艽　丹皮　胆草　雷丸　犀角　白鲜皮

紫犀汤（肝痿）：紫葳　天冬　百合　杜仲　黄芩黄连　萆薢　牛膝　防风　蒺藜　菟丝子

二陈汤（脾痿）：茯苓　陈皮　半夏　甘草

金刚丸（肾痿）：萆薢　杜仲　苁蓉　菟丝子　等分，酒煮，猪肾打泥为丸。

加味二妙丸：归尾　防己　萆薢　苍术　黄柏牛膝　龟板

归梢汤：归梢　赤芍　莪术　桃仁　红花　归梢即归尾、当归梢也。

虎潜丸：龟板四两　黄柏四两　熟地二两　知母二两牛膝三两半　干姜五钱　锁阳一两　虎骨一两　当归一两

白芍一两半　　陈皮七钱　　加附子二两更妙，酒糊丸，治痿厥如神。

加味四斤丸：牛膝两半　　川乌　　虎胫骨　　苁蓉各一两　　乳香　　没药各五钱　　蒸热冷木瓜一个，捣如泥，和酒丸，温酒或淡盐汤下，每三钱。

五兽三匮丸：鹿茸酥炙　　虎骨酥炙　　牛膝酒浸　　狗脊烧去毛　　麒麟竭各一个

共研末以上五兽。附子一个去皮，脐挖空，用朱砂末一两填满。木瓜一个去皮，脐挖空，纳附子于中，用附子末盖口。用磁缸一个盛木瓜，隔汤蒸极烂，以上三匮。将木瓜五兽末捣烂和丸，木瓜酒下，每服三钱。

滋阴神龟丸：龟板酥炙，四两　　盐黄柏二两　　五味子一两　　杞子一两　　琐阳一两　　盐知母二两　　干姜五钱　　酒糊丸，盐酒下，治膏粱湿人伤肾，脚膝痿弱。

三妙丸：制苍术六两　　酒黄柏四两　　牛膝二两　　研末丸每服一钱。此治湿热下流，两脚麻木痿弱，或如火烙之热，皆湿热也。

健步丸：防己一两　　羌活五钱　　柴胡五钱　　滑石五钱　　炙草五钱　　防风三钱　　泽泻三钱　　苦参一钱　　川乌一钱　　肉桂五分　　酒糊丸，葱白荆芥汤下。

四制苍柏丸：黄柏二斤，以人乳、童便、米泔，各浸八两酥炙，八两浸炙，各须十三次。苍术八两，两用川椒、五味子、补骨脂、川芎各炒二两，嗣去诸药，只取黄柏、苍术蜜丸，早晚白汤下三五十丸。

清燥汤：黄芪钱半　白术钱半　苍术一钱　陈皮七分泽泻七分　赤苓五分　人参五分　升麻五分　生地二钱　当归二钱　猪苓二钱　麦冬二钱　神曲二钱　甘草三分　黄连三分　黄柏二分　柴胡三分　五味子三分　水煎服。

足太阴脾

足太阴之脉，起于大指之端，循指内侧（大指内侧，隐白所居。《素问》曰：太阴之根起于隐白。）白肉际，过核骨后（核骨之下，太白所居。），上内踝前廉（商丘穴居内踝之前），上踹内（踹谓胫之鱼腹），循膝骱后，交出厥阴之前（厥阴行太阴之前，至骱骨之后，而阴复在其前。），上循膝（膝下内侧，阴陵泉穴所在。），股内前廉，入腹，属脾（足太阴脾之经，故其咽属于脾。），络胃（胃者脾之雄，故脾脉络胃。），上膈，挟咽，连舌本（舌本与会厌相连，发泄声音之所也。），散舌下（舌下有泉焉，乃脾之灵津也。道家饮此延生，号曰华池。仲长统曰：漱舌下泉，而脉之名曰台仓。）。其支者，复从胃，别上膈、注心中（足太阴自此交入手少阴。）。是动则病（足太阴常多气少血，今气先病，是为是动。），舌本强，食则呕（《素问》所谓食则呕者，物盛满而上溢，故呕也。），胃脘痛（以其脉络胃故尔。），腹胀（《素问》所谓病胀者，太阴子也。十月万物气皆藏于中，故曰病胀。），善噫（《素问》曰：心为噫。今足太阴之阴气盛，而上走于心，故为噫耳。以其脉支者，复从胃别上膈，注心中故也。），得后与气，则快然如衰

（十二月阴气上衰，阳气日出，故病如此。），**身体皆重**（脾主肉，故脾重则身体重。）。**是主脾所生病者**（血受病于气，是气之所生，故云所生病也。），**舌本痛，体不能动摇，食不下，心烦，心下急痛，寒疟**（凡疟先寒而后热者，谓之寒疟；先热而后寒者，谓之温疟；但热不寒者，谓之瘅疟。），**溏瘕泄水下**（按：《甲乙经》作"溏泄疾"，水润溏泄，谓如鸭之溏也。《素问》所谓"溏鹜"者是矣。），**黄疸，不能卧，强立，股膝内肿、厥**（按：《甲乙经》作"好卧不能食，内唇青，强立，股膝内肿厥"。），**足大指不用。**

足太阴脾经 （左右四十二穴）

隐白　在足大指内侧端，去爪甲如韭叶。

大都　在足大指本节后陷中。

太白　在起内侧核骨下陷中。

公孙　在足大指本节后一寸。

商丘　在足内踝下微前陷中。

三阴交　在内踝上三寸骨下陷中。

漏谷　内踝上六寸骨下陷中。

地机　一名脾舍，在别走上一寸空中膝下五寸。

阴陵泉　在膝下内侧骨辅下陷中。

血海　在膝腹上内廉白肉二寸。

箕门　在鱼腹上，越筋间阴股内动脉中。

冲门　在下府舍。

府舍　在腹结下三寸。

腹结　一名肠屈，在大横下三寸。

大横　在腹哀下三寸五分。

腹哀　在日月下一寸五分。

食窦　在天溪下一寸五分。

天溪　在胸乡下一寸六分。

胸乡　在周荣下一寸六分。

周荣　在中府下一寸六分陷中。

大包　在渊腋下三寸九肋间。

足太阴经病候，曰痞气，曰呕吐哕，曰噎塞、反胃，曰关格，曰泄泻，曰肿胀，曰痞满。沈云：脾也者，心君储精待用之府也，赡运用，散精微，为胃行精液，故其位即在广明之下，脾心紧切相承。其职掌太仓之运量，而以升为德，其部当水谷之海，故患湿。其属土，居中央，以灌四旁，注四末，故为六经内注。其所以为脾如此，脾有病，必波及其余四脏，四脏有病，亦必待养于脾。故古人谓脾统四脏，为后天之本。《灵枢》曰：有所击仆，若醉饱入房，汗出当风，则伤脾。又曰：脾气虚，则四肢不用，五脏不安，实则腹胀，大小便不利。又曰：邪在脾胃，则病肌肉痛。阳气有余，阴气不足，则热中善饥；阳气不足，阴气有余，则定中肠鸣腹痛。《素问》曰：脾病者，日昳慧，日出甚，下晡静。《难经》曰：脾病之外症，面黄善噫，内症当有脐动气，按之脾若痛，其病腹胀满、食不消、体重节痛、怠惰嗜卧、四肢不收。脾实宜除湿清热，除湿宜健脾，白术、白蔻、砂仁、扁豆、厚朴等；宜分利，云苓、猪苓、泽泻、车前、滑石等；清热，山栀、黄连、葛根等；脾虚宜甘温，参、芪、山药、扁豆、建莲；宜辛酸，橘红、木瓜、枣仁、白芍、砂仁、豆蔻等；脾寒宜温，干姜、附子、吴萸、厚朴、茴香、丁香等。

痞气

脾之积曰痞气，其候在胃脘，如覆盆大，久则令人四肢不收，黄疸，饮食不为肌肤，心痛彻背，背痛彻心，脉必浮大而长。由脾虚气郁所致，宜健脾，宜散结滞，宜痞气丸、增损五积丸。

痞气丸：黄连八钱　厚朴钱半　吴萸三钱　黄芩二钱　白术二钱　茵陈钱半　砂仁钱半　干姜钱半　茯苓一钱　人参一钱　泽泻一钱　川乌四分　川椒四分　桂心四分　巴豆霜四钱　每服一钱

增损五积丸：黄连　厚朴　川乌　干姜　人参　茯苓

兼见肝症，如胁痛、经阻等症，酌加柴胡、莪术、皂角刺等药；如见血热舌绛，加黄芩；虚火加肉桂；血热加丹参；寒加茯神、菖蒲等药；如见肺症，痰不活动者，加桔梗、紫菀；燥加天麦冬；湿痰加青陈皮、白蔻等；如见肾症，腰酸经阻者，加延胡；相火盛者，加泽泻、天冬；肾阳虚，脉硬、肢寒、汗多者，加附子等。

呕吐哕

呕吐哕，脾胃虚弱病也，以气血多少而分。东垣云：呕属阳明，其府多血多气，气血俱病，故有声有物，而为呕，气逆者散之，故以生姜为主药。吐属太阳，其府多血少气，血病故有物无声而为吐，以橘红为主药。哕属少阳，其府多气少血，气病故有声无物而为哕，以半夏为主药。是三者，皆本于脾虚，或为寒气所客，或为饮食所伤，或为痰涎所聚，皆当别寒热虚实以为治。又有无物无声者，曰恶心干呕，其在伤寒，为胃中寒，或胃中有热；在杂病，为胃家气血两虚。胃有痰者亦干呕，其病总不离乎脾胃。当食毕之时，亦吐亦呕者，宜橘红半夏汤；其虚而挟寒者，喜热、恶冷，脉必细，宜理中汤；如得汤仍吐者，去术、草之壅，加丁香、沉香，立止；其虚而挟热者，喜冷恶热，烦渴，小便赤涩，脉必洪而数，宜二陈加山栀、黄连、竹茹、葛根、姜汁、芦根；中脘素有痰积，遇寒即发者，脉必沉滑，宜丁香、白蔻、砂仁、干姜、陈皮、半夏、生姜汁、白芥子；如痰满胸膈，汤药到口即吐，宜用来复丹先控其痰涎，俟药可进，然后予以二陈、砂仁、厚朴、枳实、生姜、人参；其素禀中寒兼有肝气者，宜理中加乌药、沉香、木香、香附；其有怒中饮食，因而呕吐，胸满膈胀，关格不过者，宜二陈加木香、青皮，如不效，加丁、沉、砂、蔻、厚朴、藿香、神曲、姜、枣；更有五苓散症、吴茱萸症、乌梅丸症，均见《伤寒论》，不复赘。

易老曰：呕吐有三，曰气，曰积，曰寒。气者，天之阳也，属上焦，其脉浮而洪，其症食已暴吐，渴欲饮水，大便燥结，气上冲胸而发痛，其治当降气和中。中焦吐者皆属积，有阴有阳，食与气相假为积而痛，脉浮而强，其症或先吐而后痛，或先痛而后吐，治法当以小毒药去其积，木香、槟榔和其气。下焦吐者，皆从于寒，地道也，脉沉而迟，其症朝食暮吐、暮食朝吐，小便清利，大便闭而不通，治法当以毒药去其闭塞，温其寒气，大便渐通，复以中焦药和之，不令大府闭结而自安也。《直指》曰：阳明之气，下行则顺，呕吐者每每大便闭结，上下壅遏，气不流行，当思有以利导之。

橘红汤（干呕）：橘皮一味不拘多少煎服。

栀子竹茹汤（胃热）：山栀　陈皮　竹茹　姜汁

生姜橘皮汤（厥冷）：生姜　橘皮

生姜半夏汤（上脘吐）：半夏　生姜

二陈汤：半夏　陈皮　茯苓　甘草

调气平胃散（吐酸）：木香　檀香　砂仁　蔻仁
乌药　厚朴　陈皮　藿香　甘草　苍术

平胃散：苍术　厚朴　陈皮　甘草

人参汤：人参　黄芩　玉竹　知母　芦根　竹茹
白术　陈皮　栀子　石膏

呕吐有因下焦实热，二便不通，气上逆而然者，曰走哺，宜上方。

噎塞反胃

噎塞为脾虚病，反胃为胃虚病。《经》云：三阳结谓之膈。三阳者，大肠、小肠、膀胱也。结者，热结也。小肠结则血脉燥，大肠结则后不便，膀胱结则津液不行。三阳俱结，前后闭塞，下既不通必反而上行，所以噎食不下，即下亦复出，乃阳火上行而不下降，据此则噎塞、反胃二者皆在膈间受病，故通名为膈也。洁古所谓"上焦吐皆从于气"，食则暴吐，此即噎塞病也。所谓"下焦吐，皆于寒"，朝食暮吐、暮食朝吐，此即反胃病也。王太仆亦云：噎塞为食不得入，是有火，属于热；反胃为食入反出，是无火，属寒。然寒热云云，不可死煞句下。李士材云：脉大有力作热治，脉小无力作寒治，色黄而枯者为虚寒，色红而泽者为实热，以色合脉，以脉合症乃得，洵为通论。

噎塞由于脾家气血两虚，而多半由血液枯干。盖人脏腑之津液灌溉百脉，皆赖脾胃运行，稍不运行，则津液壅滞，而阴血不荣，故患噎塞。推其原，或起忧郁至气结胸中而生痰，痰久成块，胶于上焦，道路窄狭，饮可下，食难入，病之初有如此者，宜香砂宽中丸；又或有脾气亏败，血液俱耗，胃脘干枯，小便闭，大便如羊粪，隧道涩而成病，宜参用补气健脾丸；有由痰饮阻滞者，先用来复丹控其痰，再用大半夏汤加茯苓、枳壳、竹沥等。

铁樵按：津液枯干，何以患噎塞？殊令人无从索解，既是噎塞由于枯干，则用药宜润不宜燥，不但厚朴、生姜在所当禁，即川连、半夏亦岂血液干枯者所能受？而木香、香附、砂仁、蔻仁，非但不禁，且为要药，何哉？鄙意此等半关病理，半亦文字有语病。其云小肠结则血脉燥，与生理真相吻合，但文字当易为：小肠结则不能吸收。人为温带动物，至今寒热两带人之文明不如温带，是即人类生存以适寒温为第一要义证据。小肠结者，热结也，小肠局部热结是即局部不适寒温，而其处以吸收输送为职司，不能吸收即无物可输送，以供给血脉，斯血液感不足，夫是之谓血脉燥。天然之设施，各方面皆有其自然因应之妙用。胃肠皆以降为顺，以升为逆，小肠之所以能降，正与其能吸收为相互维系的两个互相作用。此两个作用皆肠壁为之。肠壁对于吸收工作既已失职，则其下降之工作当然同时停止。一方面见血液不足之证据，同时即见在下不通、在上呕吐之病证。故云：噎塞之病由于血液枯干，此两语连续读之，甚为费解，其实丝毫不误。不过未将个中曲折详细说出，后人不能领会，说理乃不能圆满，而用药不免有惝恍失据之时矣，必能明白如许曲折，然后后文之香砂宽中辅气运脾等方，

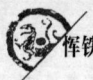

所以不碍血液干枯而能取效，乃灼然明了，无疑义也。

东垣曰：堵塞咽喉，阳气不得出者，名曰塞；阴气不得降者，名曰噎。咽塞于胸膈之间，口开目瞪，气闷欲绝，当用辛甘升阳之品，宜参、芪、升、柴、归、益智、草蔻等，引胃气以治其本，如通塞之药以治其标，宜木香、麦芽、青陈皮等；有梅核膈者，喉中有物，膈间痛，死血居多，宜昆布、当归、桃仁、韭汁、童便，甚加大黄；亦或因痰结，宜涤痰丸。《医鉴》谓或结于咽喉，时觉有所妨碍，吐之不出，咽之不下，由气郁痰结而然，正指此也。反胃由于真火衰微，胃寒脾弱，不能纳食，故朝食暮吐、暮食朝吐，日日如此。以饮食入胃，既抵胃之下脘，复返而出也，宜附子理中汤；若脉数，为邪热，不杀谷，乃火性上炎，多升少降也，宜异功散加沉、连、归、地；若口吐白沫，粪如羊矢，则属危笃不治之症。养气扶阳，滋血抑阴，则肺无畏火，肾渐生水，津液能荣润肠胃，亦有幸而能愈者。李绛治反胃，久闭不通，攻补兼施，每用小青龙丸渐次加之，关扃自透，再用人参利膈丸。然或服通剂过多，血液耗竭，转加闭结，不可狃也。

丹溪曰：血液俱耗，胃脘干槁，其槁在上，近咽之下，水饮可行，食物难入，间或可入，入亦不多，名之曰噎。其槁在下，与胃相近，食虽可入，难尽入胃，良久复出，名之曰膈，亦曰反胃。大便秘少若羊矢，然名虽不同，病出一体，其槁在贲门，食入则胃脘当心而痛，须臾吐出，食出痛乃止，此上焦之噎膈也；或食物可下，难尽入胃，良久复出，其槁在幽门，此中焦之噎膈也；其或朝食暮吐、暮食朝吐，其槁在阑门，此下焦之噎膈也。

铁樵按：噎膈反胃，略如上述，题无剩义，食不入为格，故通常谓之格食。"膈"字出《内经》，乃实字活用，义同格，非名词也。观于二阳结谓之消句，消字与膈字对举，意义自明。噎膈反胃当然是消化系病，与神经系无涉，乃《医林》谓"噎格"之症，不属虚实寒热，乃神气中一点病云云。"神气中一点病"句，于文字为不词，于医理不彻底，不可为训。此病本有肝气关系，肝固关涉神经，然人身百脉皆通，原无一脏一腑单独为病，他脏腑绝不生影响之理，名从所主。噎膈而牵涉神经，岂特读者不明了，即著者亦难自伸其说也。

香砂宽中丸（初起）：木香　白术　香附　陈皮　蔻仁　砂仁　青皮　槟榔　茯苓　半夏　厚朴　甘草　生姜　炼蜜丸。

补气健脾丸（脾虚）：人参　茯苓　黄芪　白术　砂仁　半夏　橘红　甘草　姜　枣

滋血润肠丸（血枯）：当归　白芍　生地　红花　桃仁　枳壳　大黄　韭汁

四生丸（火热）：大黄　黑牵牛　皂角　芒硝

来复丹（痰饮）：硝石　硫黄　各一两，为末，同入磁器内，微火炒，柳条搅，须微火不伤药力，至相得，候冷，研末，名曰二气末。水飞元精石一两，五灵脂去砂，青陈皮去白，各二两，研末与二气末同丸，每服一二钱。此方一名养正丸，一名黑锡丹，又名二和丹。

大半夏汤（痰滞）：半夏　人参　白蜜

开关利膈丸（粟粪）：人参　大黄　当归　枳壳
木香　槟榔

异功散（火热）：人参　茯苓　白术　甘草　陈皮

涤痰丸（痰壅）：胆星　半夏　枳壳　橘红　菖蒲
人参　茯苓　竹茹　甘草

清热二陈汤（翻胃）：半夏　陈皮　赤苓　甘草
人参　白术　砂仁　竹茹　山栀　麦冬　乌梅
枣　姜

关格

关格，《内经》三焦约病也。约者，不行之谓，谓三焦之气不得通行也。惟三焦之气不行，上而吐格曰格，下而不得大小便曰关。其所以然者，由寒气遏绝胸中，水浆不得入格，因以成热，气闭结丹田，二便不得出关，因以成也。《灵枢》曰：邪在六腑则阳脉不和，阳脉不和则气留之，而阳脉盛矣；邪在五脏则阴脉不和，阴脉不和则血留之，而阴脉盛矣。阴气太盛则阳气不得相营，故曰格；阳气太盛则阴气不得相营，故曰关；阴阳俱盛不得相营，故曰关格。关格者，不得尽其命而死矣。

铁樵按：关格之名词，数见于《灵》《素》，其意义只是上文所引数语，至《内经》人迎大于气口四倍，名曰格；气口大于人迎四倍，名曰关，其真意义若何，殊不可晓。说详《群经见智录》。又照《灵枢》说，亦复不能明了。曰阴气太盛，阳气不得相营，故曰格，是阳气之不得相营，坐阴气太盛之故，下之互易其辞。阴气不得相营，坐阳气太盛之故，一方太盛既不得相营，在理双方并盛当相营矣，何以并盛又为上关下格。且阴阳并虚之病，因常常遇之，阴阳并盛之病为何病乎？曰关格者不得尽命而死，似乎垂死之人脏气外格者，皆所谓关格，果尔，又似各种病末传之名词，是关格非病名也。曰：邪在六腑，则阳盛而格；邪在五脏，则阴盛而关，是脏腑并病者关格，然则伤寒两感证，其关格邪。凡此皆不得存疑。

泄泻

泄泻，脾病也。脾受湿不能渗泄，致伤关门元气，不能分别水谷并入大肠而成泄泻。故口渴、肠鸣、腹痛、小便赤涩、大便反快，是为脾湿。《经》曰：春伤于风，夏为飧泄①，则谓风为膈季伏病。又曰：暴注下迫，皆属于热，则为热泻。又曰：诸病水液澄澈

————

① 飧泄：中医病证名词，指食物不消化并且拉肚子。

清冷，皆属寒，则称寒泻。又曰：清气在下，则生飧泄，则为虚陷。以上风寒热虚四种泄泻，皆其脾湿在内。苟平素脾健运者，虽犯风寒热虚不为泄泻。其夏日之飧泄，兼寒化者，宜理中；腹鸣而兼表证者，平胃散加羌、独、生、柴；热泻所下多稠黏垢秽，宜胃苓汤加黄连；寒湿所泻为鸭溏，多脉迟溲清，宜理中；水泻肢冷有汗者，宜附子理中；湿胜气脱脉细而濡，困倦少力，遇食即泻，完谷不化者，宜附子理中、参[①]升阳除湿汤。

此外最习见者，曰痢疾，曰暑泄。痢疾另立专篇。暑泄之候，壮热烦渴，尿赤自汗，面垢，暴泻清水为注。此不能温，不可误认为理中症。宜香薷汤、桂苓甘露饮加生姜。

以上所列泄泻症虽简，然尚扼要。鄙意以为，太多而不得要领，反足令读者目迷五色，故原本所有者概从删节，古方治泄泻者颇详备，读者可自检也。

平胃散：苍术　厚朴　陈皮　甘草

胃苓汤：平胃散加猪云苓　泽泻　肉桂

升阳除湿汤：苍术　柴胡　防风　羌活　神曲　陈皮　猪苓　泽泻　麦芽　升麻　甘草

香薷汤：香薷　厚朴　川连　扁豆子

桂苓甘露饮：滑石　赤苓　泽泻　石膏　甘草

---

① 参：疑为衍字。

白术　肉桂　寒水石　猪苓

痞满

痞满，同脾病也。本由脾气虚及气郁不能运行，心下痞塞填满，故有中气不足，不能运化而成者，有食积而成者，有痰结而成者，有湿热太甚而成者。虚则补其中气，积则消导，痰湿热则化之、燥之、清之。连、朴、枳实、竹茹、二陈、砂、蔻，酌量选用，不必重药，致伤元气。其伤寒下早，因而成痞满结胸，从伤寒法。痞与胀不同者，满痞之病，外无胀结之形；又痞满仅见于胸脘胁膈间，胀则连腹部也。

肿胀

详《风劳鼓病论》。

手少阴心

手少阴之脉，起于心中，出属心系，下膈络小肠（小肠，心之雄，故其脉络小肠也）。其支者，从心系，上挟咽喉，系目系；其直者，复从心系，却上肺，下出腋下，下循臑内后廉，行太阴心主之后（太阴心主行臑之前，而少阴出其后），下肘内廉（肘内横纹，少海所居），循臂内后廉，抵掌后（灵道在掌后同身寸一寸五分）锐骨之端

（神门穴也），入掌后内廉（少府所居），循小指之内，出其端（少冲居此小指内侧，手少阴脉自此交入手少阳也）。是动则病（手少阴常少血多气，气先病是谓是动），嗌干，心痛，渴而欲饮，是为臂厥。是主心所生病者（血受病于气，是气之所生，故云所生病也），目黄，胁痛，臑臂内后廉痛厥，掌中热。

手少阴经 （左右凡十八穴）

少冲　一名经始，在手小指内廉端，去爪甲如韭叶。

少府　在手小指本节后陷中，直劳宫。

神门　一名兑冲，一名中都，在掌后锐骨端。

阴郄　在掌后脉中，去腕五分。

通里　在腕后一寸。

灵道　在掌后一寸五分，或又曰一寸也。

少海　一名曲节，在肘内廉节后陷中。

青灵　在肘上三寸。

极泉　在臂内，腋下筋间动脉入胸。

手少阴病候，曰伏梁，曰心痛，曰心痛，曰怔忡，曰卑慄，曰惊悸悲喜，曰健忘，曰不寐，曰癫狂，曰汗，曰涕泣。

《经》云：十二经皆听命于心，故为君。位南方，配夏令属火，故为君火。十二经之气，皆感而应心。十二经之精，皆贡而养心，故为生之本、神之居、血之主、脉之宗。盖神以气存，气以精宅，其理洵不诬也。惟心精常满，故能分神于四脏；惟心气常充，故能引精于六腑。此所以为心之大概也。心与肾连，《经》曰：心舍脉，其主肾经，不以其克而反以为主，故必肾水足而后心火融，肾水不足必至心火上炎，而心与肾百病蜂起矣。故心当无病时，养之之法有二：一从本经以养其气，勿过思抑志，或事未至而迎，或事已往而恋，使神明耗散。若过用其心，则伤其气，气伤并伤其精，而神无以为守。试观孔子毋意、毋必、毋固、毋我，孟子必有事焉，勿正、勿忘、勿助，养心之法，至孔、孟为已极。孔、孟并未言医，然养心之道，曷当有外于是哉？二从肾经以养其精，勿纵情房欲，勿贪女色致相火常炎，不能握固。若守肾无节，则伤其精，精伤遂伤其气，而水不能制火，阴不能为阳宅，而水气因而凌心矣。是以象川翁曰：精能生气，气能生神，荣卫一身，莫大于此。养生之士，先实其精，精满则气王，气王则神王，神王则身健，身健则少病。丹溪曰：主闭藏者肾，司疏泄者肝，二脏皆有相火，而其系上属于心。心，君火也。感则动心，动则相火亦动，而精自走，可知精之走泄，固由于肾，累于肝，伤于心，一病则俱病。象川、丹溪明揭其旨，固可为千古养心家炯戒也。故心失所养而心病，肾失所养而心亦病。

铁樵按：中西医学，迥然不同。前此治医者，都疑无可沟通之理，然就形能为说，则可通处甚多。余前著各书所言者，一一可以复按，常得读者来函，亦多赞成斯语。中医自西学东渐后，为社会所吐弃，自有吾书，已渐能唤起社会同情也。惟此中有显在不同之一节，而其理仍属相通者，尽人都未知晓。其事为何？即西人主脑，中国主心是已。西医谓脑为知识所从出，中国《内经》则谓心者神明所从出。然征之于生理学，则西说是而中说非，于是持调和论者谓《内经》所言是广义的心。假使果为广义的心，是已在医学范围以外。《内经》所言固明明医学范围以内事，然则《内经》非欤？鄙人对于此点，别有会心，试解释之如下：

西医谓知识出于脑，知识果出于脑乎？尝谓神经为知识所行之路径，脑海为知识所居之窟宅。譬诸电线为通电之路，电池为蓄电之区，谓知识出于脑，是不啻谓电出于电池，其说之非是，不辨自明矣。心固为循环器总汇之区，然有交感神经与肝、肺等联成一个系统，而总系于交感神经节。凡外界恐怖之事、内部欣羡愤怒忧患之事，此神经节皆有直接之感应，而脑筋反无震荡跳动诸表示。譬诸机器，神经节乃引擎，全体最重要之部分也。谓原动力是电则可，谓原动力是蓄电池则不可，且与其谓原动力是蓄电池，毋宁谓原动力是引擎，准此则中西两说皆非绝对真确，而中说反较长也。间尝思之，天地间自然物，人类加以说明或治理，均属假定的，非绝对不可移易的。所以然之故，因人类知识对于自然物体仅能达某程度，不能彻底，以故人异其说，惟其人异其说，故甲一是非，乙则为别一是非，必谓某一是非始为真确。主其一，奴其一，皆蔽也。故孔子毋固、毋我，是故中国医学以十二经为十二官，以心为君主，为神明所自出，其说有条理，其治病有效果，我则承认为一种有价值的医学。西国分类，以研究人体处处实地研求，其说有条理，其治病有效果，吾亦承认为一种有价值的医学。乃至西国最新发明之细胞学说，言之成理，持之有故，吾亦承认为一种医学。本书之宗旨，不同化于人，而取诸人以为善。故所采西说颇多，即神经节之说，亦以我所固有者，此则切磋攻错上之所许，是故故步自封、排斥他人，不可见异思迁，丧其所守，不可心惊他人之精密，而为维持饭碗计，口中却强词夺理，自护其短，不顾旁人齿冷，尤为不可。吾侪既治中医，若以为无价值，弃之可也，以为有价值，却非深思其故，有以发挥而光大之不可。数千年前先民之学说，不深思其故而为彻底解释，其不能与今人脑筋相融治，有必然者，不能为彻底解释，听人蹂躏，非蹂躏者之罪，乃立于中医旗帜之下，而懵懵懂懂者，当尸其咎也。

至于上列沈氏养心二说，其第一说引孔、孟之言，我固是之，而犹嫌其不彻底，兹再申吾说如下。

观人之面目，可以知人之善恶，此虽非科学家言，然放诸四海而准，故西国小说描写恶人状，其面部表情与部位姿态刁狡凶恶，与我国旧小说无以异也。而尤著者为屠人，凡业屠者，其脸肉多横，几乎自成一类，不必相识而可以辨其为屠人，此无他。因屠人苟非心狠手辣，则将无以举其职业，彼惟心狠，习惯成自然，故面貌随之而变。观面貌随心而变，则知心动则血随之而动，心毒则血随之而毒，此种毒，殆等于西医所谓自身中毒。其影响至微，其变化至妙，显微镜所不能窥，医化学所不能测，惟积微而至于著，则见之于面，故屠人肉横，而菩萨眉低。菩萨所以眉低，以举念慈祥也，其事与屠人适相反，皆积而至于著者。又不但慈善与凶狠为然，凡刁狡淫荡、便佞卑鄙，无不一一见之于面，则血与颜面神经之受心神影响，真有不可思议者。孟子谓学者当将恻隐之心，充类至义之尽。又曰：大人者不失其赤子之心，是固明明示人以入道之门矣。自来注家解释此种心字，皆离物质而言，即所谓广义的心，而非循环总汇之心。由吾说推之，若果离物质而言，不当有形色之著，不过此所谓心，当以交感神经节当之耳。悲则心酸，慈则心柔，奋则心雄，怖则心悸，淫则心荡，明明有种种感觉在胸脘方寸之间，故知不可离物质为说。凡诸表见，皆交感神经节为之，是即《内经》所谓君主之官，神明出焉者也。于是乎可知医学乃真真确确通乎大道。

《内经》云：心病者，胸中痛，胁支满，胁下肩背胛间痛，两臂内痛，虚则胸腹痛大，胁下与腰相引痛。就经文所言观之，病皆在血脉，而不在心之本体。沈氏以为，心所主者为血脉，其所病者为经络，虚而胸腹大，缘脾胃不上纳气于心而然，虚而胁下与腰相引痛，又缘肝肾不上贡精于心而然。

铁樵按：所谓经络，即谓经气。《内经》谓五脏各有畔岸，各有经界。初病病经气，继乃病脉络，若入脏，即真脏病矣。故经言：某脏病皆从经气说，不独手少阴为然。

伏梁

心之积曰伏梁，起脐上，大如臂，上至心下，久则令人心烦，身体胫股皆肿，环脐痛，脉沉而芤。由心经气血两虚以致邪留不去也。治宜活血凉血、散热通结，宜伏梁丸。

铁樵按：此证不常见，妇科有类似之病证，乃肝气，伏梁丸恐亦不适用。

伏梁丸：黄连　人参　厚朴　黄芩　桂枝　丹参　茯苓　干姜　菖蒲　巴霜　川乌　红豆蔻　蜜丸。

心痛

心痛，心包络病，实不在心也。心为君主，不受邪，其有素无心病，卒然大痛，无声，咬牙切齿，舌青，气冷，汗出不休，手足青，过肘膝冷如冰，是为真心痛，旦发夕死，夕发旦死。急用猪心煎汤，去渣，煎肉桂、附子、干姜以治之，以死中求活，亦竟有得活者。

铁樵按：此证亦未经实验，猪心煎汤煎药似乎不平正。古人治癫痫，每用猪心血为引药，亦多不效。此种以意会之之用药法实未敢苟同。且心痛地位太高，用附子亦必不效，余有验方取效甚捷，录之如下：

豆豉五钱　小茴香研，钱半　公丁香三个　鲜石菖三钱
酒药一个　香葱五茎　老生姜一块

石臼中杵烂，加热饭两握，同捣做饼，着肉置鸠尾骨下中脘软膛。痛闷欲死，唇白面青者，顷刻即止。此方得之湘中一老医，惜已不忆其名。《伤寒广要》中有类此之方，小有出入。此药外观甚不精美，然有奇验，治大寒犯心及寒实结胸，干呕刻不得安者，皆效。酒药湘人谓之并药，本酿酒用者，一个约重二三钱。香葱连根须茎用，姜连皮捣，鲜石菖蒲亦连根叶用，饼做成后，不必烘热，惟不可太冷耳。

九种心痛

前节为真心痛，乃不经见之病。此外有九种心痛，则为习见之病，治医者不可不知也。

一曰食，必饱闷，时哕噎，作败卵气，此由食生冷或伤食也，宜青皮丸。

二曰饮，必恶心、烦闷，时吐黄水，甚则摇身作

水声，由伤水饮痰涎积聚也，宜小胃丹、胃苓汤；（见热症者加黄连、甘遂，寒饮加肉桂、茯苓、二陈、苍术。）水饮流注胸膈，宜三花神佑丸。

三曰风，因伤风冷，或肝邪乘心，两胁引痛也，宜羌活、荆芥等。

四曰寒，外寒当温散，内寒当温通，久则郁，当疏解，总治宜术附汤，佐药随症酌加。虚寒当温补，宜归脾汤加干姜、肉桂、菖蒲；肾寒乘心，痛则心悬如饥，泄利下重，宜五积散；寒气客背俞之脉，则血脉涩，则血虚，虚则痛，其俞注于心，故相引而痛，宜桂枝四七汤、神效散。

五曰热，必身热烦躁，掌热，口渴，便闭，面目赤黄，大热作痛，由积热攻心，或暑热入心也，宜金铃子散、蒯红丸，甚者宜大承气汤；痛不止，热未清也，宜清中汤。

六曰悸，劳役则头面赤而下重，自烦，发热，脉弦，脐上跳，心中痛，由心伤也，宜辰砂妙香散、加味四七汤。

七曰血，脉必涩，壮盛人宜下，宜代抵当汤；虚弱人须补而带行，四物汤加桃仁、穿山甲、桂心、蓬术、降香；饮下作呃，亦须行之，宜手拈散。

八曰虫，必面色青黄，有白斑，唇红能食，或食后即痛，或痛后即能食，或呕哕涎沫，或吐青水。凡吐水者，冷心痛也。虫心痛，小儿多有之，先以鸡肉汁或蜜糖饮之，随服妙应丸或蒹红丸。

九曰疰，鬼疰也，必心痛，神昏猝倒，昏愦妄言，或口噤，由卒感恶也，宜苏合香丸。又脾胃肝肾病而心痛者，《经》曰厥心痛，与背相控，善瘈，如从后触其心，伛偻者肾心痛也，宜神保丸、神圣复气汤；腹胀胸满，胃脘当心痛，上支两胁，咽膈不通，胃心痛也，宜草豆蔻丸、清热解郁汤；如以锥针刺其心，心痛甚者，脾心痛也，宜诃子散、复元通气散；色苍苍如死状，终日不得太息，肝心痛也，宜金铃子散。沈云：诸痛皆关肝肾，痛极则气上冲而发厥，故谓之厥心痛。凡痛皆当分寒热，手足厥逆，冷汗，尿清不渴，气微力弱而心痛，则寒厥心痛也；身热，足冷，烦躁，脉洪大而心痛甚，则热厥心痛也。

青皮丸 (食痛)：青皮　山楂　神曲　麦芽　草果

小胃丹 (饮痛)：芫花　甘遂　大戟　大黄　黄柏白术　煎膏，丸莱菔子大，临卧带饥服十丸。

胃苓汤 (饮痛)：苍术　厚朴　陈皮　甘草　白术茯苓　猪苓　泽泻　肉桂　姜　枣

术附汤 (寒痛)：白术　附子　甘草

归脾汤 (虚痛)：人参　黄芪　当归　白术　茯神枣仁　远志　龙眼肉　木香　甘草　姜　枣

金铃子散 (热痛)：金铃子　延胡索　痛止再服香砂枳术丸。

加味归脾汤（悸痛）：人参　黄芪　白术　当归
茯神　枣仁　远志　龙眼　木香　甘草　大枣　菖蒲
桂心

手拈散（呃痛）：延胡　草果　没药　五灵脂　等
分为末，每服三钱，热酒下。

妙应丸（虫痛）：槟榔一两二钱　黑牵头末三钱　使
君子肉一钱　木香　大黄　雷丸　锡灰　芜荑各一钱
葱白煎浓汤，露一宿，和丸粟米大，每服四五十丸，
五更葱汤下，如取寸白虫，以石榴根皮煎汤下，三岁
以内婴儿减半。此丸不损真气，有虫下虫，无虫
下积。

三花神佑丸（饮痛）：芫花　牵牛　大戟　甘遂
轻粉　大黄

铁樵按：既用甘遂，似不必大黄，又原方无分
量，仅云不可轻用。鄙意凡用此等药，审证当确，固
不待言，而用药之量，不过芝麻大三四粒，非可服几
钱或几分也。丹溪常用此方，愚意与其用此，不如径
用十枣汤。凡用甘遂，须米泔水浸去毒，分量不得过
五分。

代抵当汤（血痛）：桃仁　蓬术　大黄　芒硝　当
归　生地

蒴红丸（热痛）：蓬术　三棱　雄黄　木香　槟榔
贯众　干漆　陈皮　大黄煎汤丸，每服一钱，米汤下，
凡用干漆，须炒令烟尽，分量不可过七分。

清中汤（热痛）：黄连　山栀　陈皮　茯苓　姜夏
甘草　草豆蔻　生姜

神保丸（肾心痛）：全蝎七个　巴豆霜十粒　木香二钱
半　胡椒二钱半　朱砂为衣，蒸饼丸，每服三分许。

神圣复气汤（肾心痛）：黄柏　川连　生地　枳壳
川芎　细辛　蔓荆子　以上七味各三分，先一宿用新
汲水浸，羌活、柴胡各一钱，藁本、甘草各八分，姜夏、
升麻各七分，当归六分，郁李仁、防风、人参各五分，附
子、炮姜各三分，白葵花三朵去心，水五盏，煎至一盏，
加黄芪、草豆蔻各一钱、橘红五分，煎至一盏，乃取前
隔宿浸之七味，连水倾入，煎至一盏，去渣热服。

桂枝四七汤（寒痛）：桂枝　半夏　白芍　茯苓
厚朴　枳壳　人参　苏叶　炙草　姜　枣

神效散（寒痛）：木香　青皮　陈皮　麦芽　枳壳
三棱　蓬术　神曲　肉桂　白芷　白芍　甘草　延胡
补骨脂各七分　毕澄茄　公丁香各三分　姜　枣

辰砂妙香散（悸痛）：黄芪　山药　茯苓　茯神
远志　人参　桔梗　甘草　辰砂　木香　麝香　每末
二钱　莲肉汤下。

加味四七汤（悸痛）：厚朴　半夏　赤苓　茯神
苏叶　炙草　石菖蒲　远志　姜　枣

草豆蔻丸（胃心痛）：枳实　煨草蔻　白术　麦芽
神曲　半夏　干姜　青皮　陈皮　食盐　蒸饼丸白
汤下。

清热解郁汤（胃心痛）：山栀钱半　枳壳七分　川芎七分　香附七分　黄连七分　苍术五分　陈皮五分　炮姜五分　炙草五分　生姜二斤　煎服，戒饮食半日，一服即止。

诃子散（脾心痛）：炮诃子　厚朴　泡姜　草果　陈皮　良姜　茯苓　神曲　麦芽　炙草　等分研末，每服三钱，入盐少许，痛时煎服。

复元通气散（脾心痛）：白丑头末二两　穿山甲炙，一两半　小茴香炒，一两半　延胡一两　炙草一两　木香五钱　每服末二钱，姜汤下。

心痈

心痈，心热病也。《经》云：诸痛疮疡，皆属心火，其发于他经者，且莫不由于心火，况本经积热，而即发于本经部位者乎。其所以致热之故，是必其平日好饮酒或嗜食辛辣物，以致日久凝聚而生此症也。《入门》曰：心痈者，生于胸乳间。《灵枢》所谓一名井疽，状如豆大，三四日起，不早治则入于腹，七日死。急用疏导心火之药，宜用清心丸、泻心汤。《疡科选粹》曰：心痈，发胸乳间者，名井疽，若在鸠尾者，最紧要，系心热极盛者，当导心火，缓则不救。小便涩者，清心散或凉膈散去硝黄、加白芷、花粉、木通、瞿麦；大便秘者，内固清心散、凉膈散去硝加白芷、花粉、生地。

铁樵按：余固不知外科，然确知以上所说不确，当纠正。丙寅四月，至龙陆君延诊其岳老太太，所患为井疽，其地位恰在鸠尾，已溃烂，大如三寸径碟子，形圆不红，溃处低陷二分许，脓如水奇臭，面色舌色均无热象。陆氏本世代外科，故病人就医于婿。初用成法治之不效，乃延著名西医某君，治十余日不效，将腐肉用显微镜照视，更化验，断定是梅毒。病人为五十许，宁波乡里人，且系旧书家，平素极诚朴，万无患梅毒理，则云是先天梅毒。然病人之父母及外家皆耕读良家，从无患梅毒者。然西医以科学方法证实，确是梅毒，壁垒甚坚，不容有非难余地。于是用梅毒注射药治之，十余日复不效，而病人渐呈昏瞀谵语。病家惶急，乃延余，意在一决生死，亦不冀余能治也。余候其色脉，皆阴证，为书方：用附子一钱，桂枝吴萸半之，麻黄又半之，白芥子量同，甚熟地量倍附子。陆君问何如？余曰：病良险，然服此十剂当有效，此阴证旧方书所言者非是，梅毒之说尤谬。病人固无患梅毒理，且先天梅毒是伏病，伏病之发最迟在三十五至四十。所以然之故，因肾气由盛入衰，不发于天癸竭绝之年也。明日复延诊，病情无甚出入，药仅服半剂，余谓余方已极轻，更减半是等于未药，当将原方分量加半，坚嘱速服勿疑。计附子一钱半，桂枝吴萸各八分，连服七日，每日一剂，病人神清，疮口发痒。更延诊，复经一度讨论，陆君亦觉有柄握，乃将原方逐日予服，至三十余剂，霍然全愈。陆君遂令其弟从余学医。准此以谈，西医常自负，谓辨证优于中医，又谓凡科学所证明者皆铁案如山、不可移易，其然岂其然乎？至于《灵枢》之说亦非确论，总以色脉为准，若阴证忽用凉药，固可决其七日必死也。病固不能一概而论，若阳证自当用凉药，误服附子祸不旋踵，仍列方于后备参考。

清心散：远志　赤苓　赤芍　生地　麦冬　知母甘草　姜　枣　加黄连尤效。

内固清心散：白豆蔻一钱　人参一钱　朱砂一钱　赤苓一钱　雄黄一钱　皂角刺一钱　朴硝一钱　甘草一钱　绿豆一钱　冰片一分　麝香一分　每服末一钱，蜜水调下。

凉膈散：连翘　山栀　淡芩　薄荷　大黄　朴硝竹叶

怔忡

怔忡，心血不足为病也。人所主者心，心所主者血。心血消亡，神气失守，则心中空虚，快快动摇，不得安宁，无时不作，名曰怔忡。或由阳气内虚，或由阴血内耗，或由水饮停于心下、水气乘心侮其所胜，心畏水不自安，或亟亟富贵，戚戚贫贱，或事故烦冗，用心太劳，甚至一经思虑心便动悸。皆当以养心血、调心气为主，清热祛饮，开郁适事为佐。

铁樵按： 沈氏原文稍嫌冗杳，兹特节之如上。此病最多，凡心惕不宁，气向上冲者皆是。大约肝气稍

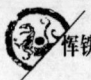

旺，上盛下虚，即不免有此病。病后虚弱，与处境拂逆，皆制造此病之大源。在今日所最普通习见者，为脉促结而艰于成寐，其甚者自汗、盗汗、神经过敏，近人习用之药如夜交藤、合欢皮，殆就药名望文生义，丝毫无效，则因不究病理，颟顸应付，乃魔道之甚者，选方列后。

清镇汤（劳心）：茯神　枣仁　远志　菖蒲　石莲　当归　生地　贝母　麦冬　柏子仁　犀角、朱砂、琥珀、龙齿等可以酌加。

养心汤（脉结代）：黄芪　当归　茯苓　茯神　川芎　半夏　远志　枣仁　人参　五味　炙草　柏子仁　如觉胸脘有声，便是停水，加茯苓、槟榔。

天王补心丹（总治）：生地　黄连　菖蒲　人参　当归　天冬　麦门冬　五味　枣仁　元参　丹参　茯神　远志　桔梗　柏子仁

上方能治怔忡，宁心神，定惊悸，愈健忘。

卑慄

卑慄，心血不足为病也。与怔忡略同而较甚。其症状：胸痞不能饮食，心中常若有所失，如痴如醉，喜独居暗室，见人即惊避，似无地可自容者，每病至数年，不得以癫症治之也。宜天王补心丹、人参养荣丸、古庵心肾丸。

人参养荣丸：白芍　人参　黄芪　陈皮　肉桂

当归　白术　五味子　炙草　熟地　茯苓　远志

　　古庵心肾丸：生地　熟地　山药　茯神　当归
泽泻　盐酒炒黄柏　山萸　杞子　龟板　牛膝　黄连
丹皮　鹿茸　生甘草　蜜丸，朱砂为衣，空心盐汤下。

　　上方治劳损，心肾虚而潮热、惊悸、怔忡、遗精、
盗汗、目暗、耳鸣、腰酸、脚痿并效，久服乌须发，
令人有子。

惊悸悲喜

　　前列怔忡、卑慄，亦即是此种，所以不避繁复
者。因七情之动，羌无故实，而不能自制者，皆病
也。著之可以为辨证之助，且各种精神病之成，皆缘
治之不早，毫毛之斫，突薪之徙，防微杜渐，有不容
忽视者。

　　惊者，心与肝胃病也。心气强者，虽遇非常亦能
镇定，虚则不尔。心气之所以虚，当是由肝胃积渐而
来，故《内经》言"惊属肝胃"。心虚甚者，多短
气、自汗、坐卧不安、寐则易觉多魇，宜温胆汤、琥
珀养心丹。其脉动如豆者，急当镇定，宜黄连安
神丸。

　　温胆汤：半夏　枳实　竹茹　陈皮　茯苓　甘草
　　琥珀养心丹：琥珀　龙齿　菖蒲　远志　人参
茯神　枣仁　柏子仁　当归　黄连　生地　朱砂　牛
黄　猪心血丸　金箔为衣。

黄连安神丸：黄连　朱砂　生地　甘草　当归头

心悸者，心痹病也。不必外界有所恐怖，而心自跳动不宁。其原因水衰火王，宜天王补心丹；心下停水，亦筑筑然跳动，当利水。

悲者，心肝两虚病也。心虚则神失所守，肝虚则不能生血。所谓悲者，不必有可悲之事，只是怏怏不乐，宜安神补心汤。

安神补心汤：当归　生地　茯神　黄芩　麦冬　白芍　枣仁　川芎　元参　甘草　白术　远志

喜者，心肺二经病也。喜不是病，《经》谓暴喜伤阳，伤阳却是病。《灵枢》谓喜乐无极则伤魄，伤魄者，伤肺也，则亦是病矣。沈云：宜定志丸加天冬、麦冬。

定志丸：人参　菖蒲　茯苓　茯神　远志　白术　朱砂

健忘

健忘，心肾不交病也。心不下交于肾，则浊火乱其神明；肾不上交于心，则精气伏而不用。火居上，则因而为痰；水居下，则因而生燥。故惟有补肾养心，使意志常治，而健忘自愈。其有兼他脏或兼他症者，后列之方选用。

引神归舍丹：胆星二两　朱砂一两　附子七钱　猪心血丸黍米大，每服一钱，萱草根煎汤下，思虑过度、病在心脾者，宜此方。

茯苓汤：半夏　陈皮　茯苓　甘草　香附　人参　乌梅　益智仁　竹沥　姜汁　健忘兼痰饮者宜此方。

人参养荣汤：白芍　人参　黄芪　陈皮　肉桂　炙草　当归　五味子　熟地　茯苓　远志　生姜　大枣　气血两虚、形神不足者宜之。

朱雀丸：沉香　茯神　人参　蜜丸服。

上方心肾不交者宜。

不寐

不寐，心血虚而有热病也，亦兼及五脏。心血虚，神不守舍，故不寐，宜琥珀养心丹；肝虚魂不守舍，亦不寐，宜珍珠母丸；肺肾并病，真阴亏损，孤阳上越者，亦不寐，宜知柏八味丸；食物不节、不能消化，胃不和者，亦不寐，宜橘红、甘草、石斛、茯苓、半夏、神曲、山楂、诸和胃消导药。

琥珀养心丹：琥珀　龙齿　菖蒲　远志　人参　茯神　枣仁　柏子仁　当归　黄连　生地　朱砂　牛黄　猪心血丸黍米大，金箔衣。

珍珠母丸：珍珠母　麝香　熟地　当归　枣仁　人参　茯神　犀角　柏子仁　沉香　冰片　虎睛　蜜丸，朱砂金箔衣。

钱樵按： 原注珍珠母、麝香各三钱，犀角、茯神各五钱，此为不伦。珍珠母乃蚌壳，何能与麝等分？且亦不可入丸。原方熟地一两半、麝得五之二、犀得三之一，皆非法，且麝太多则开窍而耗血，其祸甚于安眠药之麻醉神经。《世补斋医书》中，有重定珍珠母丸方，余复以意增损之，屡用而效，兹列其方于后。

陆氏珍珠母丸：珍珠母五钱　川连四分　猺桂三分　薄荷一钱　沉香二分　犀角三分　姜夏一钱　归身三钱　白芍三钱　煎汤服，沉香、犀角、猺桂研冲。

知柏八味丸：六味丸加知母、黄柏。

诸汗

诸汗，心虚病也。汗者心之液，故其为病。虽有别因，其源总属于心。然肾又主五液，心阳虚，不能卫外而为固，则外伤而自汗；肾阴衰，不能内营而退藏，则内伤而盗汗。故汗之病专属心，汗之根，未有不兼由心与肾。且肾阴既衰，心血必不足，二脏固互相承制者。自汗盗汗，有冷热之分。寒气乘阳虚而发，汗必冷；热气乘阴虚而发，汗必热。又有热聚于里，阳虚于外，其汗亦冷。古人谓之热火过极，反兼胜己之化者，误治则为祸至烈。又其他脏气虚则亦能致汗，治当兼顾。

专由心虚而汗者，法当益其血脉，宜当归六黄汤；专由肾虚而汗者，法当助其封藏，宜五味子汤；其由肺虚而汗者，宜固其皮毛，宜黄芪六一汤；由脾虚而汗者，当壮其中气，宜补中益气汤；由肝虚而汗者，则禁其疏泄，宜白芍汤。此皆五脏之气先虚而后汗出，非汗之出分属于五脏也。其余多症，名不胜举，既知以上各节，则三隅之反，稍有依据，不致茫无头绪矣。

当归六黄汤：当归　黄连　黄柏　黄芪　黄芩　生熟地

五味子汤：五味　山萸　龙骨　牡蛎　首乌　远志　五倍子　地骨皮

黄芪六一汤：黄芪六钱　炙草一钱　研末每五钱煎服。

补中益气汤：人参　黄芪　白术　当归　升麻　柴胡　陈皮　甘草

白芍汤：白芍　枣仁　乌梅

涕泪涎唾

《难经》曰：肾主五液，分化五脏，入肝为泪，入心为汗，入脾为涎，入肺为涕，自入为唾。

铁樵按：此说颇足与拙说互证。今考涕泪唾液皆从腺出，全身之腺当以肾腺为最重要，不但健康所系，媾合传种，皆赖此物。天付动物以种种才能，不过两大目的，一曰生存，二曰传种。肾腺既为第二目的之主要成分，则谓诸腺之中惟此为重，极为允当。又从生理形能详细考察，诸腺实有同荣同枯之迹象，则谓诸腺为一个系统，当亦与事实不远。今《难经》谓肾主五液，殆亦验得各种液体有同荣枯之迹象，故云与拙说可互证也。至于各液分隶各脏，亦从病能体验得来。例如肺伤风寒则出清涕，肺伤风热则出黄浊涕，是涕当属之肺。又如迎风流泪、羞明出泪，用清肝药治之则效，是泪当属之肝。至于《内经》谓年四十阴气自半，年五十精气衰，涕泣俱出，则又与《难经》肾主五液之说相通矣。

五味子汤：方见前。治肾汗。沈云：心阳虚不能卫外而为固则自汗，肾阴衰不能内营而退藏则盗汗。

川芎茶调散：川芎　薄荷　羌活　荆芥　甘草　白芷　防风　研末茶调下，治风伤多涕。此方本有细辛，因小病不须重药，删去。

杞菊地黄丸：六味丸加枸杞、杭菊，治迎风流泪。

汤泡散：赤芍　当归　黄连　泡汤洗，治风热赤目流泪。

乌梅丸　乌梅　黄连　当归　川椒　细辛　附子　人参　肉桂　黄柏　治脘痛呕吐清涎，并治虫积。

此是仲景方，小病每服三四分，大病可至三钱。

手太阳小肠

手太阳之脉，起于小指之端（小指之端，少泽所居。），循手外侧（手外侧，本节之前，前谷穴也；本节之后，后溪穴也。）上腕（腕前腕骨，腕中阳谷。），出踝中，直上循臂骨下廉，出肘内侧两骨之间（肘内两骨间，小海穴在焉。），上循臑外后廉，出肩解，绕肩胛，交肩上，入缺盆，向腋，络心（心为小肠之雌，故小肠脉络于心。），循咽下膈，抵胃，属小肠（手太阳为小肠之经，故其脉属小肠。）。其支者，从缺盆贯颈上颊，至目锐眦（《针经》曰：目眦外，决于面者为锐眦。），却入耳中。其支者，别颊上䪼，抵鼻，至目内眦（手太阳自此交入足太阳。），斜络于颧（颧谓颊骨）。是动则病（手太阳常多血少气，今气先病是谓是动。），嗌痛颔肿（颔谓颊下），不可回顾，肩似拔，臑似折。是主液所生病者（血受病于气之所生，故云所生病也。手太阳常血多气少，乃人之常数也，亦有异于常者。《灵枢经》曰：手太阳之上，血气盛则多须，面多肉以平；血气皆少则面瘦恶色。手太阳之下，血气盛则掌中肉充满；血气皆少则掌瘦以寒。由此则手太阳血气多少可得而知也。），耳聋，目黄，颊颔肿，颈肩臑肘臂外后廉痛。

手太阳小肠经 （左右凡三十八穴）

少泽　一名少吉，在小指之端，去爪甲下一分。

前谷　在手小指外侧本节前陷中。

后溪　在手小指外侧本节后陷中。

腕骨　在手外侧腕前起骨下陷中。

阳谷　在手外侧腕中兑骨下陷中。

养老　在腕后一寸陷中。原注在踝骨上一空腕，在后一寸陷中，不可解，疑有讹误。

支正　在腕后五寸，别走少阴。

小海　在肘内大骨外，去肘端五分陷中。

肩贞　在肩曲胛下两骨解间。

臑腧　在挟肩髎后，大骨下胛上廉陷中。

天宗　在秉风后，大骨下陷中。

秉风　在天髎外，肩上小髃后，举臂有空。

曲垣　在肩中央曲胛陷中。

肩外俞　在肩胛上廉去脊三寸。

肩中俞　在肩胛内廉去脊二寸。

天容　在耳下曲颊后。

天窗　一名窗笼，在颊大筋前，曲颊下，扶突后动脉陷中。

颧髎　在面颧骨下廉。

听宫　在耳中珠子大如小豆是。

手太阳小肠病候，曰小肠气，曰小肠痈。

沈云：小肠者，《内经》谓是受盛之官，化物出焉。其为器，亦只为胃役使，特以其经与心络并行，又与足太阳膀胱经连，故亦以三阳归之。小肠与大肠皆为胃化物之器，故其病亦与胃同。其本经与心络并行，故本经病亦延及于心。其为病实则嗌痛颔肿，不可以顾，肩似拔，臑似折，节弛肘废，小水不利，及赤，或涩痛尿血，虚则面白苦寒，耳前热，小肠气动。《灵枢经》曰：唇厚人中长，以候小肠。又曰：皮厚者，脉厚，小肠亦厚；皮薄者，脉薄，小肠亦薄；皮缓者，脉缓，小肠大而长；皮薄百脉小者，小肠小而短。又曰：中气不足，肠为之苦鸣。又曰：小肠病者，心腹痛，腰脊控睾而痛。《入门》曰：小肠有气，则小腹痛；小肠有血，则小便涩；小腹有热，则茎中痛。小肠者，心之府也，有病宜通利。

小肠气

小肠气，小肠经病也，小腹引睾丸连腰脊痛。小肠虚，风冷乘间而入，邪气既实则厥而上冲，睾丸上而不下也，宜楝实丸、胡芦巴散。《千金方》㿗疝有四，一曰肠㿗，即小肠气吊。云得之地气卑湿，宜以去湿之剂下之，以苦坚之，不可温补。

楝实丸：川楝子　马兰花　陈皮　吴萸　茴香芫花　醋糊丸。

胡芦巴散：胡芦巴　益智仁　川芎　蓬术　牵牛山萸　川断　酒牛膝　大茴香　防风　甘草

橘核丸：炒橘核一两　盐酒炒昆布一两　海带一两肉桂五钱　炒桃仁一两　盐炒海藻一两　厚朴五钱　木通五钱　延胡索五钱　炒川楝子一两　枳实五钱　木香五钱酒糊丸盐汤下三钱。

立效散：全蝎七个　砂仁二一枚　茴香一钱　共为末，热酒调，枵腹服。

小肠痈

其症发热恶寒，脉芤而数，皮肤错纵，腹急渐肿，按之内痛，大便重坠，小便涩滞若淋，或小腹隐痛，坚硬如掌，大而热，肉色如故，亦或焮赤微肿，甚者脐突腹胀，转侧有水声，宜大黄汤下之，瘀血去净则安。若体虚脉散，不可轻下，宜活血散瘀汤；痈已成，则腹痛、腹满、不食、便淋刺痛，宜苡仁汤；若腹满痛，小腹急，时时下脓，宜丹皮散。

大黄汤：大黄一钱　芒硝一钱　丹皮二钱　桃仁三钱白芥子二钱

活血散瘀汤：川芎一钱　当归一钱　赤芍一钱　苏木一钱　丹皮一钱　枳壳一钱　木瓜一钱　桃仁一钱　槟榔六分　大黄炒一钱

苡仁汤：苡仁三钱　白芍一钱　丹皮二钱　桃仁三钱瓜蒌仁三钱

丹皮散：人参一钱　丹皮一钱　白芍一钱　茯苓一钱苡仁一钱　黄芪一钱　桃仁一钱　白芷一钱　当归一钱　川芎一钱　肉桂五分　甘草五分　木香三分

足太阳膀胱

足太阳之脉，起于目内眦（内眦，谓目之大眦也。），上额，交颠上（颠，顶也。顶中央有旋毛，可容豆，乃三阳五会也。）。其支者，从颠至耳上角。其直者，从颠入络脑（顶后中顶前曰囟，顶后曰脑，顶左右曰角。），还出别下项，循肩膊内，挟脊抵腰中，入循膂，络肾（肾为膀胱之雌，故膀胱脉络于肾。），属膀胱（足太阳为膀胱之经，故其脉属膀胱。）。其支者，从腰中下会于后阴，下贯臀，入腘中（腘，谓膝解之后曲脚之中，委中穴分也。）。其支者，从髆内左右，别下贯胂（胂，两髀骨下，坚起肉也。），挟脊内，遇髀枢（环跳穴在此髀枢中。《素问》曰：髀枢中各一者，正谓此焉。），循髀外后廉，下合腘中；以下贯腨内，出外踝之后（外踝之后，昆仑所居。），循京骨（京骨，穴名，太阳之原，在外侧大骨下，），至小指外侧端（小指外侧，至阴穴分也。《素问》云：太阳之根起于至阴，是太阳自此交入足少阳。）。是动则病（足太阳常多血少气，今先气病是谓是动。），冲头痛，目似脱，项似拔，脊痛，腰似折，髀不可以曲，腘如结，腨如裂，是为踝厥。是主筋所生病者（血受病于气，是气之所生，故云所生病也。足太阳血多气少，乃人之常数也，亦有异于常。《灵枢经》曰：足太阳之上，血气盛则美眉有毫毛；血多气少则恶眉，面多少理；血少气多则面多肉；血气和则美色。足太阳之下，血气盛则跟肉满，踵坚；血少气多则瘦，跟空；气血皆少则喜转筋，踵下痛。只曰美眉者，太阳多血，由此足太阳血气多少可得而知也。钱樵按：据此影印金大定本，犹且讹字，不一而足。"是为"作"是谓"，"足趾"作"足指"，又本节"只曰美眉"句不可解。又如手太阳篇养老二穴下注，亦不可解。是医书欲无讹字，殆事实上不易办到之事。），痔疟，狂颠疾，（《素问》云：所谓狂颠疾者，阳尽在上而阴气从下。），头脑顶痛，目黄泪出，衄衄，项背腰尻腘腨脚皆痛，小指不用（足太阳行身之阳，故头脑、项背、腰尻、腘腨脚皆痛，小指不用。）。

足太阳膀胱经 （左右凡一百二十六穴）

至阴　在足小指外侧，去爪甲角如韭叶。

通谷　在足小指外侧本节前陷中。

束骨　足小指外侧本节后陷中。

金门　一名关梁，在足外踝下。

京骨　在足外侧大骨下赤白肉际。

申脉　在外踝下陷中，阳跷脉所生。

仆参　一名安邪，在跟骨下陷中。

昆仑　在足外踝后，跟骨下陷中。

付阳　在外踝上三寸。

飞阳　一名厥阳，在外踝上七寸。

承山　一名鱼腹，一名肠下，一名肉柱，在兑腨肠上分肉间。

承筋　一名腨肠，在腨肠中央陷中。

合阳　在膝约中央下三寸。

委中　在腘中约纹中动脉。

委阳　在承扶下六寸，屈伸取之。

浮郄　在委阳上一寸。

殷门　在肉郄下六寸

承扶　一名肉郄，一名阴关，一名皮部，在尻臀下股阴上纹中央。

秩边　在第二十一椎下，两旁各三寸。

胞肓　在第十九椎下两旁各三寸。

志室　在第十四椎下两旁各三寸。

肓门　在第十三椎下两旁各三寸。

胃仓　在第十二椎下两旁各三寸。

意舍　在第十一椎下两旁各三寸。

阳纲　在第十椎下两旁各三寸。

魂门　在第九椎下两旁各三寸。

膈关　在第七椎下两旁各三寸陷中。

谚语　在肩膊内廉，挟脊第六椎下两旁各三寸。

神堂　在第五椎下两旁各三寸。

膏肓俞　在第四椎下，近五椎上，两旁各三寸。
出《千金》《外台》《内经》。

魄户　在第三椎下两旁各三寸。

附分　在第二椎下内廉两旁相去各三寸。

会阳　一名利机，在阴尾骨骶骨两旁。

下髎　在第四空挟脊陷中。

中髎　在第三空挟脊陷中。

次髎　在第二空挟脊陷中。

上髎　在第一空腰髁下一寸，掀脊陷中，下同。

白环俞　在第二十一椎下，两旁各一寸五分。

中膂俞　在第二十椎下，挟脊两旁各一寸五分，上同。

膀胱俞　在第十九椎下两旁各一寸五分。

小肠俞　在第十八椎下两旁各一寸五分。

大肠俞　在第十六椎下两旁各一寸五分。

肾俞　在第十四椎下两旁各一寸五分。

三焦俞　在第十三椎下两旁各一寸五分。

胃俞　在第十二椎下两旁各一寸五分。

脾俞　在第十一椎下两旁各一寸五分。

胆俞　在第十椎下两旁各一寸五分。

肝俞　在第九椎下两旁各一寸五分。

膈俞　在第七椎下两旁各一寸五分。

心俞　在第五椎下两旁各一寸五分。

厥阴俞　在第四椎下两旁各一寸五分，出《山眺附经》。

肺俞　在第三椎下挟脊相去各一寸五分。

风门　一名热府，在第二椎下两旁各一寸五分。

大杼　在第一椎下两旁各一寸五分，下同。

天柱　挟项后发际，大筋外廉陷中。

玉枕　在络却后一寸五分，挟脑户旁一寸三分。

络却　一名强阳，一名脑盖，在通天后一寸五分。

通天　一名天伯，在承光后一寸五分。

承光　在五处后一寸五分。

五处　挟上星旁一寸五分。

曲差　挟神庭旁一寸五分入发际。

攒竹　一名始光，一名光明，一名员柱，在两眉头陷中。

睛明　在目内眦，五脉之会。

足太阳膀胱经病候，曰膀胱气，曰转胞症，曰小便癃闭，曰交肠。

膀胱气

膀胱气，膀胱经病也。小腹肿痛，小便闭涩，宜五苓散加茴香、葱白、盐。服药后若小便下如墨汁，膀胱之邪去矣，邪去溲通，则痛自止。

《入门》云：癫疝有四种，其一种曰水癫，外肾肿大，如升如斗，不痛不痒，是即膀胱气，与前说不同，录之广异闻。

《纲目》曰：小腹痛有三，肝病小腹引胁痛，小肠病小腹引睾丸腰脊痛，膀胱病小腹肿痛，不得小便。

铁樵按：此说最允当。

转胞症

转胞症，亦名转脬症，其病由强忍小便而起，或尿急疾走，或忍尿入房，小肠之气逆而不通，大肠之气与之俱滞，外水不得入膀胱，内水不得出膀胱，淋沥急数，大便亦里急频并，似痢非痢，其甚者因此腹胀浮肿，宜用凉药疏理小肠中热，仍与通泄大肠，迨其腹中搅痛，大便畅行，则尿脬随即归正，小便自然顺流。丹溪曰：孕妇易患转脬症，禀赋弱者，忧闷多者，性急躁者，嗜厚味者，大率有之。一孕妇患此，两手脉涩，重取则弦，此得之忧患者，以参术饮空心煎服，随以指探吐，既吐，顷之再予一剂，次早亦然如是，八帖而安。

铁樵按：此法甚妙，孕妇为宜。忆《儒门事亲》中亦有类似之案，吐下皆有通溲之理，随宜斟酌，不必拘泥。

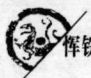

既济丸：菟丝子　益智仁　苁蓉　茯苓　韭子　当归　熟地　盐黄柏　盐知母　牡蛎　萸肉　五味　面糊丸，每服三钱，治膀胱虚，溲便不禁。

葵子丸：冬葵子　赤猪苓　枳实　瞿麦　滑石　木通　黄芩　甘草　车前子　生姜　治膀胱实热，小便不通。

小便癃闭

《内经》云：肝脉过阴器，病闭癃。又云：女子督脉，入系廷孔（原注正中直孔即溺窍），男子循茎下至篡（原注阴茎之端），病不得前后。又云：三焦下俞并太阳正脉，入络膀胱，约下焦，实则闭癃，虚则遗溺。此皆探源之论，其治则在膀胱，故又曰：膀胱，州都之官，津液藏焉，气化则出。

气不能化，溲不得出，须考虑其他见症，非仅用一味肉桂可以济事。例如有肺燥症者，当清金润肺，宜紫菀、麦冬、车前、丹皮、茯苓之类；有脾湿症者，当燥湿健胃，宜茯苓、半夏、苍白术；见肾热症者，当滋肾，宜知母、黄柏、茯苓、通草、泽泻；见心火炽盛、小肠不热者，当清心，宜天麦冬、黄连、犀角；若见肾虚者，宜金匮肾气丸。

铁樵按：以上皆言溲不通，各从其主症为治，非今日普通所见之癃闭。今之所谓癃闭，乃小腹膨胀，里急殊甚而溲不得出，此种见症，若无法通之，一两日内可以变为肿胀，或见痉挛。西人所谓尿中毒，亦属致命大病。西国治法，类用皮带塞入溺孔中通之；中国治法，寒闭者用猺桂为主药，热闭者用知母、黄连、黄柏外治，用井底泥或田螺、麝香同捣烂，敷小腹，并效。丹溪治癃闭用吐法，可谓简捷，古人皆谓如滴水之器，上口通则下口亦通，其实不然。贮水于管，杜其上口，下口虽开，水不下滴，此乃上压力之作用，不能以喻人体器官。动物虽附地球以生，然是独立的，观食物下行，由于肠胃收束蠕动，逼之向下，不关地心吸力，即可知外界天然力不能及于躯体之内。又瘝病垂死时，血凝于着褥之肌肤间，即是体工全毁，血受地心吸力而沉淀之证据，如此则知滴水器之喻为不切事实。然吐法治癃，何以有效，鄙意此与翻胃病同理。翻胃病，呕逆必兼便闭，即上口闭下口亦闭故也。其所以闭，因胃中过于膨胀之故，中部膨胀则两头收束，此是筋肉弛张关系，并非上下口压力关系。翻胃为胃胀，癃闭为胕胀，其事正同，惟胃之地位较高，上口闭不能纳，故进食则吐。惟虽吐病不能止，必须大便通乃止。膀胱之地位在下，癃闭之症，溲不得出，用通溲之药可以愈通愈窒，以药吐之则反得通，此最耐人寻味者。《内经》谓病在上取之于下，病在下取之于上，于此得一良好证据也。

交肠

丹溪治一妇，常痛饮，忽糟粕从前窍出，溲溺从后窍出，六脉皆沉涩，与四物加海金砂、木香、槟榔仁、木通而愈。此人饮酒多，气升不降，阳极虚，又酒湿积久生热，煎熬其血，阴液大虚，阴阳俱虚，而暂时活者，因其形实而酒中谷气尚在故也，三月后必死。

铁樵按： 此病原理不明了，亦未曾见过，不敢妄议。

医 学 入 门

恽铁樵 著

孟凡红 李 娟 整理

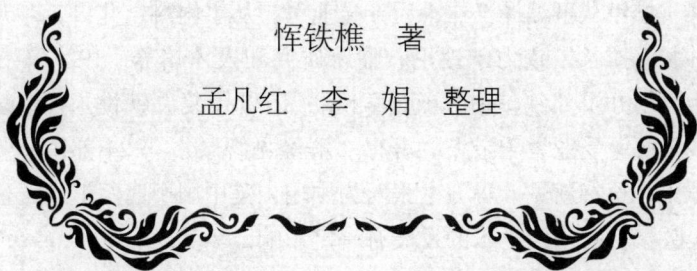

内 容 提 要

恽铁樵（1878—1935），名树珏，字铁樵，别号冷风、焦木、黄山，江苏省武进人，是近代具有创新思想的著名中医学家。早年从事编译工作，后弃文业医，从事内科、儿科，对儿科尤为擅长，致力于理论、临床研究和人才培养。1925年在上海创办了"铁樵中医函授学校"，1933年复办铁樵函授医学事务所，受业者千余人。著有《群经见智录》等24部医学著作，有独特新见，竭力主张西为中用，是中国中西医汇通派代表医家，对中医学术的发展有一定影响。

作为"铁樵函授中医学校"培训教材之一，本书从中医的角度介绍躯体和脏腑的解剖位置，虽然有些术语于今有别，但从中依然可以看出作者尊重医学，勇于吸取新的知识充实中医体系。作者对于腺体的认识紧密结合中医理论，明显有别于西医而显出优势。最值得称道的是对于肾腺的认识，超脱了解剖，富于中国传统的道德观念和养生之法。

本书依据《铁樵函授医学讲义二十种》1933年铅印本点校整理。

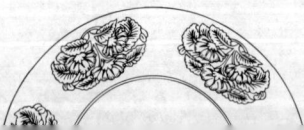

目录①

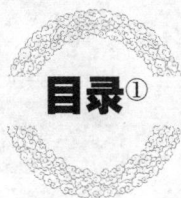

---

① 原书没有目录，为了便于查阅，整理者增加了此目录。

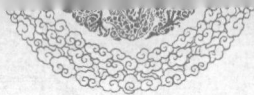

第一期

恽铁樵　著

躯体各部分名色

头骨谓之颅，颅顶谓之囟，囟在头顶之前中。其后高骨为头角，其后为后脑；后脑下有两高骨为泥丸。其下谓之项，项之侧为颈，颈之前为喉，喉间高骨谓之结喉。囟之前为额，前额两高骨为日角，其下为眉，眉之中间为阙庭。又下为山根，其下为鼻中颈，鼻端谓之准，准两旁高起处谓之鼻翼，鼻孔谓之鼽。其下为唇，唇之中凹处为人中，其旁为口角，鼻准与口角之旁方寸地，为人王。眼下隆起为颧，颧骨后为颐。下为耳门穴，高者为耳门，耳边为耳轮，统谓之外耳；耳孔之中，其直腔谓之中耳。耳下高骨为颊车，其上为颊辅，其前为颌，颌骨谓之颏，其上凹处为承浆，红者谓之唇，唇以内谓之口腔，其上谓之颚。前两齿谓之门齿，其旁两齿为副齿，又旁尖者为犬齿，犬齿之里为臼齿，齿根之肉谓之龈，臼齿之后统谓之牙。舌面细蕾谓之味蕾，舌面之薄垢谓之苔，舌根谓之舌本。舌前下有系膜，其旁谓之廉泉，廉泉出唾液。舌本之上俗名小舌者，为悬雍垂；其旁为口盖弓，向下有凸起处为扁桃体。悬雍垂之后为喉后壁，其处为气管，与鼻腔之通道，气管之前为食道。凡食入则食道开、气道闭，出音则气道开、食道闭。音带即在其处，惟目不可见。喉头之肌肉能伸缩运动，统谓之会厌。

颈部有骨七枚，是为脊椎，第一段谓之颈椎，颈椎最下节较大谓之颈椎结节；其下为胸椎，胸椎凡十二枚，与前胸肋骨相连，故名。颈之两旁为肩，肩端为髃，其前之大骨为锁骨，其下平处为缺盆。前胸正中有骨曰剑骨，其旁为肋骨，肋骨十二枚，其第一至第七骨前端与剑骨相接，后端与脊椎之胸椎相接，此七肋骨固定不动；第八肋骨至第十肋骨，亦后端与脊椎相接，前端与剑骨相接，惟此三骨之前端属透明软骨，略能移动；第十一、第十二两肋骨则较短，不与剑骨相接，移动之地位较多。肋骨之内为肺叶所居，呼吸则肺弛张，因有五肋骨能移动，故能随肺为弛张。脊椎，从胸椎以下为腰椎，其处为内肾所居，故曰腰椎，凡五节；腰椎以下为荐椎，荐椎凡五节；荐椎以下为骶尾，凡四节，亦有五节者。计脊椎共三十三或三十四节。骶尾之两旁高骨曰髋骨，其前谓之耻骨，臀部有两大骨当坐处曰荐骨，骶尾、荐骨、髋骨、耻骨统谓之盆骨。剑骨之下端稍下软处为鸠尾，更下寸许为中脘。脐为中极，脐下一寸半为气海，更下一寸半为关元，此处为冲任脉所居，所谓丹田。

与肩端髃骨相接者为上肢，其第一节为膊，曲处为肘，肘下为臂；臂有两骨，其副骨曰挠骨；臂尽处为腕，高骨为手髁，腕之前为掌。后高骨大指为拇指，其下大肉为鱼际；第二指为食指，三指为中指，四指为无名指。与髋骨相连者为下肢，第一节为腿，曲处为膝，有大圆骨为膝盖，膝以下为胫，胫亦有挠骨，胫尽处高骨为足髁，髁以下为脚，脚背谓之跌，脚指谓之趾，脚根谓之踵，脚底谓之跖。

内景脏器略

内部最要者为五脏。五脏，心、肝、脾、肺、肾也。内部脏器甚复杂，不止此五者，旧医书以此为言，故从之。五脏，心、肺为尤要，今次第言之。

肺

肺之地位最高，凡两大叶，右钝而左锐，右短而左长，其后面较短。其上为气管，气管从喉头起。肺尖至第十二肋骨止，占胸廓之全部，其后至第五胸椎。气管为小圈软骨所构成，其外皆蒙以轮走肌，其内壁为黏膜。左叶分为两，右叶分为三，共为五叶。总气管之下至肺之上部，中间歧而为二，是为支气管，支气管亦小圈软骨所成；由此更分歧为小气管，小气管再分歧为微丝气管，布满全肺，微丝气管之末端为小气泡。肺下部中间略偏左为肺门，凡从心脏来之血管及淋巴管从肺门入，与微丝气管气泡相萦绕。从小气管以下无软骨。

心

心脏在肺之下，胸腔之中，略偏左，上圆而下锐。左乳下按之觉跳动者，即心尖之搏动。心与血管为一个脏器。血管者，脉也，有两种，曰动脉，曰静脉。动、静脉皆从心出，布满于全身。

心脏，横剖之有四房，以部位定名，曰左上房，曰右上房，在下者曰左心室，曰右心室，室较房略大。左心室出大动脉，清血从此处出，其动脉管口有瓣膜。血出瓣膜开，尔时则心房缩小，挤血令出；心房张时中空，血且逆行，瓣膜则闭而阻之，不许已出之血复入。又，上心房为静脉输血入心处，其入口亦有瓣膜。当心房张时，瓣膜则开，容血入心房；弛时，瓣膜则闭，不许已入之血复出。右心室为肺动脉输出处，此脉直通肺脏。肺之左方另有静脉管从肺门出，入心之左上房，是为肺静脉，其入口处亦有瓣膜。瓣膜之装置与唧筒同理，只许顺行，不许逆行。如此，心房搏动不已，则血运行不已，是为循环系。由心至躯体各组织，血从动脉至静脉，又由静脉入心右上房，是为

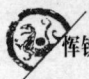

大循环；从右心室入肺，由肺入心左上房，是为小循环。每心一弛张，脉一起落，其相距之时间最有节律，与肺之呼吸相协调，大约肺一呼一吸，心房搏动则四次半。

大循环由心房而出之脉皆动脉，其初为干，其后分歧，愈分愈细，以入各组织；凡由各组织入心房者皆静脉，初由多数微丝静脉管渐并而为小静脉，又渐并而为大静脉，以入心房。凡动脉中血皆鲜血，静脉中血皆浊血。小循环则反是，由心房出者为动脉，其血却浊，入肺后，与气泡互换氧、碳，变为清血；其由肺入心者为肺静脉，其血则清。遍身动、静脉，外而躯壳，内而脏腑，小而至于筋肉纤维之中、皮肤爪甲之下，无处不有。动、静两脉类多相附而行，其途径不可究诘，凡血所到之处，皆动、静脉所到之处。脉管壁为韧皮，富弹性，能宽紧；脉管之中，节节有瓣膜，动脉瓣膜较少，静脉则随处皆是。凡动脉中血进行，由于心房搏动；静脉中之血进行，由于各部压力，如呼吸、运动，以及各组织兴奋，皆能增加体中压力，使血进行。

血中所含之物曰红血轮，曰白血球，曰血浆，曰红腥，有铁质、碱质、盐质。血球、血轮皆极细。吸酸、除碳，红血轮职之；白血球以捕获细菌为主。红腥即红色素。脉管壁虽柔韧，实疏松，故能与各组织交换碳酸。血在脉中行虽甚缓，有向心与离心两力，以故血流成轴，红血轮与白血球常在脉管之中心，其四围为透明液体。微丝血管细如发，仅能通过一个血轮，血行至此较缓，向心力减少，液体乃从脉管壁渗出，以浸润各组织。此渗出之液体，古人名之为"荣"。凡血中碱少则嗜碱，盐质少则嗜咸，故能从外面之所着，测知其里面之所蕴。大循环动脉从左心室出，静脉从右心房入，两手脉常不相等，此其最大原因。

肝

肝脏为左右两大叶，右叶大，左叶小。其位置在胸腔之右横膈膜之下，上部与第五肋骨相平，下部至右胁下，其左叶至左面第六肋骨，其本体在心之前与胸膜相近，其韧带则连于背。其中所含之血管最繁富，有肝动脉与动脉干相连，有静脉与胃、胰子、小肠、脾相连，此种名门静脉，乃内脏静脉之最要者。惟其含血管最富，故取生物之肝剖之，几乎全肝皆血。又，从疾病形态上考察，上而头脑，旁及心脏，下至冲任，皆有极密切关系。故肝为藏血之脏器，血郁不行则痛，故肝病善痛，痛处恒在肋骨及右胁下，有时中脘亦痛，有时左胁之软骨部亦痛，其地位使然也；若病及门静脉，则两胁、中脘、腹部、背部，乃至小腹，几乎无处不痛。肝之短叶中藏有胆囊，有输胆管通十二指肠以助消化。肝血中所含糖分最富，肝气逆，糖分不得下行，从脉管渗出，溢入食道，则口中发甜；又，肝逆，输胆管失职，胆汁不下行，则口中发苦，此其大略也。

脾

脾脏为圆形，居胸腔之左，其上端与第十肋骨相平，与胃大弯相切近。其中所含者为脾髓，脾髓乃淋巴液一类物。古人谓"脾主磨砻消化"，此语殊不确。惟膵脏（即胰子）放碱汁入十二指肠，与胆汁合并，为食物第二次消化，膵脏之尾与脾相接，古人之谓为"磨砻消化"，或即因此。又《伤寒论》以太阴属脾，考其所说，竟是指肠。现在西国学者谓脾有两个作用，其一是制造白血球，其二动静两脉微丝血管相接处，动脉血变为静脉血，脾脏实有左右之力。就病态言之，有一种病，腹满、大便纯白色，常见于下血之后，法在不救，其白色物实是脾脏所含乳糜汁。古人谓"脾统血"，或即言此，然皆不甚确。今之学者解剖生物，将脾脏摘出，其物不遽死，可以延生命至七日以外，是脾脏乃五脏中之次要者。

肾

肾脏居腹腔之后面近背脊处，上缘当胸椎第十一节，下缘当腰椎第三节，形如蚕豆，凡两枚。其中有脂，有输尿管两条，从肾门出直通膀胱，以故西医谓内肾专主排泄。泌尿不过内肾作用之一，此物之关系甚巨，为生命之基础，其重要与心肺相等。《内经》"女子七岁毁齿，二七天癸至，月事以时下；男子八岁毁齿，十六天癸至，肾气盛而能有子；女子七七，男子八八，天癸竭，面始焦"，所谓"天癸"，即指内肾之分泌腺，所谓肾冠腺者是也，此腺之分泌，西名谓之阿涉来乃灵 AcrurEnaring。用动物之肾冠腺制成药剂，以疗劳瘵，为效颇良。凡此腺枯，分泌少，则面色暗；此腺健全，分泌多，则面色亮，尤其显著在颜额阙庭部分，以故有多数肾病一望而知。《内经》所谓"天癸至"，乃肾腺发育之谓也。

胃肠

胃肠主消化，主新陈代谢，其重要不亚于心、肺、肾。胃之地位在胸脘之中略偏左，其上部为肝左叶所蔽，其最高之部分近背脊胸椎第九、第十节之间，其下口与十二指肠相连，其上为食道。食道为能波动之筋肉，食物下咽，食道之上口收小，渐渐逼之下行，以故食物入咽后，非呕逆辄不得出。胃上口名曰贲门，有括约筋司收缩，食物经过贲门之后，此括约筋即收紧，不许其上行；倘咽食太暴，食管膨胀，则括约筋亦收缩，食物乃不得过贲门，食管膨胀，挤逼气管，如此则骤觉闷气，同时横隔膜痉挛，于是作呃逆，是即为噎。胃之本体共三层，外层为平滑肌，中层为轮走纤维筋肉，内层为黏膜。黏膜之浅层藏有有管腺，能分泌胃酸，此酸汁能软坚，所以资消化也。食物既入胃，胃内壁即分泌酸汁，同时中层之筋肉蠕动不已，其蠕动之命意使所食之物翻动，俾得均匀受胃酸，食物既软化，所占之地位较小。斯时胃则收缩，因胃下口紧闭之故，空气上行则嗳气，此为第一道消化也。胃之下口为幽门，亦有括约筋司收缩，凡未化之食物不许通过。胃之伸张有一定程限，倘过其程限，即膨大不得收缩，同时幽门之括约筋则紧束不复弛缓，如此则食物不化；且因中部膨大过当之过，贲门括约筋亦收缩，于是食物不得入，如此则病呕，故进食不能过饱。

第一道消化既毕，此时食物无甚硬之大块，幽门之括约筋乃许其通过。出幽门之后，为十二指肠，从左至右平行可容十二指许，故名。其系膜连于背脊，其下最切近者为䐈脏（即胰子）。此物长与十二指肠略相等，其头在右后方较大，其尾通脾脏；其中有胰管，管中所出者为碱汁，此管延长如脉管，与由肝脏来之输胆管合并，而入十二指肠，以为第二道消化。凡食物经过胃消化后，不过软化，其脂肪则必须得碱汁然后能化，糖类亦然，凡蔗糖必须变为葡萄糖方得为滋养料，此种变化亦须入十二指肠后行之。故胃消化为磨砻消化，十二指肠消化为化学消化。十二指肠回转处为空肠无系膜，故此一节不能移动。由此更前进则为小肠，小肠之内壁有乳嘴体，专使吸收。食物至此处，消化之工作已毕，完全成糜粥状，小肠则吸收其精华，输入血管以为滋养，其过剩之水分则由内肾吸收，有输尿管送入膀胱而为溲溺。食物在小肠中渐渐下行，其精华渐被吸收，至大肠则完全成为粪块。小肠与大肠之交曰阑门，其处亦有括约筋，有脐韧系于脐。阑门之附近有肠一节，如赘疣，是为盲肠；此处系膜多，故游移之地位亦大，盲肠初无定处，惟病时炎肿作痛则恒在右腹角与髋骨相平处。继此以往为大肠，亦名结肠，上升者为升结肠，平行者为横结肠，下降者为降结肠，降结肠在腹之左面。大肠能蠕动，其蠕动之命意迫粪块使下行，亦略能吸收，但是余波，并非专职。大肠尽处为直肠，长约同身寸八寸许。此时更无他作用，不过使粪块徐出而已。直肠尽处为肛门，亦曰魄门，此处为甚厚之输走肌，其中藏有运动神经司启闭。魄门为极紧要之部，如患疮疡则难治，倘然开割，往往能发脑病，因此处神经上通大脑故也。

神经

中国旧籍罕言脑，《内经》有"脑、髓、骨、脉、胆、女子胞为奇恒之腑"之语，然仅此一语，注家亦无说明，此因古代无解剖之故。西国以脑为知识所从出，此其界说亦甚难言。就形态观之，脑之灰白质实系神经之滋养料。知识出于识阈，识阈甚神秘，非医学范围内事，故今仅言神经。神经之根在脑，其末梢达躯体各组织，可谓无处不有，其中站为神经节，脑中之神经根为神经核。

颅骨之内，前为大脑，后为小脑，下为延髓。大脑为灰白质，即所谓脑髓，其中有甚小之纤维多且密，其途径不可究诘。前脑，横剖之，囟骨之下半寸许有大空隙，橢长形，是名菱形沟，沟中神经根凡数十枚，小者如芝麻，大者如杏仁，神经即从此发生。大小脑之间，有脑髓曰桥髓，神经皆由此处入小脑，归并至于延髓，密集成索，是为神经索，更下至颈椎之中则为脊髓，从此由颈椎，而胸椎，而腰椎，直达尾闾。脊椎骨可谓专为保护脊髓而设。脊髓之外层为柔韧之管，有弹性，能宽紧，中贮甚清之液；延髓即在液中，着根于管之底面，其色灰白，是为髓鞘，鞘之里面方是神经。所谓神经节者，亦是核，大部分集于脊椎之两旁各寸许，各个核体连接成串，是为神经干。其次多数在胸前剑骨之旁，约十二个核体，连集成干。神经从菱形沟之神经根起，至脊髓之中，放出纤维神经，达于神经节，是为节前神经；由神经节再放纤维，达于各组织，是为节后神经。凡节前神经皆有鞘，节后神经无鞘。延髓以上，大小脑之内，为中枢部，放出之纤维为周围部，故有"中枢神经""周围神经"之名。中枢与周围初无一定界限，以头脑为中枢，则其余皆周围；以节后神经为周围，则节前神经皆中枢。中枢云者，犹言中央政府。由地位言之，凡从大脑直接至器官者，谓之脑神经；由脊髓放出纤维，经过神经干，然后入脏器者，谓之脊神经。脑神经如动眼神经、颜面神经、舌咽神经、听神经，皆从大脑直接至器官，司其运动者也；脊神经如上肢运动神经、下肢运动神经，其发源皆在大脑第一回转，经过桥髓，至延髓，入背脊，然后放出纤维，经过神经节，以入四肢，此虽根源在脑，其大本营在脊椎，故当谓之脊神经。又从性质分别之，则有运动神经，有感觉神经。凡触觉、温觉及痛痒，皆感觉神经司之。又如心房与脉之搏动、肺之呼吸、血之运行，亦皆神经为之调节，此种与运动神经不同。凡动作，有由吾人意志命令而动者，有不由吾人命令而动者，以故又分动物性神经、植物性神经。凡植物性神经，谓之交感神经，其纤维从脊出；与交感神经对待者，有迷走神经，其纤维由延髓直达于躯体各机能，不由脊椎及神经节，此种神经，解剖上无由寻其途径，故谓之迷走神经，其作用是制动；交感神经之作用是催动，以故两者相对待。心房、脉搏之动，均匀有节律，即此两种神经互相钳制之故。凡运动，从头脑命令器官，是传出性；凡感觉，从各组织报告大脑，是传入性，因有此两种性质，所以名交感神经。此其大略，"神经系病理篇"言之较详，今姑止此。

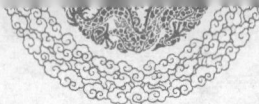

第二期

西人发现细胞才五十年，发现腺体才二十五年，前此无人知之。而细胞之真相，佛经言之；腺之作用，《内经》言之，此确是东方学术之优点，绝非附会之谈。潜心思索愈深远，则愈见古人所得之多，此物竟是学术之门，洵怪事也。按：腺在躯体之中，丽于肌肉或皮下，或脏器内壁膜之里层，大者如杏仁，小者如松子，如芝麻。以显微镜窥之，其中有组织，有房，有核，有纤维神经，其稍大者有血管通之。能收吸浆液，能放出浆液。其所收吸者，为脉管壁渗出之血清；其所放出者，西名为合而孟①，人体健康之所资也，其效用甚大，有多数尚未知，其可知者如下。

曰松果腺，曰脑垂体，此两腺在头部，其作用互相钳制，其势力互相颉颃。松果腺主肥，脑垂体主长，长人脑垂体比较发达，肥人松果腺比较发达。若其一有损伤，势力不足相钳制，则两腺之一必偏胜发达，其人或异乎寻常之长，或肥至臃肿不灵，凡此等

---

① 合而孟：即荷尔蒙。

皆不慧，不能受高深教育。《内经》所谓"规矩权衡"，正是指此，修短合度，骨肉停匀，为合乎规矩权衡，否则为不合规矩权衡。

曰扁桃腺，在喉头，即藏于扁桃体之中，此腺主健康，肿则为喉蛾。凡有喉蛾者，肺肾均不健全，不能耐劳苦。

曰腮腺，在两颊，未满月之婴儿，此腺最易肿硬。常州人最喜割螳螂子，即是割去此腺。此本妄人无知识者之所为，然见多数小孩经割后，并无若何坏处，则此腺关系尚较他腺为轻。然割治过当，为害甚大。尝见一小孩四岁，尚不能言，其颈短，胸骨高，目无神，脚不能立，完全呈畸形，规矩权衡全不合，众医不识何病，余见其啼时腮内膜有青色瘢痕，正当割螳螂子之处，因问初生时曾经割治否，曰"有之"，是则因去腺净尽，其病不能治也。凡腺皆不可尽除，然此是其害之显著者。去腺无论多少，在理必有害，成人害浅，婴儿害深，以多数腺体皆主躯体发育故也。腮腺之肿，当是胎毒。徐灵胎《兰台轨范》中有云："婴儿初生七日内，温米泔水蘸软巾捻其乳有白汁如潼者少许，挤去之，则无螳螂子之患。"按：此法亦不妥当。白汁当是乳腺，腺体皆有连带关系，去乳腺，腮腺不肿可信，然去乳腺是否于发育无碍，则尚有待于实验。灵胎时代尚未知腺为何物，故其说不可从。惟螳螂子尚未得有妥效治法，是当继续研究也。

曰舌下腺，此腺出唾液，古人所为廉泉，与肾腺有关。少阴证舌枯，得附子则润，是其证也。

曰太摩腺，在胸膜内，惟童稚有之，男子至十六，女子至十四，其腺自萎。此腺与肾腺先后相瓜代，太摩腺早萎，则肾腺早发育，其人则早熟，童稚而面目如成人，举动如成人者是也。凡早熟之人，皆愚蠢不能受高深教育。早婚之害，亦与早熟略同。

曰甲状腺，在颈部结喉之两旁，左右各一。凡多忧郁而患气喉者，即此腺肿也。气喉有亘数十年不愈，仅肿胀甚大，于生命无害。余三十五时曾患此，其后处境略顺，渐渐平复，是此腺与忧郁有关，于肝、脑为较密切。近见西人有专以割治为业者，割后数年辄死，是割治反不得尽其天年。而西人以科学新发明炫人，每疗治一人，须手术费千元，其实彼尚在试验之中，我国富人颇有受其愚者。

曰甲状副腺，在甲状腺之旁，左右各二。此腺主健康，凡患瘰疬者，是此腺肿，瘰疬之病属劳瘵范围；又恒与喉蛾同见，是此腺关系生殖腺甚为明显。又，瘰疬溃后，辄见有腺连串燉肿，从颈部延至缺盆，旧籍谓之蝼蛄漏，是就病形言之，此腺不止每侧两枚。

曰腋下腺，此有两种。其一为有管腺，即汗腺，凡患狐臭者，此腺臭也。每侧有三数枚，腺臭者有等差，其病浅者仅仅腋气，深者乃是狐臭。无论深浅，不可治，强治之，令人老年耳聋。其一种为无管腺。襁褓中失乳成疳积，则此腺辄肿，成人感剧劳亦有肿者，是此腺亦主健康，凡肿属衰弱性者，皆代偿作用也。

曰乳腺，无论男女，当发育时，此腺则长成而有显著之现象。女子孕则此腺异常发展，产后则月事不行而有乳汁，即此腺所制造也。又，乳病亦此腺为病，乳痨为病恒得之肝郁，其初起发痒继而肿痛。女人哺儿期中值忧郁，骤则潼为不流，而乳房结核；假使非哺儿期中患此，则月事不行。据此等形态观之，肾腺与乳腺，肝脑与冲任，其交互之关系，视解剖、生理所得，深切著明，不啻倍蓰也。

曰生殖腺，生殖腺有肾冠腺、摄护腺、前庭腺、大历腺等名，散布于盆骨之中、膀胱下口、输精管与溺道附近及阴器之中。此等腺，自其效用言之，可以睾丸与卵巢为代表。睾丸、卵巢，生殖腺之主体也。胎生动物皆有睾丸、卵巢，皆以两性配合为生殖，人类并不特异，此为生生之本，可谓人世万有皆从此出，故《易经》谓"一阴一阳之谓道"。又曰："有夫妇，然后有父子、兄弟、君臣、朋友。"其言可深长思也。

凡一艺之精，无不与大道相通，吾于腺体之解释，别有会心，可以修身养性，去恶迁善，而于人世一切可以得究竟觉悟，关系甚巨。兹特畅遂言之，不以著书体例为嫌也。

西国哲学家有云："种种吾人认为女子美德者，皆因有卵巢之故。"所谓美德，包括一切柔顺、缜密、贞静、懿淑等。《内经》云："肾者，作强之官，技巧出焉。"此东西哲人识得生殖腺真相者之言也。《内经》所谓"肾"，该睾丸、卵巢而言；所谓"作强"，指精神振作；而所谓"技巧"，指一切难处理而处理、难整齐而整齐之事而言。《内经》何以知此？盖从病态之反面推勘而得。有一种病曰瘵，即俗所谓色劳，得病之由，为纵欲多内，其病症为昏瞀、懒惰、柴瘠、出白、骨蒸、潮热，其病理为精枯髓竭，腺体不复能制造内分泌，撄此种病者，常躁烦善怒，丝毫不能耐烦。观病此者之症结，只在肾腺败坏，乃知彼能耐劳，能振作者，只在肾腺健全，故曰从病态之反面推勘而知也。至西国哲学家之所以知此，则从生理之形态推勘而得。彼见男子皆具有雄直气，故知女子之柔顺、缜密皆属有卵巢之故，男子之美德曰雄直，曰豪爽，曰英发，曰磊落，皆因有睾丸之故。欲证明此层，亦非难事。司马迁因营救李陵而下蚕室。腐刑不可以风，蚕室无风，故云然。腐刑即宫刑，注云："男子去势，女子幽闭。"女子之受腐刑者，仅见此注，于旧籍并无事实可征；男子则从前之宫监皆是也。尝见近人笔记，宫监连肾囊、睾丸皆除去，是可以之注释"去势"二字。凡受宫刑者，无须，语音近雌，其举止神气在不男不女、亦男亦女之间。审是，岂非雄直、豪爽诸美德，皆因有睾丸之故？吾于此晤得妙理，盖生殖腺不仅主生殖，犹之世界之所以成世界、人类之所以为人类，断非仅仅"传种"两字即尽其量，故此物有两方面发展，其一为传种，生生不已，阅人成世，即《易经》所谓"生生之为易"；其二是适于生存之工作，此包括道德、文章、政治，故立德、立功、立言为三不朽。不能有两种发展，为未能尽此腺之量，即未能尽为人之量。何以言之？观于人类之历史与先哲之垂训，可明证吾言也。今为便于行文之故，假定传种方面发展为向下发展，生存工作方面为向上发展。曾子曰："士不可以不弘毅。"如何是弘毅？曰："任重而道远是弘毅，可以托六尺之孤，可以寄百里之命，临大节而不可夺是弘毅。"弘毅之蕴义如此，岂是昏庸、懒惰之人所能企及？而生殖腺向下发展，则无有不昏庸、懒惰者。寻常人旅进旅退，不幸为淫靡之俗所渐渍，则每下而愈况，幸而能发奋自励，向上努力，则志气逐渐发皇，而目光渐远，胸襟渐宽，故《大学》谓"富润屋，德润身。"于是可知生殖腺向上发展，则有种种美德与之俱，如廉俭、耐劳、勇敢、重义、轻财，其在女子则幽娴、贞静、缜密、婉和、孝谨；若向下发展，则有种种恶德与之俱，如虚荣心、嫉妒心、自私自利、器量褊窄，不能容人。此有等级，视其进展程度以为差。向上发展，充类至义之尽，可以为圣贤，为菩萨。孔孟之仁民爱物，释迦之大慈大悲，只是能充分发展之故。向下发展至于极端，则卑污苟贱，可以至人间活地狱境界。同是腺体生活力，因发展异其趋向，结果之差别乃至上天、下地，可怖也。或疑此不是生

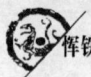

殖腺关系，则吾更能以历史证明之。吾近读《后汉书》"儒林""独行"诸传，又读《新五代史》诸"世家"，觉两书中人物，其生殖腺分途发展甚为显明，尤著者，为《独行传》中之戴就与《五代史》中之南唐后主李煜。南唐为宋所灭，后主身为俘虏，作词云："最是仓皇辞庙日，不堪重听教坊歌，垂泪对宫娥。"又云："帘外雨潺潺，春意阑珊，罗衾不耐五更寒。梦里不知身是客，一晌贪欢。"史称后主耽声色，观此词，其为人已显然。"仓皇辞庙"，已自言是国破家亡，乃所不堪者在听歌，垂泪而对者是宫娥，是虽辞庙，目中并无祖宗；虽国破家亡，胸中并无家国。至于身为俘虏，尚云"不知是客"，是真醉生梦死，不知人间有羞耻事者。岂非生殖腺充分向下发达，丈夫气消磨净尽之证乎？求其类似者，亦不乏其人，如陈后主、隋炀帝、齐东昏皆是。可知生殖腺向下发展，则入同一轨道，初非李后主个人为然。戴就仕仓曹掾，因太守被诬，收就钱塘狱。考掠备受五毒，至烧铧斧使挟于肘，肉焦片片堕，终无一言。从事薛安问："太守罪秽狼藉，受命考实，君何故以骨肉拒扞？"答曰："太守剖符大臣，卿虽衔命，固宜申断冤毒，奈何诬枉忠良，今臣谤其君，子证其父？就考死之日，当白之于天，与群鬼杀汝于亭中；如其生全，亦必手刃相裂。"薛安壮其言，不敢逼，狱竟得解。此种精神，真是孟子所谓"威武不能屈"者。求其似者，如唐之颜杲卿、宋之文天祥、明之方孝儒、杨继盛，亦即生殖腺向上发展，故临大节能入于同一轨道。曾子说"弘毅"，以临大节与托孤、寄命同言，盖死节之事与托孤、寄命之事，有久暂之别，其为忠义则一；鞠躬尽瘁，死而后已，亦不过是浩然之气充满胸中。《礼记》以"临财毋苟得，临难毋苟免"同说，是"廉"字与"忠"字为同类。我故谓生殖腺苟向上发展，即有种种美德与之俱；向下发展，则有种种恶德与之俱。恶德、美德，各以其类，如薰莸之不同器。《阅微草堂笔记》说一人既淫且孝，乃以万恶淫为首，百善孝为先，大做其对待文字，此是纪文达未达此理之故。善念起则恶念消灭，恶念起则善念消灭，故有先为恶人后为善人者，亦有先为善人后为恶人者，无同时半个为善人、半个为恶人者。孝为报恩心理，蓼莪之诗曰："哀哀父母，生我劬劳，欲报之德，昊天罔极。"唐人诗曰："慈母手中线，游子身上衣。谁言寸草心，报得三春晖。"观此可知孝乃仁恕之根本观念，纯属良知。扩而大之，则为孝；推而广之，则为忠诚，为仁义。淫是生殖腺向下发展，既淫则嫉妒、残忍、诸心理，如影之随形，无可避免。既与诸恶德为缘，则良知无有不汩没者，故淫必不孝，孝必不淫。在昔齐桓公之世，有竖刁、易牙、开方，汉时有十常侍，明时有魏忠贤、刘瑾，其知识之庸暗、举动之谬妄、心地之龌龊，后先如出一辙，徒能乱人家国，此辈皆刑余人之，如《汉书·五行志》中之"人疴"。此足为进一层之证明，苟无生殖腺，不足为善人也。生殖腺如何可使向上发展？如何可使不向下发展？此其关键在无逸。"无逸"本是《书经》篇名，周公所以戒成王者。谚云："饱暖思淫欲，饥寒起盗心。"是逸则向下发展也。朱子云："吾虽甚病，亦要向前做事。"《曲礼》第一节即说："毋不敬"。"敬"字是"懒"字对面，敬则不懒，懒则不敬。从古无好吃懒做的圣贤，无宴安酖毒的菩萨，此是甚显明无疑义的。古人所尚者，刻苦自励；今人所崇拜者，乐利金钱。既富且乐，则为淫逸，故西方文明表面极绚烂，里面极恐慌，而风俗极淫秽，盗贼充斥，兵祸连年。彼邦智者，乃奔走呼号，求弭兵，议军缩。然苟不变其乐利主义，则生殖腺不向上发展，欲求弭兵，犹南辕而北辙。更有一事不可不知者，自古有言："为善如登，为恶如崩。"人类血肉之躯，安于逸乐，惮于修持，亦固其所。此当彻底明了，知所谓乐利主义者，其底面是苦；而刻苦自励者，其底面反是真乐，则自然知所别择，不致误入歧途。或问：世有刻苦修行，独身不嫁娶，此其人之生殖腺必是向上发展无疑，然而疾病相寻，未至四十、五十，已颓然衰老，此何故？曰：因未能彻底明了故。今之佛家与宋之理学家，皆讲究惩忿窒欲，此四字未尝不好，然不彻底。彼等席丰履厚，四体不勤，性欲冲动自所不免，惩之窒之，不使其向下发展，复不能发奋有为，则亦不能向上发展。不上不下，因而成病，早衰固宜，然后知《尚书》"无逸"二字之精。凡理学家，喜作不近人情之语，往往色厉内荏，都是未能彻底明了之故。佛家尤甚，他们安坐而食，口中劝人不要杀生，心里只想升西天。此种真是人天小果、有漏根因，学佛不成，反增魔障。汝曹苟能认定生殖腺向下发展之非是，而以"无逸"二字为主义，则为人之道无剩义矣。持此上之智，足以知圣人，其次用以衡量古今人物，可以百不失一；用以律身自治，可以寡尤寡悔。其潜心熟读之，反复深思之，勉之哉。

此是训女之作，故结尾数语措词如此。今公布之为函授讲义，仍之不改者，因衰朽之余，追忆旧事，在在堪珍，聊存纪念云尔。

病 理 概 论

恽铁樵 著

李莎莎 刘应科 整理

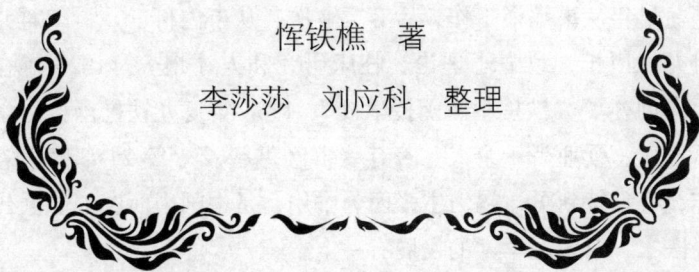

内 容 提 要

恽铁樵（1878—1935），名树珏，字铁樵，别号冷风、焦木、黄山，江苏省武进人，是近代具有创新思想的著名中医学家。早年从事编译工作，后弃文业医，从事内科、儿科，对儿科尤为擅长，致力于理论、临床研究和人才培养。1925 年在上海创办了"铁樵中医函授学校"，1933 年复办铁樵函授医学事务所，受业者千余人。著有《群经见智录》等 24 部医学著作，有独特新见，竭力主张西为中用，是中国中西医汇通派代表医家，对中医学术的发展有一定影响。

作为"铁樵函授中医学校"培训教材之一，本书第一期，讲述了表证的临床表现、证候分析和治疗要点以及麻黄、桂枝、葛根、藁本、香薷等解表药的用药特点。在治疗上，恽氏提出："用桂枝之标准在口中和，有汗发热而形寒，而"口中和"三字尤为紧要"；在理论上，恽氏讲究借古通今，中西并用，在民国时期，具有开拓创新之意义。作为铁杆中医，恽氏没有排斥西医，反而能为己所用，反映了其独到的眼光与开阔的胸襟。第二期重点论述了舌诊中望舌苔的内容，恽氏通过望苔色和观察舌苔的厚薄来判断有无胃肠的积滞。第三期讲述辨病虚实。一在辨舌，二在辨脉。辨证的虚实，应四诊合参，并且"当见微知著，方无陨越。"恽氏还借助病理生理学理论分析了太阳直传少阴的机制及用药法度，对于"烦躁"的理解独辟蹊径，值得深思。第四期首先重点论述了《伤寒论》三阴三阳证的证候特点，其次围绕肾病面黑头汗出，恽氏由病机谈到了临床使用桂、附、黑锡丹等温药的心得，对附子的作用部位、效力、用法、用量、误服的变证都有详细论述。另外，结合病理学理论分析了烦躁、气陷、脚气等病的病因病机，其论不乏新颖之处。《病理概论》四期的内容主要讲述了通过各种诊法分析疾病的病理表现并用来推测病因和治疗。恽氏将中西医有机结合起来，在分析疾病的病理机制时更加简单明了。

本书依据《铁樵函授医学讲义二十种》1933 年铅印本点校整理。

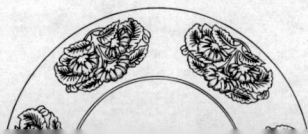

目录①

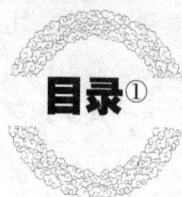

---

① 原书没有目录，为了便于阅读，整理者增加了此目录。

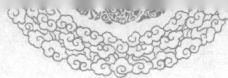

第一期

恽铁樵　著

表证，为发热、为形寒、为头痛、为骨楚、为脉浮、为舌苔如常人、为口味淡。表药，为麻黄、为葛根、为豆豉、为荆芥、为防风、为藁本、为蔓荆子、为秦艽、为羌活、为桂枝、为香薷、为浮萍。

表证为最简单，所谓太阳证，若表方则繁复矣。方有副药，副必有的。苟无兼证，即无副药。病鲜有无兼证者，兼证即不限于表证，故繁复。例如：麻黄为表药，有麻黄之方为表方；麻杏石甘、大青龙，则证兼里热，方兼消炎作用也；麻黄附子细辛汤，证兼里寒，方兼温化作用也。是一表字而兼有其余七字，故其变化不可胜极。

兼证为副证，副证固无定（原非印板文字），然副证之于主证，皆有线索可寻，皆有连带关系，绝非偶然相值者比。例如：麻杏石甘汤，麻黄所以治太阳，而石膏则所以治阳明，太阳为表层，有无太阳证，以恶寒不恶寒为辨，躯体之温觉，是表层浅在神经所司。天寒而觉寒，近冰而觉寒，为生理之正常。天气热而亦觉寒，近火而亦觉寒，则为反常，反常为病。石膏所以治胃炎，必有感觉神经反常之太阳证，复有胃部热化液干之阳明证，然后，以麻杏石甘治之，其效如响。药之主副，从病之主副，假使副药不合，则主药亦不效，故当用麻杏石甘汤，决不能用葽蕤汤，或真武，或麻黄附子细辛汤。更即此而深求所以然之故，则胃消化之分泌神经，与表层之感觉神经、立毛神经、司汗腺之分泌神经，有此呼彼应之连带关系，所以太阳阳明有合病。更就麻黄附子细辛汤推之，则知腰骶神经之分支，司肾腺内分泌之诸神经，与表层诸神经，亦有此呼彼应之功能，故太阳少阴有两感。不过何以两阳合病？何以阴阳两感？则更有其真确之原因。例如：饱食感寒则为合病，遗精感寒则为两感。人事不齐，禀赋互异，则其差别不胜屡指。于是，治法有标本，方剂有缓急，用药有轻重先后。于是，可以明中西媾通之道。药之主副，从病之主副，而病之主副，有其一定之途径连带之关系，此其途径与其关系，合乎《内经》之形能，通乎西国之生理学。于是，即方可以知证，明证即可处方。初一步，取法古人，循规蹈矩，有物有则；继一步，得心应手，不拘拘于绳尺，而自不背所谓规矩权衡。而且，古书不能明者，可于生理推求之，显微镜所不能见，用各种动物所不能试验，生理学、解剖学所未言者，亦得于陈旧验方中用药君臣之配合，而明白向来所不知之病理。于是，无不可读之医书，日新月异，而有所发现，治医至此，亦乐事也。

无汗用麻黄，有汗用桂枝。凡热病有汗，则麻黄为禁药。无汗，则桂枝为禁药。此殆尽人能言之。若问何以有汗禁麻黄，无汗禁桂枝？则能详言者，盖鲜。自来注伤寒者，所未言。然不能深明其故，则千变万化之病证，应付必有或误之时。余曾屡次目击其误，而余固心知其所以然者，则乌可不言。病人得麻黄，则发汗。麻黄之效力为发汗，其发生效力之场所则为肌表，其所以能发汗，则因服此能使肌表司汗腺分泌之神经紧张者化为柔和。而汗之为物，为躯体中应排泄之水分。若应排泄而不排泄，则此水分必改道而自寻出路。以故无汗者，则溲必多，病时如此，平时亦如此，故夏日汗多溲少，冬日汗少溲多。若既无汗又无溲，则水分之过剩者，无路可去，则聚于皮下而为水肿；若仅仅过剩之水分聚于皮下，亦未便成大患。而体工之为物，往往其所行之途径，不可错误，错误则成一往不返之局。故水肿之原因，为汗腺失职而无汗，内肾失职而无尿。初一步，过剩之水分聚于皮下；继一步，血中不应排泄之血清，亦继续奔辏聚水之处，至血液干枯而不止。以故愈肿愈甚，若从皮下放水为治，则不能纠正生理之错误，故放后仍肿，预后不良，旧法之开鬼门，洁净府，即是纠正生理之错误，故肿退可以不复作。此言水肿，其在热病亦同一理。凡无汗而用麻黄，是纠正生理之错误；若本有汗而用麻黄，则反引起生理之错误。以故有汗而用麻黄，可以漏汗不止，至于厥逆。何以厥？即因漏汗之故。不应排泄之血清，亦变而为汗，血中失液，酸素自燃，脏器相切之处，均不滑利，神经亦失养，所以厥也。《伤寒论》"亡血家不可发汗"，正因此故。

凡不能彻底明白原理，则临床无标准。因而，用药错误者，其事不胜枚举。最显著者，莫如麻黄定喘。试详言之，以供隅反。

喘，有痰喘、有肾喘，有寒、有热。大分不离肺虚，虚而不胜冷，空气压迫，则多分泌痰涎，以护气管，如此则痰多。若本是阴虚，血中无液，则无物供给腺体以制造黏液，则无物可护气管。如此，则无痰而热化，热则上行，则亦致喘。其肾亏于下，肺虚于上者，精竭则供给各组织之内分泌不足，肾部自起恐慌，不能与肺部相应，则显种种不同之病证，上下气压不相等，其一也；肺不得肾之供给，因而无弹力，其二也。全体生理反常，气管感觉奇敏，全身液体奔集肺脏，以供制痰之用，致液干精竭。一方，酸素燃烧磷质，燃烧而为骨蒸潮热。一方，引饮食自救，而有虚假之食欲，每值气候小有变换，或情感冲动，或些微劳苦，则痰奇多，而呼吸异常浅促。《内经》所谓"汩汩乎若坏都，溃溃乎不可止者"即是指此。此种病程有深浅，机兆有显晦，衡量审察，存乎其人，万绪千头，莫名一病。此等而见喘，要皆非麻黄所能治，且麻黄反能增病，其麻黄能治之喘，仅有一种，其原因为，肺为风束，卫气不向四围分散，而从中上行，亦仍有其他副因，如肺虚、肺热、肾虚、水逆等，与气喘为缘之病，然后见喘，其主因在肺为风束，故麻黄为必用之药。至于副药则当从副证，绝非执著一个古方，可冀幸中。而昧者不察，以为方名麻黄定喘丸，则凡见气喘之病，皆欲以之尝试，并有汗无汗而亦不问，几何不败事哉。

桂枝之效力亦在表，其作用恰与麻黄相反，司汗分泌之神经紧张则汗闭，此神经弛缓，启闭失职则自汗，虽恶寒汗仍自若，故知是汗腺启闭失职。桂枝富有刺激性，能使弛缓之神经恢复常度，故得桂枝而汗止。惟其如此，故无汗桂枝是禁药。汗所以泄热，无汗而热，复与桂枝，是使汗腺益闭，而且助热，如何病不增重。用桂枝之标准在口中和，有汗发热而形寒，而"口中和"三字尤为紧要，所谓"口中和"，即口味淡而舌润。凡是口中和，虽不形寒，亦可用桂枝。仲景桂枝黄芩汤即为此而设。盖普遍性热化之阳明经证，汗多热不解，口中和者，桂枝黄芩之效，捷于影响也。今人于口淡舌润之热病，认为湿重而用厚朴，厚朴乃胃家药，非能解热者。又，桂枝不可用之标准，在口燥、舌质绛、渴而引饮，如此者，是血中液少，荣气不足，其人必躁烦，白虎证也。其舌尚未干，壮热形寒，渴引饮而躁烦者，乃桂枝白虎证。第一种，若误予桂枝汤；第二种，若不与石膏同用，必致衄；

其后一步，即转属成痉。王叔和所谓"桂枝下咽，阳盛则毙者"此也。此即无汗用麻黄，有汗用桂枝，有汗禁麻黄，无汗禁桂枝之所以然之故。不明所以然，读古书不易彻底明了，不彻底即不免有或误之时，是旧时治医之通病也。

麻桂两味之外，最有用而重要者，莫如葛根。葛根能发汗，亦能治形寒，退热之效用极良好，其效力发作之场所，亦在太阳，作用在发汗驱热，略如麻黄、桂枝，惟有汗而壮热者可用，不似麻黄之当悬为厉禁，无汗而壮热者亦可用之，不似桂枝之当悬为厉禁，其入腹后所呈之反应，为消炎的，不是热化的，此其与麻桂不同之处，因其有消炎作用，故普遍性热化之阳明证，得之良效。以故洁古谓"葛根是阳明、太阳两经药"。古言：葛根性升。按之理论，与事实都不合。体工之公例，热则上行，葛根既有消炎作用，是凉性，当不升，惟此一层尚未能真确，因通常都与芩、连或石膏同用，假使葛根本凉，则无取芩、连、石膏协调，然则，葛根殆平性，略偏凉，不可云凉。又从实验言之，凡痧子，得葛根则透发，热病之阳为阴遏，猝不得退者，得葛根辄解，是此药富有透发性。故，古人谓葛根能通阳，然则性升云者，乃透发之谓。是由里达表，并非由下向上。《伤寒论》有汗而喘，主葛根芩连两阳合病，自利，主葛根汤。胃热而逆，肺气不得下行，壮热不为汗解，其病之症结在热，重心在里，葛根解肌，芩、连清里，症结既去，其喘自平。是葛根、芩、连之定喘，由于清热，非直接能定喘也。两阳合病之痢，其原因浅在神经紧张，影响胃肠神经过剩之水分，既因表闭不得疏泄，复因胃肠有病之故，并道从大便出，因而自利。葛根汤之麻黄、葛根解表发汗，是纠正体工之错误，故利得止，亦非葛根举陷之故。

葛根治伤寒系风温、阳明经证良佳，陆九芝、戴北山两家，视为惟一效药。《世补斋》用此，为治热病主方。全书强半解释此方，几于此外无药，然就我个人经验言之，葛根之效，只在伤寒系风温、阳明经证，与痧子之上半期，其余都不适用。如：暑温、湿温用之多误事；痧子传变见阴虚者，得之尤劣。深秋伏暑，寒热起伏，一日三五次发，误用葛根，可以延至甚，长久不肯退热，其传变则转属阴虚而热，而见白㾦，或由泄泻而变痢，或因气候关系而成痉，三种传变以第一种为最多；若第四步，阴虚而热之病，误用葛根则衄。

麻、桂、葛根，为表药中之大药，荆、防、薄荷等，则为小药。药无分大小，吾所以为此言者，麻、桂、葛根乃《伤寒论》中药，用之当，效力固佳，用之不当，为祸亦极显著。以故有禁时，医于病理不甚明了，于此种药之用法，亦不甚明了，遂避而不用。凡热病当解表者，一例以豆豉、豆卷、荆、防塞责，医学堕落，至于此极。虽云古书界说不明了，要之前清无医政，业医者不必多识字，实有以致之，豆豉能发汗，而退热之功效不良，绝非麻、桂、葛根之比。而伏暑病症，忌发汗，用豆豉致汗多，荣气益枯，因而出白㾦者，实习见不鲜。是此药可谓为福不足，为祸有余。不过，用豆豉病渐加重，恬不为怪。用麻、桂、葛根，病情小有变动，即被指摘，以故墨守成法，抵死不敢更张。凡中医皆自负，又皆喜摆架子，谁知金玉其外，败絮其中。其可怜有如此哉！荆、防用于伤风、鼻塞、形寒有效，假使用之不当，其为祸不似麻桂之烈。《世补斋医书》中所谓不谢方者，均是此等药。惟荆、防之效用，限于伤风而止，其他病证都不效，可以充摇旗呐喊之选，不足独当一面，谓为小药，固自不误，惟其范围颇宽泛。例如：失血忌用表药，而妇科产后，血崩诸证之杂有外感者，用之无害。防风，则内风诸病为佐使药，亦居重要地位。

藁本、蔓荆子、秦艽、羌活，皆风药。藁本、蔓荆与防风略同，治头痛良，羌活、秦艽治骨楚良，有时为大药之引经，成绩良好。吾所试验而得者，如：中寒头痛与细辛同用著奇效，细辛之为物，不可重用，大约三分为最重剂，过多便显中毒症状，而细辛之药位，颇无定所，与肺药同用则入肺，与肾药同用则入肾，与荆、防、藁本同用，则入头部。例以人事，防风等药，虽不能独当一面，却如幕府、如向导，有左右大军之力，功人之功，反高于功狗①，固自有其不可废者在也。

香薷之范围较狭，通常仅用于暑温之无汗者，然暑温之有汗者，用之亦无大害。盖暑本当与汗俱出，不似麻黄之于伤寒，误用之有漏汗之弊。然，亦仅限于暑温，其伤寒、风温、痉湿诸证，都不适用。香薷膏用治水肿，则未尝经验。姑付盖阙。浮萍发汗创于秦皇士，观其本意，殆因不识用麻、桂之界说，故创此药以代麻黄。浮萍本身之界说何如，亦无明白之说明，似当等诸自桧，可以存而不论矣。

① 功狗：典故名，典出《史记》卷五十三《萧相国世家》。"功狗"比喻杀敌立功的人。

第二期

发热为体温集表，形寒为浅层感觉神经过敏，头痛为风热，骨楚为神经痛，脉浮为寒胜之故。以上各病理，散见于各种拙著，不复赘说。首节谓，舌苔如常人，口味淡，皆表证。此则不可不详言者。舌色为国医诊断上极重要之点，而遍观各种旧医书，无详确之说明。《张氏医通》之《伤寒舌鉴》，计一百二十舌，虽有图有说，结果等于无有一舌，因不言原理，图说不得明了，读者总无由领悟也。此事甚难。余现在所知者，尚苦不多。然，舌苔如常人之为表证，却不难说得明白，按：舌面之有味蕾，其中藏有神经纤维，其所以能辨味，并非为人生食欲而设，舌之于味，目之于色，鼻之于臭，三者俱有联带关系。食物入口，是否有益无害，必须经三者之审查，而辨味为主要，假使味不合，入口即吐，故知舌面之味蕾，为胃之第一道防线。食物本所以养生，然谚谓"病从口入"，何以故？则因世人调味之技太工，味蕾受欺故也。老子谓"五色令人目盲"。若嗜食致病，可谓五味令人舌敝。审是则知，味蕾直接与胃有关系。试就各种疾病，所显之症状验之。凡有积者，舌上必有黄苔，此尽人所知也。若问积在何处，则必云在胃，此误也，凡舌上有黄苔者，其积在肠不在胃，此为千古一大谜，于治疗上有甚大之关系。何以知其在肠不在胃，此有种种证据，凡苔已黄者，为可攻之证据。吴又可以苔已黄者，为温邪已到胃，未黄者，为未到胃。到胃者，可攻是也。然到胃字当改到肠。凡可攻之证，辨舌之外，必须验其绕脐痛否，有矢气否。必此诸项条件毕具。然后可以放胆攻之。矢气与绕脐痛，皆肠中事，非胃中事也。凡胃有积者，其初一步必不欲食，刘河间所谓伤食则恶食，其继一步必呕吐，伤食则胃不消化，食物梗于胃中。初病生活力强，当然迫而去之，此为自然之救济功能。故拙著《惊风经验谈》，谓绕脐痛矢气，为肠有积之证据。泛恶呕吐，为胃有积之证据。以病情衡之，殆甚确也。肠积苔黄，胃积苔不黄，是皆可以推理而得者。肠积可攻，以其物既在回肠间，只是欲下不得助，以药力迫之下行即得，更无其他问题。若在胃，则不能迫之下行。因胃之下口，所谓幽门者，有括约筋，凡食物之未消化者，照例不许通过，若勉强通之，则此括约筋必竭力收缩与药力相持，如此则脘痛而痞闷，而病乃增剧，胃部乃受伤，其变化如下。胃壁全部紧张，则胸脘闷如石压，体工起救济，欲去积而不得，则呕逆泛恶，无有已时。初起因表邪而病胃，此时因胃伤而增热。如此则必兼见他脏病证。肝与胃不相协调，胃逆肝胆亦逆，则头剧痛，肺不肃降则呼吸浅促。肝中糖分入胃者，胃不能受，则口味奇甜。肠与胃不能相应，则腹痛而飧泄，饮食既点滴不能入，延时稍久，则虚而无阳，见蜷卧但欲寐之少阴证。其尤劣者，由括约筋而病胃丛神经，神昏谵语之脑证继见。若复下之，或用涤肠，胃部创甚则厥，肠部创甚则手足皆反掊，而病乃不可救药矣。（此节所言乃事实，非想当然之谈。五年前，余与西医黄君会诊陶小姐之病，当时绞尽脑汁，病卒不效，事后仔细推敲，经数年思索，然后明白早下之害如此。当时医术浅薄，不能有真知灼见，良用自疚。）

舌面粒粒耸起者，为味蕾，味蕾之下，蒙有一层甚薄之白色垢腻物，其厚度刚能填满味蕾相接处之微凹，使舌面显平滑状，此一层薄垢，即通常所谓舌苔。凡有积者，其苔则厚。凡绕脐痛，拒按矢气者，其苔则黄且厚。乃知据苔之厚薄，可知胃中有无食积，是苔即食积之表示。无病之人，必有薄苔一层者，胃肠间新陈代谢之间，必有储积，为新旧过程故也。更从别一方面推求，凡绕脐拒按作痛转矢气者，舌苔必黄厚。而胸脘痞闷泛恶呕吐者，舌上则无苔。岂舌苔专为肠积表示乎？经多年考察，乃得心知其故，须知舌苔非即食积，乃胃肠消化工作强弱与正常反常之标著。质言之，胃有消化力，肠有吸收力，则有苔。若胃肠完全不能工作，则无苔。胃之纳食，其容量有其一定程限，在其程限之内，当然为正当之消化，若过其适当之程限，则胃襞褶扩张过当，不能收缩，斯不能蠕动，同时胃酸肝糖胆汁，胃均不能受，则泛滥溢入各组织。大约胃酸过剩，则口中发淡；肝糖过剩，则口中发甜。而此时舌面则无苔，并平日应有之一层薄垢亦无之。第见味蕾粒粒耸起，而舌面则润，以意测之，当是大本营受病，不复能与前线相呼应之故。准此以谈，则舌苔者，乃胃气。胃之本身受病，至不能与舌面相应，此时用重药攻之，殆无不厥之理。吴又可《温热论》中对于如此之舌，主用槟榔。自我之经验言之，大黄固非是，槟榔亦非是，吾曾值此证，用槟榔六分而致厥，又曾见同业用槟榔三钱而致呃逆。厥为胃丛神经影响及于中枢神经，呃逆为横膈膜痉挛。途径虽不同，其为由消化系病，转入神经系则同也。又临床笔记中，陆稼孙小姐之病，因槟榔致内伤，经长时间调理而后愈者亦同此蹊径。不过陆小姐之病，并非有积，致胃扩张，用槟榔尤属无理，于是可知根本解决之可贵，否则《温疫论》中用槟榔之界说，总不明了，古人之错误，无从纠正。即使有时用槟榔而愈病，不知其所以然之故，亦属幸中。幸中乃错误之前驱，有一次幸中，必有多数错误在后，幸中实不祥事也。于是可知舌上有薄苔者，有胃气也。无薄苔，味蕾粒粒耸起，胃停积过多，扩张过当，胃气不伸故也。舌苔厚且黄，有积在肠。胃气能伸，惟肠部蠕动不利，欲去积而不能。因肠有积，胃气不下降而上行，且因胃气得伸，而又不能去积，故其自然救济作用为热化。热化而上行，故苔厚且黄也。更就所见之证推之，凡舌上无苔，仅见味蕾，而胸脘痞闷，为胃有积，此时所见之症状，必为呕逆泛恶。呕逆泛恶为救济作用。若不呕逆泛恶，但闷若石压者，是胃已扩张过当，无力起救济作用。尔时所显之症，必为口味淡，不引饮，因胃之生活力被窒，不能化热，组织间水分过剩也，或为口味甜，胃不能受，肝脏分泌糖分泛溢也。或为腹部痛泄泻，胃不能与肠相应，肠部单独起救济也。此时所泻者，必为粪水，或如药汁。纵有粪，亦不黄不黏，所下者非真食积，胃肠生活力不得伸展，各种消化工具不得协调，生理上遂显错误之救济工作也。其舌苔黄厚而热化者，积在肠，消化工作未尝失职，不过因热化之故，水分消耗太多，致粪燥不得下行。此时所见之症状，必为头痛，胃气逆故也。甚且神昏谵语，脑受薰炙故也。若夫不见种种病症，仅发热而舌面有一层薄苔，是其病在初期胃尚未受影响，此则所谓舌苔如常人，邪尚在表，古人名此为舌上苔滑，意以"滑"字表明有病，其实是不明原理。须知此时舌苔未有变动，与无病时同，不可制造名称，混乱实际。况"滑"字毫无定义，不可捉摸，几何不令人坠五里雾中哉。

胃部停积之无苔，与常人无病之舌色，只差几微。即常人舌面有薄白垢腻物，各个味蕾相接之处无凹凸，形成平面。停积之苔则无此薄垢，各个味蕾耸起，显然可见。其舌面所蒙者，仅有水分。此种舌苔与不黏不臭之粪，均可以"不和"两字形容之。不和者，物理方面。化学方面，不能协调也。若夫黄厚之苔，与胶黏之粪则并非不能协调。所患者，在偏胜耳，偏胜补偏救弊即得。此种多热化，用凉所以补偏也。有三承气、有大柴胡、有凉膈双解种种方法。所以救弊也，补偏救弊不难，难在分际。然较之不协调之病，为容易治疗，亦较容易审察。不协调之病，因脏气不能伸展，往往不能化热，故胃中停积之证，舌面润而色白，舌质亦不红，旧说以此为寒不能化热名之，曰寒得其近似，非真洞见症结也。凡误用萸、附、姜、桂致病，随药变渐致不可收拾者，皆此近似之审识误之。其有病浅，因温药刺激，组织兴奋，因得去积而病愈者，然是幸中。为道险而迂远，虽或得愈，内部必伤，已是焦头烂额，而病家医家都不知，他日则更以此杀人，而不知悔悟。前文所谓幸中，为不祥事也。然治之之道奈何？曰："内部不能协调之病，千头万绪，原非一言可以解决"。若仅就胃中停积而言，在初起内部未甚败坏之时，莫妙于吐法，一吐而各种纠纷悉解。张戴人专用吐法，而享盛名，即因他人不审，而彼于此等处，独有心得，否则他人宁不可效颦。然《儒门事亲》中，吐案甚多，而可吐与不可吐，却无明白界说，是亦吾人当研究者。鄙意凡病在初期，审其为胃停积，即非吐不可。若食物已过幽门，即吐之不得。

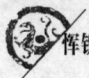

凡物不消化，不得过幽门，而胃中无热力，则不得消化。然则苔黄而厚，绕脐痛者，不可吐。无苔、胸闷即为可吐之标准。又凡虚甚者，不可吐，虚则胃中无液。舌剥者，不可吐，剥虽因伤食，其症结在胃壁坏，不在食积，吐无益也。（本条须参看后文）古人以发热恶寒为表，停积在胃肠两部为里，本书亦以此为范围，否则脏气病皆可谓里，将说不胜说也。

　　吐剂以盐汤为最轻，黎芦、蜀漆为重剂。重剂余未尝试用，可谓毫无经验，当从盖阙。盐汤不甚效，蜀漆为常山苗。治疟屡用常山，竟不吐，以此推之，恐蜀漆亦非能必吐者。中剂为瓜蒂散参芦。参芦曾试用数次，不见有何效力，瓜蒂散成绩甚佳。其为方豆豉三钱，生山栀三钱，南瓜蒂两个，仅此三物煎服，服后仍须鸡毛探吐，吐一两次后，必继之以泻，泻后精伸爽慧，痞闷除，舌色必转黄。黄为热化，栀、豉、瓜蒂皆无热化作用。何以舌色反见黄苔，记得古人亦有此说，而不能明其反见黄苔之故。就上文所说者观之，无苔乃胃气被窒，苔黄乃胃气得伸故也。然则见口中和苔白舌润，而遽用温剂者，岂不甚误事哉！

　　虚证就热病言，范围较窄，容易明白，在杂证则繁复难明。兹所言者，不仅限于热病。惟就余所知者，择要言之。简陋当然不免，然余不敢强不知以为知，抑明原理不难隅反，亦无取乎求备也。西医治热病用热度表，中医惟用自己之手抚病人之头，此事曾为西医非，笑以为其粗已甚，因之中医亦有用热度表者。十年前余亦是用表中医之一人，然西医用科学器械甚多，中医能一一仿效则可，仅用其一，不但无益于病，亦且无理。须知用手候热度，亦自有其不可欺之标准。例如热病初一步，太阳发热而兼寒。继一步，阳明普遍性热化，渴不恶寒，此两种皆热。其区别在恶寒与否，为病人自觉，必须病人告诉医生，乃能知之。假使病人不告诉医生则奈何？曰亦能知之，候太阳之法，《伤寒论》谓脉浮紧其一也，无汗其二也，或有汗，凡有汗而形寒者，其指尖必凉其三也。阳明证热向里攻，指尖亦凉，古人谓之厥。但指尖凉者是微厥，手肘均冷者，是热深厥深。（此种都是热向里攻，胃中有积热攻胃，则人王部青。心下温温欲吐，其厥深者，热聚于里，不能外达，则向上行。薰炙及脑则神昏谵语，仲景以热深厥深者属厥阴。其指尖微厥者实不可谓之厥阴。就病理言，是阳明以热在胃故也。然《伤寒论》并无分别明文，致读者见一厥字，以为即是厥阴，又不敢明定是厥阴，遂疑莫能明，存而不论，此实旧医书界说不明一种流弊。详仲景所以不言之故，热向里攻，心下温温欲吐，人王部青，指尖凉，所以有此现状，必是神经关系。他处无变化，独此三处显联带症状者，等于生理学家所谓神经单位。伤寒六经，厥阴属肝，以《内经》肝之变动为握言之，则涉及神经证者，乃是厥阴。然则指尖微厥，乃含有神经性者，实是厥阴。不过以病候言，指尖微厥是阳明兼见厥阴者，重心在胃，固当以阳明为主证，汉时文字自不能如今日之详。）指尖微厥之阳明，与手凉之太阳，何以辨之？曰："凡病在太阳而手凉者，其人虽热，面色不红，唇不干绛，人王部亦不泛青色。阳明证之指尖微厥，则唇舌干绛，即有不干者，亦必绛或

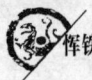

红，且面部必显赤色，目亦有时有赤脉，脉则洪滑带数，其心下温温欲吐者，则面赤，人王部独隐青白色。亦有两种之外之发热。手凉者，疟疾是也。疟寒后辄发热，发作有定时，固然容易辨识，而在正恶寒时亦与太阳、阳明不同，其同者是壮热手冷，其不同者为爪甲微泛青紫色，颜额与两太阳比较，则两太阳为较热，以故古人谓少阳之经气行身之侧面。以上所述者，为三阳，为实证。若夫虚证，除望色之外，触觉上有不可欺者，掌热是也。凡虚证手掌之热，必甚于颜额之热，而实证则无论如何无此现象。阳明经壮热，至多颜额与手掌之热相等，其次为肌肤暵干，甚则肌肤甲错。暵干为轻，甲错为重。暵干与甲错因皮脂腺不能分泌，无物以润泽肌肤之故。平日皮脂腺所以能分泌，因血中液体有余，为供给皮脂腺制造分泌之原料。今肌肤失润泽可知血液无余。血液者，荣气也。无余则荣少，是即所谓阴亏。此种发热，即吾所谓阴虚而热，热病至此，必出白㾦。白㾦者，皮脂腺枯槁之所标著。（㾦有两种，一种为晶㾦，状为小水泡，乃由反汗而成。一种为枯㾦，即皮脂腺干枯所致。）凡热所以必辨虚实者，实热表闭者可汗，普遍性热化者可凉。因于食积者可攻，若虚热三法皆不适用，误用之，内部脏器受伤，立即病从药变，必须甘凉培养营血。渐俟其生活力恢复，则病乃自愈。然则就寒热辨虚实，热度表直无多用处。

虚证触觉之外，有望而可知者，为病人之动作。

手指瞤动者为虚，指头瞤动为神经证。有中毒性与虚弱性之辨。中毒性如初步之流行性脑证，小孩之惊风朕兆，此不必是虚。虚弱性则因荣虚，古人谓此为血不养筋。其在热病，必与肌肤暵燥或甲错同见。又不限于热病，妇科产后痉与血崩太多致痉，其初步亦指头瞤动，此其一也。病者唇干，薄皮鳞然剥落，病者常以手自捋其唇，或鼻孔干有微血，病者常以手自抠其鼻，又或常自搔其头，皆大虚之候。此其原理如何？未能甚详，所可知者，为神经枯燥，手无安处，不期而自动，绝非真头痒鼻孔有物而有待乎爬搔，故常与肌肤甲错或津润同见，此其二也。面色苍白，唇独红绛而干，此与肌肤甲错同见，亦属荣枯，面部贫血，口唇独否，此因唇部血衄。从小循环别支来，不属于上腔动脉，其途径如何，尚有待于考证。古人以唇属脾，乃从病候悟得者，当不致有误。面苍白，唇干绛，眸子乌黑而黝暗者，为精枯败证也，此即《内经》所谓精明，生理学亦谓一滴之精等于一斗之血，故精枯为败。此其三也。

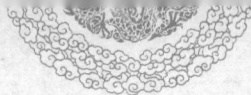

第三期

恽铁樵　著

此外辨病之虚实，莫切要于辨舌。舌色无论燥润黄白，鲜明如锦者，大虚之候也；若见气急头汗等，去死已不远；黄苔为积；黄苔而薄砌舌面者虚也；苔黄厚，松浮有孔，色微带黑，其质如青苔，如海绒者，胃肠已败也；黄苔薄砌不匀者，大虚也；舌苔如常人，质红，其中央有较红之处，其处若无味蕾者，为虚之朕兆，若一块无味蕾，余处有味蕾，其无味蕾之处，如去皮之鸭舌，如猪腰，其胃中腺体已坏，肠壁腺体亦坏，消化吸收都不健全，当然是积弱之证据，虽或见有余之证都是假象；舌剥如地图者为伤食，此种小孩最多，亦胃中腺坏，此常与夜咳为缘，其咳不属肺而属胃，当治胃，治胃不当攻积，若用槟榔即内部受伤，变端蜂起；热不退、泄泻、呕逆、惊风等层叠而起，因重创内部故也。吾尝治此种坏病，悉心调治，经数月之久，然后复原。若因其热不退而汗之，因其泄泻而温之，则一误再误，病随药变，直至生活力不能维持，然后见喘肿涣汗等证而死，可怖也。误药之变，不仅此一种舌，凡上文各条属虚者误攻之，皆如此。又凡上文所指为败象者，皆不救之候，不可不知。

脉象虚实之辨最难。脉波无湛圆意是虚，其理由脉管中血不足，血压低则扩然而空，心房衰弱不能充分弛张，此两者脉波皆不湛圆，前者为芤，后者为微，皆所谓虚也。然有食积之脉当任按，而有时则见软弱、涣散之脉，不能应指，所以然之故。脏气被窒，血不流通，脉虽见虚，病处是实。又如脑脊髓膜炎证，当病初起，脏气未衰，而脉则完全见迟弱涣散之象。及究所以然，乃迷走神经兴奋之故，脉虽见虚，病证全与虚实无关。又如失血，无论呕吐或崩漏，失血过多，其脉当虚，然仅限于初步，反应既起，脉则硬化，脉象是实。病则真虚，以故《内经》必合色脉，然后可以万全，"色"字包括一切证象言，是故虚脉而实证，当留心是否脏气被窒，虚证而实脉，当留心是否神经硬化，则得之矣。

证之虚者，在热病白㾦是虚，腺枯也。肤糙是虚，荣枯也。两者常牵连而见，尚有耳聋亦多与两者同见。故知耳聋是内分泌恐慌之见证，其在杂证。自汗是虚，咳无力是虚，咳而多涕是虚，《经》所谓涕泣俱出者是也。干咳是虚，肺燥，分泌腺无自取给原料，故无痰。剧咳有力，痰涕奇多是虚，肺不能敛也，且是险证。尝见误服细辛三钱，剧咳略无已时，以人参、五味子予之，其咳顿差。此与风寒袭肺不同之处，在开与闭。凡事至于极端，则有相似之现象。辨之之法，自有标准。凡如此之咳，其口味必辣。《内经》以五味配五脏，肺主辛，又云："真脏脉见者死"。言脉则色味可以隔反，肺之味辛，平时不见，此时见之，脏气外露，等于真脏脉见也。凡辨病之虚实，当见微知著，方无隔越。既明原理，则见微知著，并非难事。凡事皆有微甚、甚大之事，鲜有不起于细微，故《易》言履霜知坚冰之将至。上文言味辛，乃肺虚，是已至坚冰境界，并非履霜，若最初见之朕兆，则微妙难言，操之既熟，可以一望而知。面色有晦明，荣气有枯泽，呼吸有静躁，颈项、脊柱、胸膺、肩背皆有正常反常，所谓规矩权衡也。而此种种皆有深浅，有至极甚之地步而尚可治者，有仅露端倪而不可救药者。能见微知著，则可以防未然，知生死，测寿夭，故曰："知几其神"。然而曲突徙薪，例无恩泽，论医学，固当致力于此，能知此等微妙之处，乃为高手。

上节所言者专指肺部，其他各脏，皆有特征，未能悉数，抑余所知者，亦苦不多，只能择要言之。凡病有其部位，各脏有其特征，就此二点注意，能知病之所在，而不能知其变化。若就形能观之，则能知其变化。例如咳嗽为肺病，气急为肺病，若仅仅咳嗽、气急而无他脏见证，则是肺为风束之证。轻者为伤风，重者为气管炎，乃急性单纯病。无论如何，必不虚，伤风宣肺即愈。剧咳且喘，卫气不能四布，无汗而恶寒，麻黄定喘即得。气急鼻扇，充其量至用小青龙汤，亦无勿愈者。总之，是头痛医头，可以济事之病，不算重也。若咳而兼见腰酸、遗精、头汗、盗汗，或其他前举之虚证，有其一，便非前项各药所能济事。误用麻黄，肺本虚，复从而虚其表，则为虚虚。若误用细辛，则诛伐无罪。且腰酸、遗精、盗汗、头汗皆肾病，此种若用细辛，不止病随药变，竟可以立即脱绝。而喘咳之证，十九皆兼肾证，鲜有单纯病肺者，医理不明，仅就方名望文生义，贸然尝试，其危险诚有甚于盲人瞎马者。肺证兼见肾证，须注意是由肺病肾，抑由肾病肺。凡由肾病肺者，颊肉削，眸子暗，腰腿酸软而冷，遗精，精不固，掌热，骨蒸，颧红。由肺病肾者，肩耸背驼，头微前倾，面色苍白，痰中夹血，形寒自汗，臂酸，甚者指头胀，常自汗，背骨酸，膺痛。肺肾两脏病联带而见者，乃习见不鲜之事。而在各种病中，亦惟此两脏病为最难治。其由肺病肾，溲不利，眼下先浮肿，旋四肢肿者，不治；脚肿退，手肿较甚者，谓之四维相代，可与期日矣。由肾病肺者，肺无弹力，则为痰多涕泣俱出，其荣枯者则干咳，痰偶有之，小粒成珠，破之有奇臭，潮热汗出发润，可与期日矣。虚损证，男子以肺肾病为多，女子以肝肾病为多，此其所以然之故，生理关系、环境关系均有之。女人月事不调，腰酸带下，其病灶都在下部腰椎以下髋骨盆骨之间，十九皆属子宫、卵巢之附属脉络，此种脉络，即古人所谓冲任。凡病灶在冲任者，其病源必在肝，间接以及于脑，为形能上之公例，此在平时及病时均有显著之证据。《内经》以春配肝，肝气条达，当春则乐，忧郁肝虚，当春则病。而动物孳尾，必在春日，环境拂逆，忧愁幽思，男子则阳痿，女子则不月。此皆肝肾有联带关系与人以可见者也。肝为藏血之脏，肝气拂逆，则其气恒上逆。所藏之血，不能以适当之时间供给各脏器，如此则身半以上血恒有余，身半以下血恒不足，又肝与胃肠之关系更为显著。凡肝逆者胆汁不下，则消化吸收两皆受病，如此则血液益形不足，无在不起恐慌而成积弱。以故肝病解剖上有直接关系者为胃肠，形能上有直接关系者为冲任。至于肝病之轻者，恒心跳、眩晕；重者，瘛疭昏厥。则又因血与神经有密切关系所显之症状，肝病之范围，大略如此，审是则肝病殆无有不虚。然病肝之人，往往善怒，性情暴戾，恒少寐躁动，虽竟夜不寐，辛苦难堪，而无倦意，则又何故，曰："非健全过人，实因肝虚血不足而显假象之有余"。通常所谓肝王皆如此。欲证明有余之真假，可以验之老人烟客痨病。凡少年健体，无有不嗜寐者。每昼夜若无八点钟酣寐，则精神不振，日间办事瞌睡随之，而老人则否。每二十四小时中得六时睡眠已足，且镇日作事，可以无倦容。吸鸦片者，终夜不寐，精神转佳，虽俾昼作夜，有日间睡眠以为代偿，毕竟其夜间不寐是不足于健康。痨病多欲，虽临命之顷，于房室不能自制止，此岂有余使然哉，曰"不足而显有余之假象。"证以此三者，是信有其事。然何以故，其理由如何。曰："此亦是体工救济之故"。体内各物，常通假有无，浥彼注此以为救济。肝虚则血不足，神经兴奋，迫促血行以救济。其继一步则神经硬化，精不足则取盈于骨髓以为支柱。其继一步则磷质自燃，以故肝病恒脉弦，脉管壁之纤维神经硬化也。痨病恒骨蒸，骨髓中磷质燃烧也。准此以谈，则脉弦、骨蒸简直无实证。又由此推之，则躁烦易怒，亦非实证。然伤寒少阴证有躁烦，通常名曰阴躁。以大剂茋、附温之，辄应手而效。此为实乎？虚乎？在理凡躁烦皆舌干无液，舌干无液为荣虚之所标著，则谓为虚证良确。然所可疑者，为太阳、阳明合病证之大青龙汤，阳明经证之白虎汤，少阴证之通脉、白通、真武诸汤，皆所以治烦躁。其烦躁亦皆舌干液少，何以太阳、阳明则用石膏，少阴则用附子，且两阳病之躁烦得石膏即止，少阴证之躁烦得附子亦止。古人对此，以寒热为说，以肾阳不得上承为说。寒热之说，毫无畔岸，标准亦不明了。肾阳之说，更是无理。今若能为甚详细之说明，使原理了然明白，俾后之人对于附子之用，毫无疑义，则误治之病，当减少其泰半，不亦善乎！曰："此诚医家自身之痼疾，此病不除，安能愈人之病。某虽不敏，当竭其所知，与世之知医者一商榷之"。

世人皆以为太阳有太阳病证，阳明有阳明病证。伤寒六经，是六个病证，此其观念，小有错误。此种错误在浅处，无甚关系，至深处，则因此观念错误之故，不得明了，关系殊非浅鲜。须知六经只是病候，所谓候者，深浅之谓也，名体温为卫气，血液之已化者为荣气，未化者为聚水。体工起错误之救济，水虽化而仍足以病人者为痰、为饮、为湿。脏器内壁藏有小腺，其所分泌为内分泌，关于人身之健康者最钜。此古人所未知，今人所已明者也。曰抗毒素，曰生活力，则今人所未知，而在继续研究中者。抗毒素、生活力之名词，仅知其效用，不知其物质。即从其效用而为之名，此与古人肾气、胃气、命门、相火诸名词同一性质，皆未能实指其物质以为说。（凡事皆有限度，今视《内经》为神秘，而《内经》论生气通天，明言鬼臾区以上候而已，固未尝欺人也。是故吾人不得据此等处以菲薄古人，凡以阴阳为口实抹煞一切，皆昧此义。）

热病初起，病在卫，继一步病在荣，第三步病在腺，此有寒热之辨。普通性热化，荣气渐被消铄，入第四步阴虚而热之候。此时误汗，立见白痦，皮脂腺枯也。有病从寒化组织无弹力，由太阳直传少阴，（所谓传，即由实而虚之谓，东医喜多村谓三阳皆实，三阴皆虚是也。又陈修园谓太阳底面即是少阴，即是指太阳由实变虚之病。以理推之，表层感寒而凛寒，为伤寒太阳证。体工起救济作用，体温集át而化热，为伤寒阳明证。体工之为物，为无意识的机械动作，往往呈一往不返之象。绝无热化之后，复自变为寒化之少阴证之理。然则《伤寒论》中诸附子方强半皆治由太阳直传少阴之病，其所以不免传少阴者，为病在太阳时不知用麻桂之故。若用麻桂而适当，病即愈于太阳。其化热而为阳明者，用葛根、芩连、白虎诸方，病即于愈阳明。此为事实，经数十百次经验，无一或爽者。审是则后人所谓少阴证，无一非误治致虚之坏病。坏病与太阳直传少阴者不同，以《伤寒论》方合之，当然龃龉。因坏病无定型故也。医家不知其故，横直试验，都不合法，又不敢非议仲景，遂创为江南无真伤寒之说。此因不知体工救济是机械动作，化热之后，决不变寒，除非药力与体工救济为难，然后病随药变，阳明腑证用三承气过当，有变为阴证者。海藏曾言之，验之事实而信，则仲景用承气所以非常审慎，亦可以灼知其故。）脉弱、蜷卧、迷睡、自汗、肢凉、肌肤津润是亦体工起错误救济，诊此以肌肤津润为标准。其病实在分泌神经，谓为腺病，尚不远于事实。第四步则在生活力而病大深矣，病在卫仅恶寒，绝对不烦躁，在荣而未热化者仅恶寒。汗出发热，亦绝对不烦躁，惟唇舌干绛渴而引饮者则烦躁，本经谓石膏清胃，《伤寒论》以阳明为胃家，而此时之烦躁，得石膏即止。是此时之烦躁，仅仅胃中液干，他脏不与焉。问仅仅胃中液干，他脏不与，何故烦躁？曰：因胃内壁之胃丛神经纤维感枯燥之故。观白虎汤证有神昏、谵语，可以证明吾说之真确，此所以两阳合病与阳明经证之躁烦，皆以石膏为主药也。至于少阴证之躁烦而用附子，其研究如下。

第四期

伤寒六经，所以明病候，六经虽有六个名词，病候却只有三个，即太阳证、阳明证、少阴证是也。太阳有"病卫病荣"之分，并非作两个段落算，不过表明伤寒初起有此两种情形，并非由卫传荣，此固凡读《伤寒论》者皆知之。（按：此实《伤寒论》本文文字，有应当商量之处，读《伤寒》者，只宜认定恶寒为太阳证。太阳证有两种，有恶寒发热而有汗者，有恶寒发热而无汗者。此两种皆是卫气为病，化热之后，液体不足，方是荣病。其恶寒是浅在神经感觉液干不敷供应，此是事实，故本书以卫属第一步，荣属第二步，自古伤寒温病纠缠不清，皆因不明此真相之故。）阳明证亦有两种，普遍性热化者为阳明经证，局部发炎而兼普遍性热化者为阳明腑证，两种皆阳明，在六经中只有一个名词，并不分两个段落。少阴之外，虽有太阴、厥阴，然三阴只有一个少阴。何以言之？厥阴者，神经性显著之病。下厥上冒谓之厥，热深厥深谓之厥，指尖冷谓之微厥，厥热昏瞀阵发者谓之厥，凡此皆神经性病也。太阴者，组织无弹力之病也，其地位在腹部，名为太阴，其实仍是肠胃为病，并非脾病。组织无弹力，淋巴不能充分吸收，水分过剩，不能化热，因而胃扩张而下垂，遂见腹满，此与阳明腑证一热一寒，恰恰成为对待。凡病而至脉弱、头汗、但欲寐、蜷卧、大便溏泄、粪不稠黏，所谓少阴证也。此时之病候，无有单纯少阴证者，蜷卧是因神经酸，神经酸即是厥阴。泄泻粪不黏，即因肠胃无弹力，不能消化，肠胃无弹力，即是太阴，不过重心在少阴，故不名为太阴或厥阴。其单纯之厥阴，实是痉病。单纯之太阴，实是湿病。《伤寒论》即云痉湿暍与伤寒相滥，则单纯之厥阴与太阴，当别论。惟转属之少阴证为伤寒，而伤寒少阴证则无有不兼见太阴厥阴者，惟兼见之程度有微甚耳。准此以谈，岂非三阴只有一个病候。（据此说，《伤寒》原文次序凌乱与其亡篇，皆可以推想而得其大概。）即知少阴为腺病，则少阴之烦躁，乃因腺体失职，不能供给各脏器以内分泌之故。全身之腺体甚多，现在为吾人所已知者，不下数十处。少阴证之腺体失职，为全体乎？为局部乎？如云是全体，则甲状腺腋下腺等，此时全无变动，当然其说不可通。如云局部，则何部乎？旧说少阴属肾，似为肾腺，亦有明白理由证明其为肾腺乎？曰旧说是也。经云："病在下者，取之于上"。今当易其辞，曰："病在下者，证之于上"。凡肾腺有病，其面必黑。凡由花柳病而得之淋浊，其面必黑，诸生殖腺中毒故也。肾脏虚寒者面部亦黑，此因药效而知之。得猺桂面黑即退，猺桂能温肾故也。何以知猺桂能温肾，此不但因祖方金匮肾气丸之有桂与《本经》《别录》之言，

凡肾脏虚寒，排泄失职者，得猺桂则溲利；患遗精病
者，猺桂为禁药，误用则病发，是其证也。附子亦肾
药，猺桂能退面部之黑色。附子常服，能使颜色华好，
又厥阴证阳缩者得附子则伸。少阴证头汗为必具症状，
得附子则无阳症状悉除，而头汗亦敛，如此展转映证，
乃知少阴证确是肾病，附子确是肾药，头汗确是肾症。
即明白以上种种，乃知古人所谓气化病之意义。气化
病云者，乃脏器不病，仅脏气病也。热为卫之脏气，
汗为荣之脏气，内分泌为腺之脏气。有古人所已知者，
亦有所未知者，均从形能上审察得其公例而为之说。
古人所谓经气，即是此等。吾尝治一人遗精，予以固
摄之药，遗乃益甚，其见证腰酸腿软，明明是肾亏，
补肾固涩，均不效。仔细考虑，其人瘠而面有火色，
决为肾热，予知柏八味丸，应手而效，是即所谓隔反。
乃知古人定法，丝毫未误，后人头脑颟顸，读书不求
甚解，自不免为盲人瞎马，岂可执此以咎医学哉！又
按附子之效用，肾脏虚寒者，能使温化，是其效用之
一。能使分泌神经兴奋，肾腺萎缩，不能分泌合而孟
（荷尔蒙），得附子即恢复常度，是其效用之二。此中有
一不可思议之秘密，即用附子之分量，附子性能达下，
少阴证之病灶，实在腰骶以下盆骨内诸脉络。附子入
胃后，其发生效力，即在腰骶以下盆骨之内小腹部。
附子之药位如此，故为少阴证之特效药，然使用量太
少，则不及其药位而亦发生效力，如此则见甚危之热

象。曾有一次治少阴证，用附子一钱，其脉疾数至不可数，热度由百零四度骤升至零五度零六，亟继进附子三钱，佐以吴茱萸八分，药后仅半点钟，脉搏转和热降至百零一度，嗣后调理半年始愈。此实至危极险之事，当时绞尽脑汁，从各方面考虑，然后冒险继进。然谓少用有如此险象，多用则否，则又不然。尝治坏病数十次，皆经前医用多量附子，皆不可救药，有遍身痉挛舌萎缩，口中津液奇多，脉乱而无胃气者，此种即所谓麻痹性分泌，乃附子刺激神经过当之真确证据。有涣汗神枯，头部发润气急者，此种是肾受大创，不能与肺协调，乃脱绝在俄顷之候。（此种与细辛同用之结果。）近日见有服多量附子与黑锡丹，病人小腹热，面部四肢均肿、面色晦滞、气喘、汗出、发润、脉细且乱，此亦垂绝不能稍延之候。（余于此病晤得，头汗与肾有关之故。仲景所谓但头汗出，乃其初步所见之朕兆，此则临命时所著之证象。所谓凡事皆有微甚也。）黑锡丹用硫黄，乃大温之药，伤寒少阴证但头汗出乃寒证，所谓寒，乃神经弛缓，组织无弹力，脉沉微、但欲寐之阴性证。今云：服多量黑锡丹、附子，小腹热甚，则是热化。如何亦头汗？曰："此所谓两极有相似处，寒热至于极端，则症状略同，其所以然之故。"此时不但脏气为病，乃组织坏变，实质病也。凡内脏受大创者，其组织炎肿，内部既肿，失其控制之力，外部应之，初一步面色晦败，继一步面部及手脚浮肿，故面色败而见肿者，其病辄

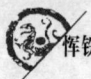

不易治，十之九预后不良。吾治愈一十一岁小孩，其见证是心房肥大，其来源是热病误服槟榔，吾所用药，不过甘凉养血，治之二十余日，守方不变，竟得全是。又曾治一阴黄伏湿，自汗肢凉，用茵陈术附，亦二十余日而愈，然愈后脚仍肿，其家用单方冬瓜皮薰洗而愈，则不明其原理，或者仍是茵陈术附之力。此外曾值十余人，与之期日而已，竟无一得愈者，尤其是误服附子而肿，绝对无可愈之希望。今所欲证明者，为头汗为肾病，肾病无论为寒为热，苟组织坏变，无有不肿，亦无有不头汗者。但头汗不肿，可以测知其组织尚未坏变，病之属寒属热，不得仅据头汗，当就其他见证合并考虑，既明白少阴为肾病，复明白附子之药位与其效力。则少阴烦躁用附子，其理由可以推想而得。少阴所以烦躁者，肾腺失职缺乏内分泌故也。凡病在内者，必有见证著之于外，此时外面可见者为烦躁、舌干而又有头汗、脉沉微蜷卧诸少阴证，则可以断定烦躁是无内分泌之故。此与阳明、太阳证完全不同。阳明、太阳证因高热薰炙而舌干，其烦躁只是少荣，并非少合而孟（荷尔蒙），虽烦躁，根本未动，欲救荣枯，只须消炎。以故石膏得著神效，其标准在脉滑、面赤、目赤、汗多、大渴、饮水。少阴证乃腺少合而孟（荷尔蒙），并非少荣，其症结在各组织弛缓无弹力，腺体不复能分泌，所谓阳破于外阴溃于内。此时肠胃本无炎可消，若误用石膏，一面涣汗肢厥，一面阳越发狂，不速挽救，可以脉乱气喘随见，而病乃不可为矣。古人皆谓阴躁。声音不洪，谵语无力，所谓郑声。此最误事，须知误进凉药，阴躁之极，至于发狂，竟可以欲尽去其衣，愿置身泥淖之中，第就声音状态辨之，岂不误事。凡诊阴证之标准，在肌肤津润，津润者，分泌神经弛缓之特征也，此与阳证之出汗不同。阳证出汗乃蒸发而出，其肌肤必热，阴证出汗乃麻痹性分泌，肌肤则凉。阴证之肤凉与热厥不同，热厥初步指尖凉，其人王部必隐青，其面赤而亮，阴证初步面必不赤，戴阳乃赤，戴阳非初步事，且无论戴阳与否，其人王部必不隐青，而头则必出汗，其肢凉绝对不限于指尖。总之，阳证之厥冷与阴证之四逆，能明白其原理，根据原理，从各方面推测，自无扑朔迷离之感。而最简捷之方法，则为手背近腕处其肌肤凉，阴证也。热厥指尖凉，阴证腕背面肤凉，可谓不传之秘。是故阴证之躁烦，用附子所以刺激弛缓不振之分泌神经，使兴奋加紧工作以为救济。阴躁之证，舌面干枯，是内分泌缺乏，得附子后，舌面复润是内分泌恢复。然则古人谓肾阳不能上承，致舌底廉泉不出津液。造语虽极费解，于事实则吻合也。

由此为进一步之研究，人身荣少则躁，内分泌少亦躁。荣少之躁，审其为热盛熏炙所致，用石膏清热则愈。内分泌少之躁，审其为神经弛缓之故，用附子刺激分泌神经则愈。然有两法不适用，须知石膏之用，限于阳明，若温病末传第四步阴虚而热之候，荣气枯

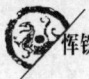

竭，肌肤甲错，此时亦烦躁，往往不得入寐而皮脂腺枯萎，形成白㾦，是当以甘凉养营，热病常识中已详言之。此时若误用石膏，躁烦益甚，可以涣汗、气喘。若误用附子，则血管破裂、舌衄、齿衄。无论石膏附子，误用之，病皆不救。伤寒少阴证，附子可以挽救，固然。然限于脉不乱，面部不肿，气不急，头汗未至发润之证。此四者有其一，即属难治，有其二，便属不治。所以然之故，附子仅能刺激分泌神经，并非附子本身能生产合而孟（荷尔蒙）。既如此，则必须生活力不竭，然后有通假涅注之可能，以上四者，见其二，即是生活力已竭之证，人力不能回天。无可如何也，必先明乎此，然后炙甘草汤、人参附子汤可以心知其故。

吾言两极有相似处，其事至确，且为医者不可不知之紧要关目。王冰谓大虚有盛候，李东垣谓甘温能治大热，即是指此。然皆指寒热说。学者每苦其言无畔岸，不知何者是大虚之盛候，又何者是甘温能治之大热。对此问题之答解，所谓甘温，炙甘草汤是也；大热，少阴阳越之证是也。方与病均不止此，第举此可以例其余。然大虚之盛候，不止此寒热。诊病以脉、以色、以舌、以呼吸，此四者为国医诊断上最重要之事，而此四者均有大虚之盛候。例如脉溢出寸口，为上盛下虚，其人必肝旺头痛气逆，然此不必是大虚，因头眩气逆之证，有时可以用龙骨镇之，沉香降之，凡可以用此等药之病，皆非真虚证也。若脉溢出寸口直至掌心，乃真大虚证，吾曾两次见此脉，皆从攻下后见之，仅观病历，已可知是虚，而此种脉象，辄弦硬有力，病人亦不气喘，不戴阳，别无败象可见。吾所见者，其一为伤寒食复用黄龙汤，其一为痢疾，由西医灌肠复与泻药，两人皆老人，皆男子，亦皆不起，则因未知治法也。然自今思之，补之恐已不及，若认脉溢为实，从《内经》"高者抑之"之例，则死必加速，须知脉至掌心，即是败证。仲景仅言下后息高者死，然脉溢决不较息高为轻，实可补古人所未言也。面色自以枯萎者为虚，红润者为健体，然戴阳则虚甚而见红润之色，又肺肾病有至死而颜色美好，《外台》谓之桃花疰，乃年来所见肺病，不必是疰，多有病至垂危颊肉不削颜色美好者，皆大虚之盛候也。戴阳须附桂，桃花疰则獭肝散良。舌苔自以有苔为实，光剥为虚，乃有一种舌苔，黄厚异常，而其他见证，则盗汗、气喘等恶候极为显著。此种看似阳明舌苔，其实是劫津败象，已在不可救药之列，亦可谓舌苔大虚之盛候也。至于呼吸息高坌息等等，尽人知为险证，固不必由虚实为辨别，惟有通常见惯之一种冲气上逆证，医者不察，用旋覆代赭镇压，反应立起。本不气喘，反致喘满，亦可谓大虚之盛候，按旋覆代赭，喻嘉言《寓意草》屡言其效，然余见他人用此者竟绝少效果。岂喻氏别有秘密之标准未宣布乎？旋覆代赭为刚剂，凡虚证皆不能任刚剂。而此种冲气上逆足以惑人，是亦虚证之盛候也。

大实证甚少，阳明腑证宜用大承气急攻者，往往经数年之久，仅偶一见之。而脉反软，不盛而忤指也，舌苔则厚腻灰色而润不黄燥也，亦复耳聋目光不正，全与虚证相混。其惟一标准，在动而不静。成人见鬼谵语，小孩烦躁反侧不宁，皆是可攻之确证。又女人积瘀，亦有实证似虚者，其标准在面色舌色，凡舌隐黑斑，面部隐隐有青色成块者，可攻之候也。虽瘠甚虚甚，亦当攻。舌上黑斑是寻常习见之证，若仅舌上有斑，面上无青块者不可攻。凡云可攻，非大剂抵当或大黄蟅虫丸，丸可用宜少，抵当汤不可用，宜虫蚁搜剔法。若仅仅舌上黑斑，或兼见环唇青色者，疏肝养营而已，非真实证也。

寒热仅指躯体反应而言，组织无弹力，水分过剩者为寒。血中酸素热化，津液燥化者为热，凡荣枯掌热骨蒸者，其热之来源，不在血中酸素，而在骨中磷质，此种通常谓之虚热。凡实热皆体工救济作用，凡虚热皆通假代偿作用。寒热虚实，常交互而见，亦不能分别为说，故不另分章节。

上下两字，于诊断治疗上有甚大价值，例如脑证之用胆草，即是其例，《内经》"高者抑之，陷者举之"，皆上下两字范围中事也。假使不如此，则脑证可以无办法，故脑炎流行时，西医界谈虎色变，中医界诧为新病，以为非中药所能治。须知躯体中最重要之部分，其天然防卫亦愈周密。故流行性之病，无论如何，不病头脑，所以见脑证者，由于肝胆气逆，脑受薰炙，则非真脑证也。如吾《伤寒研究》中所记骔儿之病，由倾跌伤脚而起，《医学平议》中所记刘束轩女儿之病，由倾跌头部震动而起，则真脑病也。又潜伏性梅毒，由下上行，最后至中枢神经中毒而为神经瘫，小孩因遗传伏毒，由流行性脑证为诱因而病脑水肿，则真脑病也。凡流行性脑证，由气候燥热，新寒外束，卫气郁而上行，不必治脑，但苦降之可以必愈。其因跌仆受伤者，神经拘急，弛缓之亦愈。其由伏湿而病风缓者，为中毒性，脑质往往坏变，即灰白质溃脓，如此则无可愈之理。以故风缓证，不可治。此其大较也。

陷者举之，如气虚下坠，用补中益气汤。高者抑之，如肝阳头眩之用龙骨、石决明，皆上下两字范围内之甚显著者。然仅云抑之举之，则甚简单，实际治病，却无有甚简单者。简则不效。肝阳之所以眩由于热，热则上行，镇压所以抑其上行，然不清其热，则不效。故镇压之品为主药，必须有清热药为副药。且肝阳为肝家假象之有余，例无不虚者，虚而抑之，照例无有不起反应者。故又必用疏达之药以为反佐，如银柴胡逍遥丸是也。祖方中如乌梅丸之温凉并用，大柴胡之升降并用，皆足为吾侪取法。惟当师其意，不必泥其迹耳。

脚气西人号称难治，二十年前，沪上此病盛行，学校中尤多。咸宗西说，归咎于白米，以为沪人所食机器磨去米皮太多，致所含维他命太少，为患脚气之原因。此说证之事实，实未见其允当。沪人尽人皆食白米，何以患脚气者，只是少数。二十年前之沪居者，尽人食白米，此风迄今未改，何以脚气流行，只在光绪末年数年间一个短时期。当时学校中纷纷改食面食，似乎有小效，然维他命皆在米麦之皮，机制面粉去皮净尽，与白米同，则面食胜于米者何在。中国旧说，以脚气为湿病，而面食含碱质者，常使口燥，则与其谓麦含维他命之成分多于米而取效，毋宁谓碱水面食能燥湿而取效，为较近于事实。更就脚气病已成者言之，面食岂能治此病。西药不知中药则以鸡鸣散为特效方。方中重要药味为槟榔、吴萸。其寒化之甚者，加附子，凡服此药者，其感觉为脘下有热力从上下行，身半以上，陡觉舒适，酣然入寐，醒后脚肿便渐渐自上而下，有显然可见之迹象。脚气之为病，最初脚背微肿，旋肿甚至两踝骨处，本凸出者因肿甚反见微凹，继而胫股，继而过膝，然后小腹肿，胸闷欲呕，面色遂变，脉亦骤变，浮而无力，所谓瀄瀄如羹上肥者，乃甚工之形容词，如是谓之攻心，攻心则死。其有入腹之后，腹部肿，脘下胀闷而色脉不变，则不遽死，转属而为水肿，以后全属水肿病型，直至四维相代而后死。当脚气既入腹未攻心之顷，予以大剂鸡鸣散，其肿渐渐下行，逐步见退，亦如病进时之次序，病人则感觉松快，大便一日四五次行。若病毒从粪便出者，脚无力者渐觉有力，脚觉重者渐渐觉轻，最后趾丫间非常之痒而奇臭，则霍然起矣。是故此病名为脚气，其末路谓之攻心，其病源谓为湿从下受，循名责实，无一不极真确，是形能上最明显之病证。略如解剖学无丝毫模糊影响。然则主维他命之说者，纵有几分是处，其真确之成分，尚不如上下两字之真切为远甚也。

广东人某，著《脚气刍言》（已不忆其名，其书为小本，现在亦无购处）。其主方为鸡鸣散，试之而效。惟云槟榔为不可少之药，则不尽然。按：鸡鸣散中最效之药为吴萸，此物之效力在下降，其药位在中脘，性味又辛热。脚气之病源为寒湿，病之进行途径为由下上行，其致命之要点为攻心，此药与此病有输攻墨守之妙，协以附子，则奏效可以操券。附子与吴萸略同，所不同者，药位在小腹，而脚气攻心之先，必见腹满，其病毒上行，由膝入腹，若非附子，则不能直达至小腹，驱之使去。槟榔效力能燥湿，其药位在胃肠，视吴萸之入血分与附子之刺激神经不同，脚气之病毒为湿，而病灶则不在肠胃。是槟榔为协佐萸、附之副药，非主要药也。明白此层，则药量轻重，手下自有分寸。凡治脚气，愈后必须继续服金匮肾气丸合轻剂鸡鸣散，否则不免再发，再发时为轻车熟路，病毒上行极速，可以令人措手不及，是亦不可不知也。又《脚气刍言》有三将军丸，为吴萸、槟榔、大黄，吾曾试用之，不但无效，且增痛苦。事后思之，脚气属寒湿。凡患此者，多舌润而口味淡，大黄苦寒，与病不合，况既宜附子，必不宜大黄，不待言而自明。又通幽汤之通大便，猪肾丸之治肾脏风，亦上下范围内，事观通幽汤之用桃仁、红花，则知其大便不通由于血液枯燥。凡肝虚而便约者，均属此种，大约桃仁、红花不参用其他破血药，如干漆、丹参、䗪虫、鳖甲等，则不能破血，并不能行经，却能通大便，其理由如何，尚未明了。经验上是如此。肝气有腹胀者，旧谓之肝乘脾，腹胀而大便不行，则其气下坠，升则便行，故通幽汤用升麻，大约升麻之用意，只是疏达，易以银柴胡逍遥丸，亦未必便远于事实，然总以经验为主，故尚有待于实效之证明。

肾脏风，《脚气刍言》谓之慢性脚气，未言治法。《金匮翼》谓之肾脏风，是《金匮翼》定名适当。凡患此证者，其肌肤感觉麻痹，神经性病也。凡旧籍所谓风，无一非神经性者，其云肾脏风，乃指部位而言，此病脚胫腿皆漫肿，且必上连及腰，腰腿胫股，肾脏之领域也。猪肾丸用甘遂全蝎为方，假使以病理为言，则必有许多曲说，如云心阳无权，肾水上泛，水来克火，土不能制，愈说愈无畔岸，愈深求愈不明了，若更参王叔和之《脉经》，则玄之又玄，循此不变，总有悉数付之一炬之日。惟扫去一切空谈，仅就方药考求，便了然明白，有如指掌。全蝎所以治风，甘遂所以泻病毒，亦即所以抑之下行。猪肾则引经药也，既知此，则风胜者可以加蕲蛇天麻等药，湿胜者可以加防己槟榔等药，上逆者可以加吴萸附子等药，岂不左右逢源，头头是道。脚气如此，肾脏风如此，他病可以类推，一切古方，均有化腐朽为神奇之妙。而后"中国医有五千年历史"一语，真足以自豪矣。

病 理 各 论

恽铁樵 口授

女儿慧庄 笔述

李莎莎 刘应科 整理

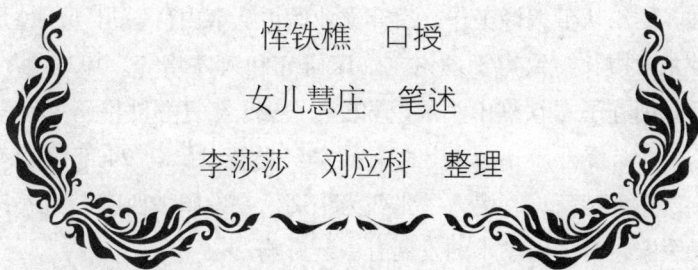

内 容 提 要

恽铁樵（1878—1935），名树珏，字铁樵，别号冷风、焦木、黄山，江苏省武进人，是近代具有创新思想的著名中医学家。早年从事编译工作，后弃文业医，从事内科、儿科，对儿科尤为擅长，致力于理论、临床研究和人才培养。1925年在上海创办了"铁樵中医函授学校"，1933年复办铁樵函授医学事务所，受业者千余人。著有《群经见智录》等24部医学著作，有独特新见，竭力主张西为中用，是中国中西医汇通派代表医家，对中医学术的发展有一定影响。

作为"铁樵函授中医学校"培训教材之一，本书开篇提出"欲治病，先识病"，认为"详著病状为第一，研究病理为第二"，明病理之后方可研究方药。另外，本部分以伤风咳嗽的治疗为例，从病状、病理、治法三方面详细论述，为中医病证的研究和治疗指出了一个可借鉴之思路。第二期叙述了伤风感冒的辨证和伤风重症流行性感冒及百日咳的治法。恽氏学贯中西，在本文对流行性感冒和百日咳的叙述中，引用了西医论述疾病的体例，使读者对于本病有全面而深刻的认识。第三期恽氏从西医的角度重新认识和解读《内经》论述气机的理论，论述皮毛的卫外功能。重点论述了西医对伤风感冒的认识和治疗方法，还论述了顿咳（百日咳）的病症鉴别和用药。第四期讲述急性支气管炎咳嗽四种类型各自的病症表现、中西医病机、治法。第五期叙述了胃咳、肾咳的症状和治疗，还提出在读书方面应活学活用。第六期讲述肺痨的病因分类，治疗方法和用药研究。第七期为疟疾篇第一，首先从中医理论论述疟疾的病因，又从西医角度论述了疟疾的病原学和诊治。第八篇为疟痢篇第二，讲述了间日疟和疟母的治疗法度以及疟疾和温病的关系。

总之，《病理各论》主要讲述了咳嗽、肺痨、疟疾、痢疾等疾病的治法和处方，对于临床应用有指导作用。

本书依据《铁樵函授医学讲义二十种》1933 年铅印本点校整理。

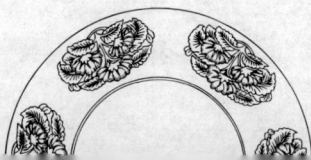

目录①

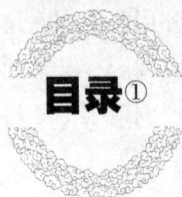

---

① 原书没有目录，为了便于阅读，整理者增加了此目录。

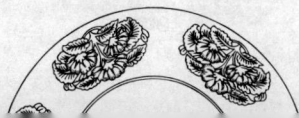

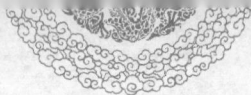

第一期

铁樵　口授

女儿慧庄　笔述

凡医书，不惟其名，惟其实，文字之华美，考据之周密，与夫《素》《灵》《针经》《伤寒》《金匮》等，窃取书中一二语，为高压论调，此等皆无补实际，皆所谓名也。治病有效力，乃为实矣。欲治病有效力，第一层须先识病。故详著病状为第一，病状者，病人外面所著之情状也。欲知其何故有此病状，则须明白病理，故研究病理为第二事。病理既明，然后可以研究方药，不但某病当用某药，可根据病理以知之，即某药当用若干分量，处于主要地位，或处于次要地位，亦可根据病理以知之。如此则尺度在心，权衡在手，读书则渐渐从有字之处，悟到无字之处，诊病则渐从可见之处，窥见不可见之处，而诣乃进矣。本书所言者，大略如此，而最精之处在病候，明其来源，详其预后，初起不误，则小病不致成大病。深明病候及其变化，则胸有主宰，不致杂药乱投。若夫不可治之病，洞明病理，则可以决生死。吾所知者，亦仅此耳。

伤风咳嗽第一

咳嗽种类最多。伤风咳嗽其最轻者。西国医书列之流行性感冒之下，中国古书多不言，其意以为小病不足治。吾今首言之，亦犹之教算学，从一加一为二起。然伤风虽小病，其病理却不易明了，且此病是进行性，不得以其轻而忽之。

病状

鼻塞多涕，无嗅觉，喉痒，咳嗽多痰，痰有厚者、有薄者，味觉亦钝，常兼见头痛，形寒，背拘急，脚酸，此有时间性，大约春寒及秋凉时最易患此病，余时则少。

病理

内部脏器与外界空气直接者，只有肺脏。空气从鼻孔入，直达肺气泡为止，惟其如此，外界空气得入肺脏深处，故其设施不得不周密。鼻孔中硬毛所以阻止外物之侵入，有滤筛作用，是为第一道防线。鼻腔中部有黏膜，其下藏有小腺分泌黏液。黏膜之浅层有感觉神经，此神经之感觉最敏，空气中有不洁杂质、气味及冷暖，均能觉之。以故空气太冷，则此神经兴

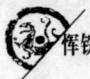

奋，多分泌黏液，以保护黏膜。若有小虫或微尘透过硬毛而入，经过此处，黏膜辄兴奋捕获之，更作嚏迫之使出，此黏膜为第二道防线。喉头会厌为总气管之上口，此处之设施与鼻腔黏膜略同，亦有腺体与感觉神经分泌黏液，其驱逐外界拦入物之方法以咳，是为第三道防线。从此再进为总气管，再进为支气管，仍略有防御作用。故云肺脏之防御组织最密。伤风之为病，乃因外界空气冷，与内部温度相差太远，肺脏起防御作用而显之病状。以故初一步，必鼻塞多涕，鼻黏膜兴奋，分泌过剩也。多嚏，黏膜下感觉神经驱逐冷空气之作用也。多咳多痰，喉头起防御作用也。然伤风有寒热，何以故？

肺为一脏器，其势力则及于肩背胸膈臂腕，乃至于指。（本条详说在肺痨节）凡肺脏健全者，其肩背胸膈臂腕均甚强，对于寒暖之变更，有极强之抵抗力，以故壮健之人，如工拳术者，对于寒暖，辄不甚措意，虽气候骤变，冷暖之程度相差甚远，而不易衣，亦不伤风，所以然之故。凡举重，须一鼓作气，重物能举，非力举之，气举之也。凡一鼓作气，则其气在身半以上，恰恰当肺脏权力所至之地，以故古人谓肺主气。肺脏健全，则身半以上肌肉坚而腠理密，故古人谓肺主皮毛。伤风之感风寒，其初一步是从肩背臂腕受风寒，不是鼻孔中受风寒也。肺不健全，身半以上之肌理不密，风寒乘之，皮肤之浅在神经，与鼻黏膜、喉头黏膜下之浅在神经，为一个系统。强则俱强，弱则俱弱，一处感寒，他处应之。以故肌腠不密容易感冒者，其鼻腔喉头之神经亦感觉过敏，所以空气冷则分泌过剩。春寒时有此，秋凉时有此，正因此故。然体格仍有不同，凡肥人多脂肪，瘦人则神经之反射较敏，通例活体感寒则化热，而肥人感觉比较略钝，往往不易化热。瘦人感觉敏，往往容易化热。此外又有时间性，例如春寒，空气中所含润气为多，则不容易化热。秋凉，空气中所含燥气为多，则比较容易化热。故肥人春寒感冒而见咳嗽者，必从寒化。舌面润，口味淡，涕清而痰薄，所谓寒化也。瘦人当秋凉时感冒而见咳嗽者，则反是。唇舌绛，口苦而渴，甚且喉痛，所谓热化也。肥人春寒感冒而有热化者，瘦人秋燥咳嗽而有寒化者，则为例外，非常规，当求之起居饮食，与夫受病原因，如因烘火，因冒雨，因饮酒，因平日嗜好，皆是。皆为医生所当注意者。

治法

既明以上病理，则知伤风咳嗽之原因是肺为风束。而"肺为风束"四字之意义，亦可以明了。今为读者容易明白起见，更详释之，前文云："肺之势力所及，为胸膺、肩背、臂指"，凡肺脏健全者，则此等处肌理缜密，据此可以知伤风是此等处肌理受风受寒，而起变化之故。肌理如何受风受寒，假使不能说明其理由，则仍旧是一句囫囵话。吾所知者如下：

空气侵及皮肤，寒而觉寒，暖而觉暖，是为温觉。温觉者，浅在感觉神经报告大脑，因而发生之一种感觉也。寒则肤粟，热则出汗。肤粟者，肌腠收缩，汗孔紧闭，立毛神经所标著之一种情状。出汗者，肌腠疏松，汗腺排泄，分泌神经减少体温之一种作用。此两种作用，与浅在神经之感觉，如桴鼓之相应。暖则排泄，寒则紧闭，天空空气之寒暖有转变，躯体因肌表浅层感觉之故。紧缩排泄两种作用应之，是为常轨。健体如此，衰弱者，亦如此。惟天空冷暖之变化，有经常与非常之别。经常者，人之躯体应付较为容易；非常者，健体并无感觉，弱体则往往穷于应付。例如觉寒，健体不甚措意，以能耐寒也。弱体不能耐，则思取暖，取暖则加衣，当其寒时肌腠收缩，当其暖时则须排泄，而天气既然骤变，则冷暖不易调匀，室中户外，劳动逸居，种种副作用，无在不有关系。肌腠乍因冷而紧缩，暖热加之，汗孔乍因热而排泄，寒凉乘之，如此则手忙脚乱，不及应付，于是立毛神经紧张，则虽烘火而亦觉凛寒。分泌神经兴奋，则虽凛寒，依然排泄，以故瑟瑟形寒，漐漐汗出。肌表既是肺脏势力范围，则处此处之神经，与肺脏各种防护神经，息息相通，此所以著伤风之病态。而其事有先后次序，由浅及深，绝不凌乱。以故，第一步是鼻塞，第二步是涕多，第三步是咳嗽喉痒，继此不愈，则传变而见他种病态，则其事在伤风范围以外。

涕多鼻塞，所以为防卫也。咳嗽多痰，所以驱逐风寒也。假使了解治病当顺自然，不可反自然，则体工所显之救济作用，即不啻告吾人以治法，故治疗伤风，惟一方法是宣达。宣达云者，即驱逐束缚肺脏之风寒之谓。其有效方药，为荆、防、薄荷、象贝、杏仁、桔梗、橘红等。凡患伤寒其头必痛，其痛处必在两太阳，其肩背必觉拘急，何以头痛，咳则气血上壅，两太阳之经络，与喉头舌咽有特殊关系。又，肩背、胸膺为风寒所束，则卫气不得四散，则上行而迫于头部，此所以痛且胀。而其地位则在两太阳，同时兼见肩背拘急，则因肩背是肺脏领域，即古人所谓手太阴经气也。荆芥为阳药，能刺激肌表浅在神经，使分泌疏泄，防风之作用等于荆芥，但荆芥之药位在肩背，防风之药位在头部两太阳也，此等有疏散之作用，与麻桂之发表解肌不同，故仅谓之宣剂疏剂，不名为表剂。象贝、杏仁，为咳嗽之特效药。桔梗为开肺药，凡伤风咳不爽得此良。橘红通常都谓其能化痰，其实此物含有挥发油，其刺激性能减少气管壁膜及喉头黏膜发痒，痒差则咳少，是其化痰真相。旧时谓化州橘红能变痰为水，非确论也。

以上所述，为治疗之大略，非治疗之能事。欲尽治疗之能事，须明白以下种种：其一当知药量，其二当知药禁，其三当明兼症，试分疏之。

象贝、杏仁、荆、防、橘红等，乃药之最平善者，假使无病服之，亦不必便有何痛苦，似乎分量轻重可以随意，小有出入并无大害。岂知大谬不然，通常杏仁之量以三钱，用杏仁做成杏酪，多吃并无感觉，则药中用此，何必限于三钱，但用药是拨乱反正，以能取效为止。无取其多，且取效须俟脏气转变，太骤则无益。曾见有一次服多许杏仁精，致浑身震战，此药量不可不知者一。桔梗开肺，亦属平善之药，方书本草都不言此物有若何悍性，然吾见有妄人治伤风，用桔梗四钱，连服三剂，病者呕血半痰盂。其人是我故人子，年事仅弱冠，用药之医生，亦旧相识，号称儒医者也。病家医家都不知何故吐血，余检查前方，心下了然，但无可措手，当时急用大剂麦冬五味，然竟不能挽救，此为不可不知者二。所谓药禁，凡用药当有标准，假使无标准，便是盲人瞎马，岂得谓之医生，上海一埠，鱼龙混杂，无奇不有，假使能随处留心，简直是百科全书，可以增加无限知识。尝见著名儿科治伤风，用炙鸡金，按：小儿患病，恒表证与里证互见。表证是风寒，里证是食积，停积于胃，胃神经不能与肌表浅在神经相应，则容易感冒。太阳有外感，肌表浅在神经不能与胃神经相应，则消化不良，容易停积，此所以古人谓小孩之病，无非风寒食积。中国旧说，大分都不甚错，但大半是囫囵话不彻底，不彻底即颟顸，其弊乃不可胜言。彼见小孩咳嗽而用鸡金，其意以为凡风寒皆有食积，鸡金能消积，且亦甚平和，用之宜若无过，岂知此物专能补膜，咳嗽为体工本能之一种救济作用，肺为风束，咳以驱之，故咳嗽非病，不能咳乃是病。咳嗽得鸡金，咳即完全不爽，是本来能咳，药后并欲咳而不能也，此其用药不是治病，是专与生理为难，岂不显然可见。又尝见有著名儿科用葶苈治咳，其祸较鸡金为更酷，死者甚多。葶苈专能泻肺，其性甚悍，伤寒大陷胸汤用之，以为攻坚破积，遍观各家医案，仲景虽有此方，后人用此者甚少，是此方猛悍过于大承气。而葶苈之为悍药亦不问可知，推测咳嗽用葶苈之所以然。其一，以为葶苈能泻肺，其二，以为咳嗽有力是肺实，此种推测，最靠不住。肺为风束，体工起救济作用而咳，咳剧面红，乃邪正相持，并非肺实，因咳甚气血上壅。初一步喉痒面赤痰涕多，继一步肋膜震痛，其痒从喉头渐渐下移，咳虽有力，只是正气未虚并非邪实，其症结只是肺为风束。祛风是去病之原因，是釜底抽薪办法。泻肺是诛罚无罪，肺虚则正虚，正虚则病进，衰弱性之急性支气管炎，必继续而起。其病状为气急鼻扇，甚者胸背皆高起，脑症继见，其人乃去死不远矣，此之谓病随药变。然而一般医生原理不明，混沌无窍，逐日杀人不知改变，其事可恶，其情可怜。又，凡悍药用量以三四分为止。此层古书皆不言，吾从实验试验而得，时医用葶苈既错，而用量至少七八分，有多至钱半二钱者，又凡用葶苈，须隔纸炒黄，而彼等用此，往往不炒，盖原理不明，无从研究，故以讹传讹，无从改变也。

所谓明白兼症者，即识症之谓。伤风虽小病，然大病与之相滥者甚多，有似伤风而实非伤风者。例如春日风温证，本是伤寒类热病，而风温之发作，辄先咳嗽，有延至一候之久，然后发热者，其未发热之前一候之咳嗽，谓之前驱症。其症状喉痒、鼻塞、多涕、头痛，都与伤风同，当其未发热之时，欲断定其为单纯伤风，抑属风温证之前驱，甚非易事，以故西医书竟谓无从预料，然就我经验所得，合之《伤寒论》诊法，亦自有其标准，大约单纯伤风，不形寒骨楚，温病前驱，则必形寒骨楚，此即仲景所谓阳明、少阳证不见者，为不传。凡风温在前驱时，其骨楚以两脚为甚，此实是神经酸楚，乃足厥阴证之见证。暑温属心，风温属肝，其病因时间定名，谓之风温。其实与伤寒为一系，亦属足经病也。（此处初学恐不得明了，《伤寒》后按中言之甚详，《内经讲义》论标本中气节，亦可参看。）又，痧子未发热未见点之先，亦往往咳嗽、鼻塞、头痛各种见证，都与伤风同，咳三数日后发热，热两三日，然后见点，故此种咳嗽谓之痧子前驱症。寻常亦以为无从辨别，但余所经验，却有甚显明之标准。凡痧子前驱之伤风，其面必赤，其目眦必含润，病孩必多嚏，多呵欠，其指尖必冷，凡此皆为单纯伤风所无者，此等都不讲脉。

所以然之故。肺胃之经气为病，脏气未动，不形之于脉也，如其从脉象研究，左脉如何，右脉如何，寸关尺如何。就学问言，是真堕入魔道，可以终身无彻底明白之日，若以脉教人如王叔和《脉经》所言，则欺人之谈也。痧子治法详《幼科讲义》中。风温治法详温病专篇。

第二期

铁樵　口授

女儿慧庄　笔述

　　此外单纯伤风咳嗽亦有兼症。例如唇舌燥绛，口渴喉痒，而无多痰涕，此种为热化症象，兼燥化热化，秋冬时为多，气候久晴无雨，与冬日炉火，皆此病之病源。凡病此者，往往兼见喉痛，若值喉症流行，都市中空气不洁净，则容易患喉症，故西医书谓此种伤风是喉症诱因，治疗之法，宜润燥清热，麦冬、桑叶、枇杷叶等类，为其主要药。其病之主因，仍不外肺为风束，故荆、防、薄荷在所必用，若形寒无汗喉头见白点者，则当麻杏石甘汤，其病理治法详喉病专篇。其舌润，口味淡或微咸，清涕，痰薄，如此者，则为从寒化，春寒多雨时，此种病症最多，若误投清热润燥之药，则其病增剧，治此种症以杏苏散为主，前胡亦重要药，而荆、防、薄荷等疏散药仍在必用之列。又有症象如寒化而咳，声如在瓮中者，是从湿化之症，此必其人向来湿胜，复值冒雨中湿等偶然相值之事，则其病发作必兼湿化，其治法假使不祛湿则不效，祛湿以分利为主，薏仁、赤白苓、木通等是也。假使明白以上种种，先审其确是肺为风束，然后再辨其寒热燥湿，就见症之多寡，为药量之重轻，恰如分际，可以应手取效。而现社会一般大医，似乎尚未足语此，余亦不愿深说，总之医学败坏至于今日，使欧洲物质文明横行于东亚大陆，甚可叹也。

尤有一事不可不知者，伤风虽细事，假使不忌荤油，则必逐渐增剧而至于发热，盖病在肺络及肌腠，最容易使太阳经气起变化，太阳经气病，殆无有不发热者。所谓太阳经气，仔细体会，实是行于皮里膜外之润气。古人所谓荣卫者，即是指此。而荤油专能补膜，不病时并无感觉，若小有感冒，全赖体工本能之能疏泄，得荤油，则此种本能即失其效用，风寒益发不得出，体温集表，即发热矣，以故《内经》于热病，禁人食肉。

流行性感冒及百日咳

此种病即是伤风症之重者，中国本无此病名。西人对于此病，谈虎色变，迄今无健全办法，就《欧氏内科学》中所说，仔细一为考究，觉西人对于此病之理解，甚为不确。兹节录原文数段略加按语，俾学者得明白此中真相，庶几不为西法所炫，而误入歧途。节录《欧氏内科学》原文如下：

流行性感冒定义

此系一大流行病，发显无定期，传播极速而致病众多，凡一次大流行后，该地方每遭此病之害，或为地方性，或为流行性，或为散发性，流连迁布，数年不绝迹。依临诊而论，此病之症状，略无一定，变端百出，然有一特别之趋向，此趋向即致呼吸系统之黏膜受患，此病常有一特种菌名，流行性感冒杆菌。（病史）自十六世纪第一次认明此病之大流行性后，曾大流行四次，第一次在千八百卅年至千八百卅三年之间，第二次在千八百卅六年至千八百卅七年之间，第三次在千八百四十七年至千八百四十八年之间，第四次在千八百八十九年至千八百九十年之间。每次流行之际，其传播也速而广，大陆海岛诸洲各国皆受其害，故有大流行病之名称。例为最后一次之流行，发端约在俄国之东南波嘎拉，时正千八百八十九年之五月，迨七月已传播至莫斯科，十月达圣彼得堡及科克煞，十一月中旬抵柏林，十二月中旬则已越海而染及伦敦，至十二月已渡大西洋而传至纽约，欧洲大陆传播殆遍，次年即传至中国，（此真笑话，中国自古有伤风病，何烦欧洲传染，即此亦可以证其说之不确。）一年之间，几染遍全球。流行最剧烈者，乃一千九百十八年，最奇异者，有数国见于夏季，且其剧烈，尤奇异者，患此病而死者，多为壮年人，老及幼者较少。与此病并发之肺炎亦甚重，易于染及孕妇。美国陆军之营内流行甚烈，兵舰上亦不少，死于肺炎者亦多。

此病之流行时期，每一地方大概流连六至八星期之久，除登革热（关节痛热病）外，无他病致患如是之众多者，每一地方当此病流行时，居民受患者，大抵占百分之四十，幸此病（与登革热病同）致命者极少，然累肺者死数颇多。

原因

此病之对于地方上常有之卡他性热病，（即英美俗名流行感冒性伤风者，亦即中国所谓伤风或感冒之沉重者）究有何关系一问题，有答案如下：

（一）真流行性感冒，（二）地方流行性感冒，（三）地方性似流行性感冒。又，各假流行性感冒或卡他性热，系由许多菌类所致，或单独一类菌，或各菌合并不定，而此似流行性感冒对于真流行性感冒之关系，恰与似霍乱病对于亚西亚霍乱病之关系相同。

一千八百八十九年与一千八百九十年间大流行后，至今全世界此灭彼发，无时无此病之流行。就局部言，且有此病连绵不绝之处，按：医报所载之报告，则知流行性感冒杆菌流行于世间，在流行间歇期常侵入呼吸系统，假流行性感冒或多半因此而致。此菌对于呼吸系统急性传染病之关系，与他常见之菌无异。

此病之传染力甚大，传播极速，且其流行也与时令气候略无关系。凡一次致病后，不定能免第二次，有一类人似乎不受此病之侵犯。

症状

潜伏期自一日至四日不定，大抵三四日者为最寻常。病之起也，大概骤突，显发热及与之相伴之症状。

病类

流行性感冒所显之症状非常复杂，故就病之类而分别汇述，或较有条理。

（一）呼吸系统类

呼吸道之黏膜自鼻部以达肺气泡，可视为此病屯集区。病之轻者，起时显鼻流涕等状，与急性卡他热甚相似，惟身体之疲倦及困顿或较甚。至于他类，则显卡他症状后随发支气管炎，热加重，谵妄，体愈弱，而其情况甚或与重肠热病相似。呼吸系统之危重情况系支气管炎，胸膜炎，肺炎三者，所显之支气管炎，大概与寻常者相似，无甚特别处，然咳出之痰系一要状，有时极多极薄，内含腻块，发否氏以为色黄绿而作钱样之痰，系流行性感冒之一特征。此外更有咳出暗红色之血痰者，间或所显之支气管炎极重，细支气管亦受累，故病者显皮色青紫，甚至于窒息。（气闭）

流行感冒性肺炎系一极危重之病，或仅由发否氏菌所致，或系混合染之结果，此等流行感冒性肺炎，乃一千九百十八年大流行病之一特状，因此致命者非罕，或为流行性感冒之早状，或病至数日后始显，其临诊之经过常不规则，症状亦不显明。常有呼吸声闭止或细捻发鸣为其早状，亦有剧烈之咳嗽并血痰咯血等。常至面甚发绀，因有排泄液体之特殊趋势，故其肺被液体渗满成脓肿或坏疽者非罕见。虽血中毒甚剧，然血循环之改变未甚，寻常血压较低，流行感冒性皮下气肿，常见于一千九百十八年之大流行时，多半在颈部或胸上部，有时播散甚阔，此类病人多见甚剧之半肺气肿。其致皮下肿之故，概因肺面上之大疱疹破裂，而空气由此入纵隔障并散布至颈部之组织也。至于流行感冒性胸膜炎则较少，有致脓胸者，倘病者原有肺痨，则一患流行性感冒，必致旧病加重。

（二）神经系统类

无卡他症状，而显头痛、背及关节痛，兼极重之虚弱，至于沉重之并发病，则有脑膜炎及脑炎，又或引发偏瘫或单瘫病之属急性者，或有脑脓肿继之而起。脊髓炎之显急性升瘫病状者亦或有之，更有因此而有痉挛性下身瘫痪（又名截瘫）继起者，流行性感冒杆菌可用腰脊刺术查出，而脑膜炎则须在死后证明，各种神经炎亦复不少，有时其特状为运动及感觉功用受扰。就流行性感冒之历史而论，似乎无论何种系统病，皆可被此病引发，至于重要后患，即精神不振，忧①郁痴愚等。

（三）肠胃类

病起时发热者或兼恶心及呕吐，又有病起时显腹部痛，大泻及脑力虚脱者，有时或显黄疸，脾增大者，亦复不少，此则与发热之沉重与否有关系。

（四）"发热类"

流行性感冒之发热大有等差，然须知有时除发热外或竟无他症状，有时其发热属间减性，且兼寒战，更有恒久发热数星期而与肠热病相似者，有时其发热状似二日疟。

并发病

心包炎或为潜伏性，心内膜炎亦有之。而炎之增殖物（粒）上或有似流行感冒杆菌之菌类可以察见，此则有时或显恶性类。心肌炎或继起，此系猝然致命之一故。官能性受扰常见，如心悸、心动徐缓、心动急速、心痛等，静脉炎及血管内结血栓及脑膜炎亦或有之。

尿系统之病亦复不少，肾炎常见，精腺炎亦曾遇见，皮有时显播散性红斑，间或显紫瘢（瘀斑），卡他性

---

① 忧：原作"尤"，据文义改。

结合膜炎不少，虹膜炎或视神经炎亦曾遇见，急性中耳炎系一常有之并发病，余曾见沉重及恒久之头眩继流行性感冒而起，此则或因耳迷路受累所致，支气管扩张或继起。自前次流行性感冒流行后，医界察见继之而起之各种症候甚多。(神经系及血循环系为最)

凡流行性感冒一次后，病者之身体因而虚弱者，不可胜数。

诊断

当流行性感冒流行之际，则诊断甚易，病者身体之虚弱与病势之轻重不相符合（犹言依其病势而论，似乎不应如是，虚弱，即虚弱重而病轻之谓。），即此病最特别之情状。呼吸系统类可由检查痰中之菌而断定，若为散发性或较小之流行，则断定只在热退期之剧烈虚脱，然不甚可恃。至于流行性感冒之类别，则已详前。

天哮呛又名百日咳 (啼嗽)

定义

此系一特殊病，大概为天哮呛杆菌所致，其特状为呼吸道之卡他及阵发性咳，咳终时，长吸而带啼声。(或曰哮咳)

病理解剖

患此病者之本身固无①甚特别之病理上的改变，若有并发病如肺病等，则剖验时每有各该病之情状可以察见，此外则惟气管有一常有之损害，其柱状细胞之间有杆菌。

症状

病之潜伏期自七日以至于十日不定，卡他期及发作性咳期二者每可辨认，在卡他期内，则显寻常伤风之症状，起时或略发热，鼻流清涕，眼红，显支气管干咳，有时此种干咳或略有阵挛性症之征兆，早显连续不止之咳嗽，系一要状。所显之发热大抵不高，故每不使人注意而仅以为单纯之卡他炎。迨七日或十日后，则咳嗽增重而其痉挛状亦益明显，发作性咳期又名阵发性咳期，此期内显所谓大哮呛者，每一阵咳嗽十五声至二十声连续不断，咳声短而苦，且不能吸气，咳时病儿面色绀（青紫），待阵咳止，始突然深吸而有空气入肺，吸时作啼声甚响。此种发作性咳，或数阵继续发作，迨胶黏之液咳出为止，此液之量甚少。如连发多阵，则每日或咳出甚多，在发作性阵咳将终之际而呕吐者常见，每日或呕吐数次，致病儿食物停留

---

① 无：原作"无无"，据文义删掉一个"无"字。

不住而消瘦。有时每日仅有发作性咳五六阵，病之重者每三十分钟左右或发作一次，而其最重及致命者甚或每日发作百余次之多。当咳发作时因力呼气而胸部紧压，致无空气吸入喉门，故血欠氧，面肿而发绀，静脉暴露，眼球外凸，结合膜甚充血，一若将气塞者然，于是始嗽然一声深吸，空气入肺，而面色等各状乃骤然复原，病儿于发作性咳将发时，每能自觉，尽力自止而不可得，惊趋父母或保姆以求救护，此等状况实为人所不忍见。大咳时不但呕吐，而且遗粪尿，舌下或因常被牙齿磨擦而溃烂，激发阵咳之情况，大概为情感（如哭）及咽部之激惹，有时甚或吞咽亦能致咳，又在沉闷多尘之空气中，阵咳每多发，迨三四星期之后，病势渐轻，终则痊愈。病之不甚重者，大概六星期之内可愈。当病发作时内检查胸部，呼气时叩响不足，嗽然深吸时，叩响满而清亮，惟听诊则深吸时或无肺气泡杂音，盖因喉门压窄而气入迟也，间或支气管鸣。

并发病及后患

当静脉充血之沉重期内，甚易出血而成瘀点，在头之前部者最多，显结合膜瘀斑，甚或因静脉裂而致眼出血泪、鼻衄、耳出血等，间有咳血者、肠出血者甚少，惊厥不少，大约系大脑外质充血所致。因喉门发痉而致死者有之，更有因沉重之脑硬膜下出血而突死者，瘫痪者甚罕。急性多数性神经炎亦极少，缠绵之呕吐，或致沉重之贫血及消瘦，肺属并发病极危险，当咳嗽剧烈之期，或致肺间质气胀，甚或致气胸（胸膜积气）。毛细支气管炎，小叶肺炎，及假性大叶炎三者，系最危险之并发病。因天哮呛死者，十九患此，有时其肺炎或为结核性胸膜炎及大叶炎，亦间或有之。支气管淋巴腺增大系天哮呛之一常状，或且以为系其病原之一，阵咳时脉搏小，心右部充血，咳时及咳甫止之际，心之动作大受扰，有时或损害心部，致甚重之心瓣病。

门扇症

小儿既未患①倭麻质斯热，又未患猩红热而有心瓣病者，或即此故也。沉重之尿系统并发病则少，惟尿中时或含蛋白素及糖。成人患天哮呛后，或成气喘，（痨症）此则甚困苦，一年内或复发数次白血球增多早显，大概多为淋巴细胞。

以上所节录者，为《欧氏内科学》中论流行性感冒及百日咳两种病之一节文字。余之引此，因现在西医对于伤风或风温前驱，痧字前驱，辄随口说此两种病名。而为中医者，对于此两种病名，未之前闻，界说亦不明了，遂若其病为西国有而中国无者。通常业中医

---

① 患：原作"悉"，据文义改。

者，类置之不问，此则甚不妥当，置之不问，何能长此终古，抑吾尤有深意，诸君于学医之始，倘能于此处讲究明白，则可以明白中西医真相，明白真相之后，方能深知两种学术之优劣，然后对于旧者，有保存之可言，有改革之可言，对于西学，舍短从长，知所去取，此其关系为甚大也。

中西医学途径不同

吾今不惮繁复，详尽言之。中国之言生理，以脏腑分，有五脏六腑十二经之名。外国之言生理，以脏器分，故有神经系、循环系、消化系、泌尿系之名。中国之言病理以脏腑，脏腑不足尽病之变化，乃言经气。经气不自病，乃进而言六淫，既言六淫，则有天人相互关系，乃进而言气交变，言四时，言阴阳胜复。外国既以脏器为言，某脏器病则直指其显着病状之处，故定名以病灶，病灶何故呈病象，则必进而验血，言细胞，研究医化学，归结而谈病菌试注射。此中消息一为推敲，中西医学之不同，乃由于中西文化之不同，然此为略具常识之人所共知。吾今所欲言者，乃为此两种途径之优劣，此为一般人所不甚注意，而大多数之心理，必以为中国分病之方法，不如外国，质言之，即是用脏腑定病名，不如用病灶定病名之显明真切而可靠，是言脏腑定名之颠顸也。凡疑脏腑定名之颠顸，不外以下各种。

一不明内景。旧书言五脏，不知脾为何物，更不能言脾之作用。二言五脏六腑而无膵脏，言十二经络而三焦乃不可指名，不可捉摸。三言天人交互之关系，复极渺茫河汉，而医家复不能言发热之故。凡此四事，皆足以自隳信仰，假使中医不能于此处诠释明白，而欲与西医争衡，谈改良，谋自存，恐不足以达目的，其所以然之故，在不能使人谅解，其所以不能使人谅解，因自己先未能彻底明白，以其昏昏，何能使人昭昭。鄙意以为对于第一项，第一当明解剖，第二当知形能。例如《伤寒论》言脾以腹满，乃知其所说是肠，不是脾。仲景言燥矢在胃，其所说不是胃，乃是肠，凡此皆读古书时不能死煞句下。对于第二项，当改革，须知古书言三焦，多半是指物理病，故有上焦如雾，中焦如沤，下焦如渎之文，若从唐容川以油膜为言，是自坠五里雾中也。对于第三项，古人甚难，今人甚易，《北史》载崔浩常于夜半升屋，用铅锭记所见天文，此与《内经》所说鬼臾区其上候而已，同一艰难。而今人只须手持历本，便四时八节，廿四气，无不了了，此其难易之相差，盖不可以道里计。若复佐以科学常识，实较《阴阳大论》所言，比较有把握，而尤其紧要者，为医家能真确说明发热之故。

古书只言发热，不言何故发热，从来注家亦不注意及此。第一期《伤寒讲义》中，日本丹波元简曾言有汗恶风，无汗恶寒，究竟真相如何，殊不明了，大约风之与寒，犹呵之与吹，此种想当然之说，自今日观之，岂不可发一笑。鄙人于《伤寒辑义》作按语，说明发热是体温集表。举国中医界讶为创闻，迄今六七年，只有剿说雷同，不闻有谁何继续发明精义者。须知仅言体温集表，可以明阴阳胜复之理，而于外感病之从皮毛起，仍未说得明白，执体温集表之说，与西医争辩，谓风寒确从肌表入，不是微菌为病源，总觉立言不干脆，故吾现在于各讲义中，另为详细之说明。谓胃神经与皮层浅在神经，有连带关系，胃中有积，则肌表容易感冒，肌表既受风寒，则胃中容易停积。恶寒者，立毛神经兴奋，故不必有风而亦凛寒，热则疏泄，寒则固闭。感冒成病之后壮热而不疏泄，恶寒而反出汗，是汗腺启闭失职，乃分泌神经反常之故，用麻黄发汗，用桂枝汤敛汗，是拨乱反正手笔。如此立言，可谓比较干脆矣。何以明其比较干脆，因胃神经与肌表神经连带关系，乃是形能之学，不但肌表与胃有此种病能，心与肌表，肾与肌表亦有之。例如心脏衰弱则汗出不止，肾脏衰弱，亦汗出不止。而心脏衰弱之汗出，往往是自汗，其汗醒时出。肾脏衰弱之汗出，往往是盗汗，其汗寐中出。以故古人谓自汗是心液，盗汗是肾液。再详细分别之，则急性病与慢性病，更有几微之差别。例如伤寒少阴证，亡阳汗出，四肢逆冷是一种；霍乱第二步吐泻交作，亦汗出四逆，为又一种。此两种用四逆汤温之，可以汗止肢

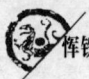

温，而肺劳病末传汗出肤津，亦是肾病，却不能用四逆汤，即伤寒、霍乱亦有差别。霍乱因呕泻而亡阳，其病为胃肠不相顺接，与辟瘟丹开之，其汗可以立止，西法用盐水针，汗亦止，用强心针，汗亦止。而伤寒末传之少阴证，却不能用辟瘟丹一类香药与强心针，结果不良。而暑温症，亦因心弱汗多，屡见西医用强心针，结果不良，又屡见伧医用四逆汤，随手病随药变，致不可救。此种几微之分别，除执果溯因外，无法可以明之，只有讲形能与经验可以明了此事。而脏腑与肌表之有关系，则非常真确。而感冒为病，风寒确从肌表入，亦非常真确，毫无疑义。

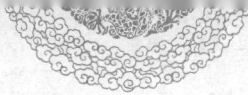

第三期

铁樵　口授
女儿慧庄　笔述

吾今更作一说以明之，《内经》言器能，"器能"
两字，王冰、马莳、张隐庵，都不得其说，余从《内
经》本文偶然悟得，因明其理。《经》云："出入废，
则神机不守。升降息，则气立孤危。"出入者，言呼
吸气也。升降者，言循环血行也。上句是指气管，下
句是指脉管。其意若曰，假使无气管，则不能呼吸；
假使无脉管，则血不能循环。脉管气管谓之器，呼吸
循环谓之能，此之谓器能。由此推之，皮层之为全身
器能，资以卫外，不待言矣。惟其因卫外之故，故有
分泌神经之设施，感觉神经、立毛神经之设施，人类
因饮食居处进化之故，皮层不足以抵抗天行，则冬裘
夏葛，以为补助，动物亦然。凡皮层柔软者，其毛辄
丰厚，毛稀疏者，其皮辄强韧，盛夏无取厚毛，则落
毛以应之，秋凉则长新毛以护之。故《尚书》有希革
毛、毨氄毛之文，植物亦然。树木之生长不恃皮层，
而去其皮层，则必枯死，亦器能之用也。明乎此，则
感冒为病，其病源从肌表而入，甚为显明，无可反驳

者。此层既明，以下节节可以明白，试搂指数之。太阳病，所以必传阳明者，为胃神经，与肌表各种神经，有连带关系也。何以有感冒与不感冒之别？胃中有积，则肌表容易感冒也。何故发热，肌表感风寒，立毛神经、感觉神经均呈异常之敏感，体温因而集表也。伤寒所以用麻、桂者，因此两物有刺激分泌神经之作用，能收拨乱反正之效也。假使胃中无积，而亦患感冒，如虚体冒邪者何以故？曰，肌表浅在神经，与内部脏器生关系者，其途径不止阳明一条路。《伤寒论》言，伤寒属足少阴肾，而膀胱为肾腑，是为足太阳，肌表浅在诸神经，则为足太阳之经气，故躯体之外层，名为太阳经。是故太阳经，与阳明之关系，为一条路；与膀胱之关系，为两条路；与肾脏之关系，为三条路，又不止此。前文所谓自汗盗汗，自汗为心液，心为手少阴经，温病当从手经治，不从足经治，是太阳经与手少阴之关系为又一条路。每一条路，都有其界说，有其病名，有其病候，并且有其治法。持吾说以读古书，可以了了。如数指上螺纹，无有疑义，继此而讲六经，讲虚实，讲天人交际关系，皆有途径可循，不是扣盘扪烛。

至于西医虽亦有甚优久①之历史，在中古之世，实未形成一种有系统学说。至十七世纪，解剖盛行，

---

① 优久：同"悠久"。

然后医学真入轨道。从解剖入手，则必注重于病灶，病灶有不可明时，则进而研究医化学，研究各脏器，由粗入细，进而研究组织，因而发明细胞，因而发见微菌，此如瀑流就壑，委婉曲折，不必疏凿，而自然趋于一途。此如种兰蓺菊，西医所讲者，花、瓣、蒂、萼、枝、叶、根、茎，中医所讲者，乃土宜、气候、寒暖、燥湿，故知其所以然。双方技术渐渐中和，则可以日见进化，若不揣其本，而齐其末，强比而同之，张冠而李戴，则无有不趋于失败者。惟其西医以微菌为病源，故值凡病之有流行性者，无不谈虎色变，此所以流行性感冒，而有如上文所述可惊之记载。若中医值此等事，则以为是气候变迁关系，不甚重视也。

按：《欧氏内科学》所说之大流行，观其所述之症状，谓潜伏期自一日至四日不定，是则初起伤风，其后发热也。先伤风，后发热，即吾侪所习见之风温，其症状，鼻塞、头痛、喉痒、咳嗽、痰涕多而兼见骨楚形寒者，则必发热。自今日言之，未发热之先，症状为伤风，已发热之后，症状为温病。伤风可谓温病之前驱，此有两种关键，其一、当知此病之原因，为肺为风束，假使宣达疏解，则病势减退。其二、当知凡热病皆须忌口，此为《内经》之教训。而经验所不爽者，假使知此二者，则无论伤风、风温，其病本不足为患，然西国人既走解剖一条路，则认微菌为病源，无法杀菌，便无法愈病。既无法愈之，则张皇失措，

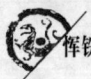

亦固其所。不问病之大小也，凡发热所以必须忌口，因荣气与膜之关系，得油腻，则风邪不得疏泄，而西国人以为非肠胃病，不须忌口，如此则由小病而成大病，观下文所列急性支气管炎、肋膜炎、肠炎、肾脏炎，种种并发之兼症，无非由风温失治传变而来。见支气管炎，不知宣达，但用酸素助呼吸。如吾《医学评议》中所言，见肋膜炎、肠炎等，复从病灶治疗，则病必随手而变，所谓歧路之中，又有歧路也。凡伤风初一步鼻塞，继一步喉痒，第三步化热，喉头炎肿，第四步传里，痒处从喉头渐渐下移，至于总气管、支气管，尔时虽咳不能疗，痒则支气管亦炎肿，此为急性支气管炎症之所由来。剧咳则肋膜震痛，肿且热，则亦为炎，此肋膜炎之所由来。所谓肠炎即是阳明经腑证，因胃神经先病，而后肌表感冒，故有此种传变。准此以谈，则《内科学》所记病，本不如是之重，因根本上所取之途径不同，不得适当治疗，因而有此种变化，及传染既广，不可收拾，然后张大其辞，是亦郑人相惊以伯有之类，不足为训也。中医之治热病，其主要在退热，退热有种种方法，无非拨乱反正手段，热既退，则种种兼症随之而解，此即《内经》所谓"先其所主，伏其所因"。其理由本是内脏神经与肌表神经，因有交互关系而病，解其外，安其内。所谓病由外而之内，甚于内者。先治其外，后治其内，如此，则更无余事。由西国之方法，炎肿则消炎，有菌则杀菌，传染则讲隔离，讲清洁，亦未尝不能愈病。但其愈病之成分甚少，多数结果不良，而其防患之手续，烦难纷扰，令人难堪。执果溯因，中西两种方法之优劣，显然可见，不必以口舌争也。（将来《临证笔记》中，有虞姓小孩痧后咳嗽症，可以参看。）

百日咳，观其所记症状，是即中国所谓顿咳。天哮呛，在余之经验，则为另一事。兹为分别说明如下：

顿咳患者以小孩为多，其症状略如《欧氏内科学》所言。其病理亦是风寒束肺，其所以数十声连咳者，因其病实兼有神经性，是内脏神经之属植物性者，故与知识无关。涉及神经，则痉挛阵发，以故其咳作阵，而连续数十声不已，其所以连续，当即因神经痉挛之故。旧时治此病用鸬鹚咳丸，有时效，有时不效。近来悉心体会，乃知此事，殊不彻底，同是顿咳，有有汗者，有无汗者。其无汗者，是肺为风束，汗孔闭，荣卫之气不四溢，因而上行，胃气不降。胃气不降，咳乃频发。此种宜解表，表解，荣卫之行循其故道，咳自差，鸬鹚咳丸，当是治此种病者。若有汗者，此丸当禁，因其中有麻黄、细辛，皆有汗之禁药也。然无汗顿咳，仍有寒化热化之辨，大分上行之气都属热化，故鸬鹚咳丸中有石膏，亦有从寒化者，其症状唇不干，舌不绛，多清涕薄痰，形寒而不渴，如此者则此丸不适用，宜小青龙汤。其有汗者，无论小青龙、鸬鹚咳丸，都不适用，有汗而从寒化，当温肺，轻者杏苏散，重者干姜、五味子、细辛。如其有汗而从热化，唇舌燥绛、口渴、目赤、头痛，则苏叶、干姜都不适用，宜北沙参。而顿咳既属内脏神经性病，则当加用弛缓神经药，轻者如钩尖、蒺藜、桑枝、独活，重者宜清咽太平丸之类，取其中有犀角故也。凡麻黄、细辛、犀角、干姜等都是大药，不得妄用。用之适当，仅一两分，已去病有余。若用之不适当，虽不及一分亦坏事。凡此等药，动辄五六分，乃至钱余，皆伧医也。鸬鹚咳丸之用鸬鹚涎当是引经药，其用意与《伤寒论》中甘澜水同。甘澜水取其圆，能助脉管中血流成轴，鸬鹚涎则能引药力使入气管，凡患咳嗽，吐沫痰如蟹沫，其痰皆从肺气泡来，必气管热化肺气泡热化，然后如此。鸬鹚涎，能消气管肺气泡炎肿也。诸方另有说明，详将来《药物学》。

至于哮证，与顿咳为两件事，其症状无论成人小孩，头常微前倾，其面色必带棕红色，盖患此种病，血色素常有此种变化。常患咳，其咳时完全痰声，气管中漉漉然，听之可辨，不咳时，常喜作深呼吸，吸气时，其两肩辄随肺叶之弛张而上下，吸气时，病者恒自觉气管中有鸣声，如此者是哮。其病与顿咳完全不同，咳嗽亦不必数十声连咳。哮症亦有两种：其一是遗传性，有直接遗传，有隔代遗传，假使父母无此病，其祖父母或外祖父母有此病，因而遗传者，是习见不鲜之事。其病源是衰弱性，不是神经性，与顿咳亦完全不同，不知《欧氏内科学》何故并为一谈，是当加以纠正。至于有此种遗传者，其发见时期最早在出世后七八个月，其次三岁，其次七八岁，其次十四十六岁，其次廿一廿四岁，过此以往不见，则终身不患此病也。所以然之故，此种遗传症，多伏根于肾，故常见于毁齿期，发育期，此种都不可治。童年调理得法，亦有愈者，然结婚之后，恒再发，良以其病属衰弱性之故。凡有此病者，终身苦于不得健全，但与生命无关，亦能受高等教育，以余所见有文学家而患此者，但既不健全，则治学亦较他人为苦，而不易深造。孟子谓，人之有德慧术智者，恒存乎疢[①]疾。此其所谓疢疾，当如庄子之兀者、驼者。若哮症恐于忍耐力、毅力，不能无影响也。更有一种，乃伤风失治，多食咸，因转属而成哮症，此种居少数，大约经济力在中线以下，营养不良小孩，常易患此。其病理当是咸能稀血，患伤风时多食咸，能使肺中脉管化薄，薄则不胜冷空气压迫，常多分泌黏液以为护卫，此所以见哮之症状。即古人所谓俞气化薄也，此种能变换环境则愈，否则难。

（第一页"器能"二字出《内经·阴阳别论》）

---

① 疢（chèn）：热病，亦泛指病。

第四期

铁樵　口授

女儿慧庄　笔述

急性支气管炎。此病就吾经验所得，可分为四种：其一是特发性，其二是并病，其三是转属，其四是末传，此专就病候言之。若就病症言，亦复有寒热虚实，兹以病候为纲，条例如下：

此病之病状，初一步咳嗽、鼻塞、头痛、形寒，略与伤风相似，其特异处，伤风不气急，此则必气急，伤风发热者为温病，不发热不名为温病，此则恒与发热并见。风温初起虽气粗而不喘，且鼻孔必不扇，此则必喘，必见鼻扇。详鼻扇之理由，因鼻翼两旁有运动神经，通常谓之鼻翼举筋，所以见鼻扇，即此鼻翼举筋为之，鼻扇之命意，在使鼻孔扩张，利于呼吸，生理上所以见此变化，因气管变窄之故，气管窄则窒息而呼吸不通利，生理之功能起自然救济，补助呼吸，因气管中无动物性神经，不能以意志命令使气管扩张，仅鼻翼举筋可以随意运动，故其救济之作用，限于鼻孔扇张而止，因呼吸窒而喘，因救济而扩张鼻孔，此所以呼吸喘急而鼻孔扇张也。至于气管何故变窄，则因此病病灶在支气管，凡病此者，其支气管常炎肿，炎肿，则管内之地位变小，此为窒息原因之一。又因炎肿之故，管壁下之小腺体努力分泌痰涎，气管既窄，痰涎复多，此为窒息原因之二。然何以知其不在总气管而在支气管，凡咳嗽为驱逐病邪作用，假使病灶在喉头，则可以咳而去之，因会厌之筋肉，皆能随意运动之故，假使病灶在总气管，其地位高与会厌相近，总气管中肌肉虽不能随意运动，然犹为剧咳势力所及，总气管虽炎肿，咳剧则能杀痒，亦能去痰，故无取扩张作用以为救济，在支气管则非剧咳势力所及。救济之道遂穷，然而体工之救济，是机械作用，既有所苦，便竭蹶奔赴，不问其有效无效，此所以见鼻扇，即可以测知是支气管炎症，百不爽一也。

　　此病初起即见气急鼻扇为特发性急性支气管炎，西医谓有微菌窜入气管之故，中医则谓是岁气关系，（中医向无急性支气管炎之名，惟宋窦材所著《扁鹊新书》，有肺伤寒症，其症状与此病相合。）所谓岁气者，谓气候变化，人身应之，其说本《阴阳大论》，其理多不可晓，鄙人亦未能了然，只得暂从盖阙。凡特发性支气管炎症，其来势必暴，其传变多凶恶，往往二三日之间，即能致人死命。其病多从寒化，所谓寒化者，其舌必润，舌质不红、不渴、不引饮，唇亦不绛，溲不赤，面色咳剧则红，咳略停则不红，有有汗者，有无汗者。无汗者，其病理仍是肺为风束，当亟解其外，宜麻黄。从

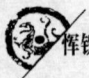

寒化者，其肺寒，宜姜、桂、麻黄，姜、桂药位在肌表，不能达支气管，加细辛、杏仁，则达支气管，故此病小青龙汤是特效药。惟麻黄、姜、桂、细辛之分量都不可重，麻、桂不过三四分，干姜不过两分，细辛不过一分，若不及彀，则继服一剂，以知为度，凡用细辛过三分，用姜、桂、麻黄过七分，无论中肯与不中肯，皆伧医也。（《药物学》中另有说明。）如其有汗者，麻黄在禁用之列，无汗热化者，桂枝在禁用之列，特发性之支气管炎，从寒化而汗出如珠，气急鼻扇，可用附子，其理由：一者肺寒当温，二者气上壅，附子之药位在下，能导之下行也。

从热化之支气管炎症，气急鼻扇之外，其咳必剧，舌质必绛，口必渴，唇必绛燥，脉必洪数，如此者，小青龙汤之姜、桂乃不适用。亦有有汗者，有无汗者，其无汗者，仍是肺为风束，不过是风热为患，宜麻杏石甘汤加细辛一二分良效。所以然之故，此等热化之病，其病灶虽在肺，必兼有胃家副症，所谓阳明从燥化，凡病之初起兼见阳明证者，都是阳明经，不是阳明腑。麻杏石甘之石膏，即所以治阳明经燥化之热，其有汗者麻黄仍在禁用之列，如其误用必痓，此仲景之训，不可背也。其所以然之故，有汗更用麻黄，则必漏汗，血中液体骤减，神经即枯燥，高热因液少而更甚，所以必见痓也。凡不可用麻黄者，去麻黄代以葛根，凡热化之病，往往有兼症。如发热、喉痛、瘀子、麻症等，当参看《幼科讲义》。

转属性之支气管炎，其初起不过伤风，如其误治，如用炙鸡金，又如不谨于口而吃荤，皆可以继续见气急鼻扇。又风温症，先伤风后发热，治之不当，热盛咳剧，亦见气急鼻扇。既见气急鼻扇，便是支气管发炎，是已转属为支气管炎症也。照《内经》之法，先其所主，伏其所因。又云："病由外而至内甚于内者，先治其外，后治其内。"则治仍当以解外为先务，不过转属之病，无有不从热化者，是小青龙汤竟用不着，倘无标准，漫然尝试，可以祸不旋踵。转属之理由，初起伤风，喉头作痒，其病灶本在喉头，用鸡金补之，则风不得出，吃荤油，风亦不得出，喉头之作痒，与壁膜下腺体之分泌，与体工去病之剧咳，三者交互为用，则会厌肌肉炎肿，炎肿则热，与外界冷空气不相得，而感觉神经复异常之敏，如此则咳乃更剧，于是其炎肿处，发痒处，乃渐渐下移，由咽喉而总气管，由总气管而支气管，此为转属成支气管炎之真相。

支气管炎症之为病，假使仅仅咳嗽，气急鼻扇，则亦未见有若何可怖之处，其所以与伤风异者，因气管变窄，肺气泡与心脏来之微丝动脉，交换空气之作用，不能不起变化，此处起变化，则吸酸除碳之作用不能充分，于是肺动脉之浊血，不能变为清血。小循环乃起恐慌，心脏与肺不能相协调，则全体之血行皆

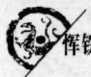

起变化，只须三数日可以其人面无血色，爪下发紫，十指皆冷，呼吸仅及胸部。凡见此者，即不可救药，其生命不过在三四小时之间，所以支气管炎症是大病，非可守不服药为中医之古训，希冀幸免者。

至吾所说第二种兼症，亦复大有研究，例如先起伤风咳嗽发热，为热病，其后因剧咳而见气急鼻扇，是热病之外，兼患急性支气管炎症，则当一面治热病，一面治支气管炎，双管齐下，然后可以济事。若其病为痧子，痧子虽亦在热病范围之内，然治法则与热病见症不同，当以治痧子为主，痧子透发净尽，则气管之炎不治自愈。因所以见气急鼻扇之故，即因痧子不得尽量透发之故，是其病之症结，在痧子不得透发，不在气急鼻扇也。此虽极简单几句话，原理亦甚容易明了，然而一般医生，都不了了，中医固然混沌未凿，然而西医之于中医，亦复如唯之与阿。以吾所见中医值此病，往往用葶苈泻肺，泻则致虚，痧子乃益发不得出，其病急剧变化，三数日即死。西医值此病，误认病之重心在急性支气管炎，以为病人此时所吸之酸素，不足供营养，于是用喷雾机助呼吸，肺部热高则用冰冰之，病人手冷则用热水袋熨之，渐见虚弱，则注射补血针补之，历久不愈，病人不能吃，则用牛奶糖浆从粪门灌入，其方法愈多，病乃愈进，可以延喘至四五十日之久，而痧子卒不见。医生穷于应付，以为中国人之病较之西洋更加难治，其然其不然耶，此为吾在上海著名中西医院所习见者。

至于第四种末传而见急性支气管炎症，所谓末传乃指各种热病，无论伤寒、风温、暑湿温，至于第四步阴虚而热者，皆谓之末传。凡末传见气急鼻扇，必与脑症同见，此虽与急性支气管炎同一病理，因正气虚竭，已是油干灯烬，水尽山穷境界。此虽支气管炎肿变窄，不当名为支气管炎，《内经》所谓其传为索泽，其传为息贲，死，不治者是也。

凡支气管炎症，初一步用小青龙汤，或用麻杏石甘加细辛，或葛根石膏加细辛，药后病差必化燥，此时若气急鼻扇不除，不得再用细辛，须养肺阴为主，沙参、麦冬是也，各种方药之配合，详《药物学》中。

肺虚咳嗽，此种有多种，大分都有兼证，咳嗽处于副症地位，兹言其最重要者，最重要之肺虚咳嗽，宜莫如吐血。此中病理甚纠纷，欲明白咳嗽之病理，须先明白吐血之病理，吐血亦有多种，可参看后文"煎薄厥病理篇"。兹略言其概要，躯体中动静脉恒相附而行，而动静脉之在肺中者，其微丝血管恒与肺之微丝气管及气泡相萦绕，凡患吐血之病之属肺者，即是此微丝血管破裂之故，破处地位即使甚小，而肺因呼吸之故弛张不已，破处受其牵掣，则出血必多，生理起救济作用，多分泌黏液以掩护破处，则痰多。因痰多之故，气管被窒，则感窒息而气喘，此所以有多

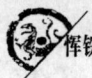

数吐血，皆见气急而喉中痰声如锯者，此时用药止血，幸而血止则破处结痂。结痂之处，有多数微丝血管不能照常行血，血乃从他处并道而行，如此结痂处既胀，结痂之近旁血管充血，则亦感胀痛，于是肺叶不能充分弛张，则其人常苦短气。呼吸既不能充分，吸酸除碳亦不能充分，因失血之故，复因呼吸不充分之故，乃急速呈衰弱症象，面色苍白，肌肉锐瘠，气管壁膜变薄，不胜外界冷空气压迫，如此则咳嗽以起。惟此种咳嗽，因肺叶不任震动，欲咳而不能，则其咳声甚轻，而次数甚少，却须频频作咳，如此者，即通常所谓单声咳，古人仅以单声咳为言，而不明其原理，遂致有许多误会。今之医家，常误认咳嗽有力，偶然发作一两声者，以为是单声咳，岂知完全非是，此种咳嗽只算习气，并非病症。真单声咳有必具之条件，其一曾经吐血，其二面色形不足，其三因肺痛之故，咳声常轻，其四上膈必有痛处，其五因血液虚竭之故，往往热化，燥化，形阴虚证象，虽咳而无痰。此五条件之外，又有相因而见之病症，肺虚之甚，肌表不固，则见自汗，肺虚连带肾虚，则见盗汗，生活力告竭，则见阵发之微热，每日一次，其发在下午，所谓潮热。医者知此，然后望色可知，听声可知，诊脉可知，其于诊病，洞若观火，不但寒热虚实不能淆惑其心思耳目，即欹轻欹重，当多当少之间，亦复腕下无疑，胸有成竹，到如此地步，假使值太史公，必以为曾饮上池之水，能见垣一方也。

吾言肺虚咳嗽，其咳无力，此正不然，有咳声极有力而仍为肺虚者，医者不明其理，往往误药致死，虽杀人而不自知，其事极可注意。古人言肺气不肃，此语在金元人医集中所习见者，如何是肃，如何是不肃，今人都不求甚解，此如鹦鹉学语，如何可以济事。按：古人言此，常以清肃、肃降为言，盖健全之躯体，清气恒在上，浊气恒在下，肺之地位高，宜清不宜浊，清则安，浊则病。故以清肃为言，凡痰涎在上，虚火在上，皆所谓不清肃也。又躯体之形能在下者，恒与上相应，在上者恒与下相应，故在上者，其气必下行，肺与胃是也；在下者，其气必上行，脾与肾是也。古人于此常以易理为说，谓地气上腾，天气下降，上下交通，谓之天地交泰；天气不下降，地气不上腾，上下不通，谓之天地交痞，泰则健全，痞则病作，据此，是肺气当下降也。凡肺气上逆而咳者，谓之肺不肃降，是则然矣，但肃字何解？肺气宜敛，不宜散，如何是敛，如何是散？组织有弹力是敛，无弹力是散，敛则健全，散则萎弱，健全则呼吸有节律，与心脏之搏动相协调，是即《内经》所谓"肺者，相傅之官，治节出焉"之真意义。萎弱则无力抵抗空气之冷暖，气不足以自摄，而涕泣并出，呼吸非促即喘，不能与心脏相协调，是健全则敛，萎弱则散，敛则清肃，散则不能肃降也。然何以不径直言，肺气敛，或肺气散，而必以肃不肃为说。此则本乎《内经》，《内经》以肺配之秋，秋者，天气清明，草木黄落，肃杀之令也。秋之属金，亦正因此。金者，兵也，先王以之诛伐不庭，安良除暴。此事在从前知之者尚多。今人多认定古人所谓肺金，是五金之金，故其理不可通，是则肃不肃云者，即肺气有弹力与否之谓。肺虚咳嗽，有无力者，如吾上文所说者是也。有肺为风束，咳甚有力而不属虚者，伤风咳嗽是也。有咳甚有力而为肺气不敛，表面似实，其实是虚，所谓大虚有盛候者，即吾今兹所欲明言者是也。此种病，其病状为剧咳不已，咳声大而面赤气粗，可以完全不见虚象，若医者不察，以开肺药与之，轻者如桔梗，重者如细辛，都足以增病，愈开其咳愈剧烈，结果必致吐血。若用葶苈泻肺，则病者肺气伤而面色变，可以致命不救。若用麦冬、五味子、牡蛎、白芍等，则其狂咳之势骤减，执果溯因，可以知此种咳嗽确是肺气不敛，无有疑义。此是病理。若言临床诊治，则当有标准。肺为风束之咳是有力，肺气不敛之咳亦有力，同是有力，一种是虚，一种是实，执果溯因，可以明理，不可以治病，然则奈何。曰：凡患此者，其人之口味必辣，《内经》以五脏配四季，以五声、五味、五色配五脏。五味，甜、酸、辛、苦、咸。苦属心，甜属脾，酸属肝，辛属肺，咸属肾，《内经》谓五脏之气宜藏，故曰藏德不止，故不下也。凡脏气不藏者，于脉谓之真脏脉，真脏脉见者死。据此隅反，则知五味无端而见者，乃真脏之味。辣味者，辛也，辛为肺之味。今见剧咳，无端而味辣，则知其为肺之真味，故可以测知其虚，若论真相，亦不过是俞气化薄，薄故感辛辣，此为事实上百不爽一者。况既是俞气化薄，则种种有余之象都是假象，综合考察，自然虚实灼然可见，此标准之说也。

第五期

铁樵　口授

女儿慧庄　笔述

胃　咳

古书如《圣济总录》《证治准绳》等，皆言五脏都有咳，其理稍晦，旧说言之不详，益发令人不易明了，本书乃就吾经验所得，切实可靠，能施诸实用者言之，原不能详备，惟模糊影响之谈，概不列入。咳为肺脏驱逐病邪之本能，他种脏器绝对不能咳，咳限于肺，不待烦言。然就病灶言之，咳在肺。若就病灶言之，五脏有咳，其事甚确，胃咳，肾咳，乃其最显著者，今所习见者，为小孩之胃炎咳嗽。

病状

其咳与伤风无大异，但不是肺为风束，故其作咳时不必有涕泪，亦不定鼻塞头痛，甚且不必有痰，亦不是虚证。其特殊之点，第一件是舌苔，凡小孩患咳，其苔剥，剥处甚大，其状略如地图，西医谓为地图舌，此三字形容最工，可谓惟妙惟肖，凡咳而见地图舌者，可以测知是胃咳，又凡见地图舌者，病家虽不告医生，亦可以测知其必咳。第二件此种咳嗽其最剧时，恒在夜间，白昼却不甚咳，此其所以然之故，当明胃家生理与病理之形能，胃肠为消化系，其全部重要之工作是新陈代谢，其各部分之中尤重要之工作是消化与吸收。全消化系之脏器，起自食道，迄于肛门，只是一个管子。其第一重要之处是胃，第二重要之处是小肠。口为食物之所从人。齿牙为第一道防线。舌面味蕾为第二道防线，咽喉为第三道防线，与肺脏之鼻孔硬毛，与鼻黏膜等之为防护物，略相似，盖人生所以能维持生命者，第一是吸酸除碳，第二是吸收营养。躯体内部，与外界空气相直接者是肺，与外界食物相直接者是胃，以故此两处之防卫，不得不周密，肺部防卫之周密，已如吾前卷所述，胃部防卫之周密，可得而言者如下：

舌面之味蕾，其中藏有感觉神经。苦者，知其为苦，甜者，知其为甜，皆此味蕾中感觉神经之所报告，此中含有化学作用。视躯体中各原料，缺乏与过剩，以为迎拒。例如血中少盐，则味蕾欢迎咸味；少碱则欢迎碱味；湿胜者，恒拒绝糖分，如酒客不喜甘；寒胜者，则欢迎辛辣，如湖南人之嗜辣椒。凡食物，躯体中需要与否，当迎，当拒，赖此味蕾之感觉为先决，故味蕾为胃脏最重要之防线，此言其常。凡神经之刺激，初起则锐利，久之则钝麻，故又有习惯，与不习惯之辨。例如嗜酒者往往致醉而呕，呕后仍旧嗜酒，嗜之，是欢迎之也，呕吐却是拒绝，照缺少则欢迎、过剩则拒绝之原则言之，既欢迎何得拒绝，且既呕吐以为拒绝又何仍旧嗜饮以为欢迎，岂非孟子所谓，恶醉而强酒。恶醉强酒，为事理上绝对不可通，而事实上却是习见不鲜之事。此何以故，无他，习惯则然，惯则神经之刺激钝麻，因而有偏嗜，质言之，是神经受欺。谚云，病从口入，即是味蕾受欺之故，小孩在生长进行剧烈时期，其需要食物甚于成人，故小孩无有不贪吃，因习惯之故，体中需要者嗜之，不需要者亦嗜之，乃至胃中能消化固进食、胃中不能消化亦进食，消化力既不及彀，则胃内壁炎肿，胃中所有之消化液，其分泌必不能均匀，如此则胃病。味蕾中神经，与胃神经息息相通，胃病，则味蕾亦病，于是苔剥，此为见地图舌之原理。见地图舌，何以知其必咳。其一因胃气之常例，是下降的，反常则上升，胃能消化为常，不能消化为反常。今因消化力不及彀之故，而见地图舌。既见地图舌，仍进食不已，则其气不能下降已甚显著，胃气不降，肺气无有得降，则呼吸不能有节律，乃必然之事。其二因中宫被窒，汗空之启闭亦失常，如此则容易感冒。感冒斯肺为风束，所以知其必咳。然又何以知其必夜咳，而白昼咳必不甚，仲景不云乎，胃不和则不寐，可知人之得寐，必须胃气下降。凡肥人，头着枕即作鼾声，其易寐较之瘦人不嘗倍蓰，固是肥人之肝胆不上逆，而神经之感觉较钝，其他一方面，亦因体格肥盛之人，其胃力恒强，无所谓胃不和，实为肥人善睡之一大原因。准此以谈，是见地图舌，必艰于成寐，寐且不可得，当然无有不咳者，以故知其咳必夜甚，明乎此，则胃咳已题无剩义，而以胃咳二字为此病之名词，亦甚确当也。

治法

治胃咳，不当治肺，当治胃。《内经》谓"必先其所主，伏其所因"，此病，肺与胃并病，而主要在胃。咳虽在肺，咳之原因在胃，胃中停积，为病之症结，则当消导。胃中之消化力不及彀，为第二个症结，则宜节食带饿，饿所以养胃力，消导所以去积，如此而已。此中有不可不知者，用药定是消导，不是攻下，所以然之故，病在胃，不在肠，此其一；地图舌是胃中受伤，是虚弱性，是不足之症，不是有余之症，此其二。凡积在肠者可攻，在胃者不可攻，此其病理已散见于各篇，《内经》治病之公例，虚者实之，实者虚之，故云毋虚虚，毋实实。今胃咳既是胃中受伤，是虚弱性，若复从而攻之，是犯虚虚之禁，此中有甚复杂之病理。他篇再详之，兹不赘。

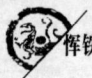

肾 咳

肺与胃若何关系，与肾若何关系，都为解剖学所不能见，就生理病理之形能观之，则显然可见，例如病瘵者，肾亏之甚，则肺痿，涕泣俱出，此由肾传肺也。患肺劳者，肺虚之甚，辄相火易动而遗精，是由肺传肾也。此为最明显之两例。凡患咳嗽，无肺为风束，头痛、形寒，诸外感症象，而有自汗盗汗，腰痛腿酸，诸本原症象，则为肾咳。凡如此者，咳恒与喘俱，古人谓之上气肾咳而喘，是肾不纳气也。此病之症状，其唇必红，面色必苍白，眸子暗而无神，女子腰酸多带，男子腰酸脚软而遗，其左手尺脉必弦，两手脉波必不圆滑而带数，所谓无胃气之脉。其痰多白沫，喘急之甚者，恒不能平卧。其特效药为生脉散，加蛤蚧良。其寒化者，可用金匮肾气丸，其甚者，可用炙甘草汤，局方黑锡丹。若误用麻黄定喘丸，则病随药变，可以随手增剧，此种为虚症，慎毋犯虚虚之禁。凡此种病，深者易辨，浅者难辨，熟能生巧，见微知著，是在医生之阅历。

凡病病灶在某脏，病源亦在某脏者，无论如何重，都是小病。若病灶在甲脏，病源却在乙脏，其痛苦虽轻，亦是重病。例如前文所述之伤风咳嗽，病灶在肺，病源为肺为风束，是病源亦在肺也，如此者则为轻病。急性支气管炎，病因在肺，其病源若仅仅肺为风束，则亦是轻病。肺虚咳嗽，病灶在肺，所以致咳之原因，为阴虚，阴虚之原理，是内分泌不足，肾腺不健全，则其病源在肾，是病灶在甲脏，病源在乙脏，虽其病情未至郑重，亦是大病。根据此理以为推测，则百不爽一。以故，同是咳嗽，若见喉头扁桃腺肿，即通常所谓喉蛾，其病便不可轻视，虽小小伤风，亦当兼顾本元，治病之所以难，即在此等处。因凡病皆不单纯，虚不纯虚，虚中有实，实不纯实，实中有虚，能心知其故，病情之变化无穷，吾心之所以应付之者，亦层出不穷。若不能心知其故，可以一步不可行，何以故？因医书是死的，躯体是活的，执死书以应付活病，犹之对谱着棋，殆无有不败者。本书就吾经验所得，确实有效者言之，又因年来病甚，不能握管，不能考查，仅就思想所及以为说，原不能详备，深恐因不详备之故，有误学者，故该括言之如此。举一反三，在诸君自己用力矣，湿邪入肺咳嗽，此亦肺肾病之由肾传肺者，其病为近顷通商大埠所习见者，其理甚赜，其为病之变化甚多，中医都不识，西医虽知之，亦不能尽知。十余年来，鄙人潜心考察，略能穷源竟委，一得之愚，似在寸有所长之列，不辞词费，详悉言之。有一种人，常苦容易伤风咳嗽，稍受凉即咳，稍受热亦咳，略进油腻，或气候晴雨略有变换，其咳嗽辄应之

发作，其症状，头痛鼻塞喉痒多痰，略如伤风病者，
自己以为容易伤风，西医则以为肺弱，中医以为其人
肌表不固，辄欲予以玉屏风散，究竟何故如此，则鲜
有人能言之者。西医能用药制止咳嗽，但结果其流弊
甚大（可参看《临证笔记》虞小姐案），中医之玉屏风散，亦
全不中肯，余所知者如下。

此种病人有特征，特征甚多，其最显著者，面色
黑而舌剥，凡健体面色多亮，病则暗，亮与暗，乃内
分泌之关系，可测知其腺体健全与否，此与血色不同，
饮酒而面赤，为血聚于面之故。崩漏而面色苍白，为
其人失血太多，因显贫血症象之故。此种色泽，是血
为之，若内分泌之色泽，则与血不同，健体而见肌理
莹澈者，为腺体健全之色。劳瘵而色枯暗者，为腺体
崩坏之色，若其人并无病症，亦无痛苦，惟面色黝然
而黑，或微隐棕红色者，此腺体中毒之色也。上文所
言容易伤风之肺弱咳嗽，即是见腺体中毒性色泽者，
其舌色亦有多种，舌苔剥，苔常薄砌，甚者满舌面花
剥，亦有舌面皲绉者，显此种舌色，为时甚暂，大约
有一两个月如此。盖病毒传及肠胃，即见此舌，传之
他脏，则此舌色又不见矣，上文所谓容易伤风者，即
病毒传入肺脏之故。

此种病之成，有两条途经。其一从花柳病转属
而来者，其二由于遗传者。二十年中，亦偶见有穷
乡僻坏之人，偶然因居处不良，或其他原因，受毒

患风湿，由风湿传变而为肺弱咳嗽，其病不由于花柳，不由于遗传者，此实居少数之少数，为此病之例外。又有从转嫁而来者，如夫传之于妻，往往受毒而不自知，凡女人受毒，初起溺道作痛，其后腰腿酸而带下，面色微暗，所下之物色黄而腥者，即是梅毒菌已入其躯体之证据，不过此事病者多讳疾，中医多不知，西医虽知之，亦不明传变之路径，且临诊时，亦不便直说，故患此病者甚多，而知其害者甚少。

此病所以传变之故，其一因治法不健全，凡患花柳病者，中药有五宝丹、圣灵丹等（其药方，见《药物学》篇），用此种药无速效而多禁忌，而患此病者之心理，则在求速而不能守禁忌，如此则病益难治。旧时中国毒门医生，治此病用轻粉，其效甚捷，可以三数日即霍然而愈。凡报端广告，有所谓刻期而愈者，大都是用此一类药。此等药并不能愈病，毒菌得此，辄深入潜伏，药后在三五年中，可以完全无病状发现，然三五年之后，最多者，有至十七八年之后，其人发热、头痛、喉痛、骨痛，绝似出痳症状。凡痳症猩红热喉痛，其痛在颚扁桃，白腐亦在颚扁桃，甚者则延及口盖弓、悬雍垂。潜伏梅毒发作而喉痛，亦红肿有白腐，但其红肿白腐都在喉之后壁。猩红热喉烂不过三五日即成燎原之势，而梅毒喉痛，往往十日半月不变不动，初起有高热，后来其热度反在若有若无之间，亦会见有舌下一块腐烂，历久不变不动，至数月之久者，其病至此时期，则不可治，有迳死者。有从喉后壁溃烂，渐渐向上，入鼻腔，将鼻筛骨下面之肌肉筋膜，悉数烂去，然后穿至外面，此种即俗名开天窗，病者有求死不得之苦。现在轻粉之流弊，已渐渐为人所知，即江湖医生亦不复敢用，故开天窗者绝少。西国人之治此病，约十五年前开始发明六〇六，当时西医界一般论调，以为有六〇六，梅毒问题可彻底解决，四五年后，已渐知其不然，余曾见初打六〇六而效，其后再打而头肿，延至三五年然后死者。其后又有所谓九一四，最近则用黄药素，余不能知其详，此其大略。凡花柳病，无论何种药，只能愈十之六七，其毒菌之剩余者，抵抗性极强，药不能杀，此种菌即潜伏深处，内传至心肺而杀人。此为传变之一种理由。其第二种理由，学医者，都知躯体之内，血有循环，肠胃有新陈代谢，岂知循环者不止血，淋巴液，内分泌，都有循环，各脏器细胞都有新陈代谢。惟其如此，病毒苟潜伏于躯体之内，即可以无处不传。其传变往往有一定规则，即循躯体内循环，于新陈代谢之程序而为变迁，可谓病之形能，随生理之形能。

凡梅毒，鄙意以为都由人工造成，并非天空中原来有此种病菌。中国旧俗，一夫多妻，西藏风俗，一妻多夫，皆非人生之正轨。余于此事，虽谈医学，亦不愿多描写，简单言之，非正轨即有造成病菌之可能，

故《易经》谓一阴一阳之为道。观梅毒菌，专产生于
妓女之躯体，即可知此物是人工造成。其受毒之程序，
初一步，入生殖脏器，随内分泌之循环而内传，首当
其冲者，即为生殖腺。凡腺有分泌作用，有代偿作用，
有滤毒作用，彼患白浊。继一步，胯褶间结核，肿大
而痛者，俗名谓之横痃，是即腺体滤毒作用，腺体因
滤毒而肿也。此时腺体滤毒，与医生用药物杀菌，其
菌总不全死，假定用药物治病，病愈十之七，其余十
之三，则随血液内传，此时面部有特征可见，病者之
颜额必黑，横肿，乃腺体滤毒之最显著者。病毒既内
传之后，其他腺体亦显滤毒作用，此时有特征可见。
病者面部之皮脂腺微焮肿，隐隐见于皮肤之下，肌腠
之中，此因体内各脏器之腺体受毒，皮下之小腺体因
而兴奋，故病人之部面细审之，有细颗粒而不平润，
数个月或数年之后，此种小蕾已不可复见，颜额间黑
气，在受病之后一两月即退去，亦早已无从审察。然
而此时仍有特征可见，病者全面部皆显一种异常颜色
或黝黑，或棕红，或阴黄色，其所著甚微，惟老于医
者能辨之，此其所以然之故，因病毒与腺体合同而化，
其所分泌皆含有毒性，故面色异乎寻常也。此时不但
病人之本身受病，即其家族妻儿子女亦无有不含毒性，
近见《东国医学杂志》谓此种人家谓之梅毒家族。
按：梅家毒族，实为中国旧俗所无，恐东洋在六十年
前亦无此种家族。质言之，梅毒家族者，道地西洋化

之产物而已。西国人抱乐利主义，其政治虽美而不讲理教，其科学进步，美术进步，无在不足以助长淫风，故其结果如此。吾中国蒙西洋化之益者，十之一，受其害者，十之九，而国中优秀分子，至今不悟，可慨也。

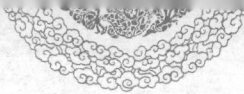

第六期

铁樵　口授

女儿慧庄　笔述

肺　劳

肺劳为病，种类奇多，病则奇难治。其病为现在所习见，而为余所躬自经历，能灼知其故者，可分类如下：

一由肺病肾者，二由肾病肺者。由肺病肾者谓之劳，由肾病肺者谓之瘵。其间途径极为繁复，不易分析，然此为余之杜撰说法，若古人所言，虽复连篇累牍，实际可谓无当要领。搜罗最富，说法最备者，无过于王念西《证治准绳》，其书见在，读者不妨一加涉猎。余之著书以躬自经验，言之成理，切实有效为原则，古人之说不足以囿余，余亦无意与古人争短长，区区之意，在提高现在中医之程度，不在个人身后之虚荣，读者会得此意，则于吾书可以无隔阂也。

肺病之成劳者，多半由于吐血，健体所以患吐血症，则有如下之各种：

其一、初起不过伤风咳嗽，因起居饮食服药等不如法，久咳不已，致气管受伤而吐血，既吐血之后，仍复调护不当，治疗不当，致吐血之病屡发。如此则其肺痿，此所谓伤风不醒便成劳者。

其二、举重伤力，因而吐血。凡人举重由力举之，力在躯体之筋肉，故古人谓力出于膂，假使举重伤膂并不致吐血，须知举重不但力举之，乃气举之，气出于肺，肺健者力亦健，弱者力亦弱，不但举重，跳高赛跑皆如此。凡运动员仅量其肺量与其体重，不必比赛可以预决其胜负，惟其如此，举重过于肺能力之限度，则受伤而吐血，其伤必在肺络。

其三、因盛怒而吐血。古人谓此种是肝血，然而以理推之，由实验证之，亦多半是肺血，肝胆之气皆下行，骤然盛怒，则骤然上逆，上逆则肺举叶张。盖此种人本来神经敏而俞气薄，然后能撄此病，因是肝胆之气上薄，故古人谓此种谓之薄厥。

其由肾病肺者。其一、由于房劳，男女皆然。《内经》谓肾为作强之官，此指肾腺内分泌说。人之所以能耐劳，必肾腺内分泌健全而后可，老人所以不能耐劳，即因肾腺枯竭之故。而就形能推考肺之健全与否，系于肾之健全与否，盖肺之有弹力，呼吸之有节律，皆有赖乎肾脏内分泌为之接济。凡多内好色之人，其背必驼，其肺量必缩，其面色必苍白，其肺部抵抗风寒之力量恒弱，常咳嗽而多痰，凡此种种，皆是强有力之证据。以故古人谓肺肾同源，不过"肺肾同源"四字甚费解，不如吾说容易明白。

其二、由于勉强操劳，而复不知摄养，如手淫之类，凡青年学子，因读书用功而致吐血者，皆属此类。须知但用功决不致吐血，不过凡手淫之病，辄讳莫如深，凡为人父母者不必知医，而医生又多饭囊，故知之者少耳。

其三、由于遗传。凡肺病之从遗传来者，有衰弱性、中毒性两种。其衰弱性，即通常所谓先天不足，此种小孩其俞气皆薄，耳轮、鼻翼、口唇皆有一种显然薄弱症象，而其知识恒早熟，看似聪明，其实不成大器，古人所谓"小时了了，大未必佳"，即是此一类人。其属中毒性者，颇不易辨别，毒有轻重。重者，襁褓中即夭殇，轻者，完全无症象可见，而其伏病之发作有四个时期，第一期为生齿期，第二期为毁齿期，第三期为发育期，第四期为长成期。长成期，女子以七计，男子以八计，女子二十一，男子二十四，其病之发作以咳，重者则为痫。盖潜伏之毒，最后之传变多在肺脑，其在肺者咳嗽恒兼见吐血，其音常嘶，其面色恒苍白，此种即所谓童劳。凡由遗传来之痫与童劳，其病恒不可治，因来源深远，基础先坏，为医药力量所不及，无如何也。

吾书虽简，真正肺病之成功，其原因不外以上所据之六种。由肺病肾之第一种为最轻。初起伤风，由伤风而吐血，见血之后，伤风即愈，乃常见之事，此种不成其为肺病，伤风不忌口，或者误服补药，因而

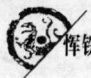

久咳不愈，又因久咳不愈之故，与剧劳盛怒诸非常事相值，因而吐血，其病以渐而重，结果见腰酸、遗精等等，亦为由肺传肾，但无论如何，总是劳病中最轻之病。其第二种，因伤力而伤肺络，须视其所伤之轻重，与夫医药摄养之当否，然而即使甚重，犹是劳病中之轻者。其第三种盛怒而呕血，当然比较险重，然假使能环境变更，其人之秉赋若不过分薄弱，犹是此病中之轻者。凡患咳嗽而吐血，或由吐血而咳嗽，明明劳病已成，药之而得愈者，皆属于上列之三种者为多，至于由肾病肺则难言矣。

由肾病肺之第一种，假使其病未至于大深者，有可愈之理，不过较为费事。世有因新婚而吐血，医者令其夫妇隔离，复多方设法调养，如临帖作画，柔软运动，转地疗养，病有竟得愈者，均属此一类。其由肾病肺之第二种则大难。假使父母明了，医者明了，令病人变换其环境，并变换其意志，如亲贤远佞，多看哲理书，扩大其心胸，提高其志气，然后予以相当之药物，则亦有得愈者，但此为少数之少数，因贤父兄、良医生，与夫病人有无资格受此种高等治疗，均须视缘法，非可强而致者。至于由肾病肺之第三种，大约卢扁亦无能为役，即使不死，亦是废物，况在理无有不死者。西国人对于肺病，动辄以结核菌为言，凡西医书中所说，与我所说，恰恰是两条路。东西学术之不同，此为最显明矣。

肺病治疗之探讨。今假定由肺病肾者为甲种，由肾病肺者为乙种。甲种第一项虽为劳病较轻之症，其病程却有深浅，当其最初时，不过伤风失治，调护不适当，其症状所见者，不过肺为风束，如此则治法自当以宣肺为主，一面讲究忌口、节食、节劳、调其寒暖，其病自愈。有一种伤风，初起寒化，后来热化，初起痰薄，后来痰黄，痰中偶然见一二血点，此是伤风将愈之候，并不是吐血，其所见之血当是从喉头小血管中渗出，用药凉解清疏即愈，不药亦愈。若初期肺为风束，误服补药，久咳不已，而见吐血两三口，或四五口，半痰半血，膈旁隐隐作痛，此为真吐血，其原因是肺气不得疏泄，因剧咳震动而然，其人本原必不虚，治此种病只须停止补药，疏泄肺气，兼予止血消炎，其病不久可愈。疏泄：荆、防、薄荷、杏仁、象贝等；止血：茜根炭、藕节、童便等；消炎：淡芩、款冬、麦冬等，其有兼症者，如食积，肝气之类，并治其兼症，可以应手而愈，通常号称能治血症，只是此种，其实仅仅治得此病之最浅者而已。

甲种第二种，其病亦有深浅，当其初期，病人虽吐血，色脉不变，惟上隔及胁下必有痛处，其痛处即其受伤之处。凡诊此种病，病人咳而吐血，其呼吸必微短或粗，其膈旁胁下有一处痛而色脉不变者，医生则当问其病历，如病人不自知所以吐血之故，则当问其所业，如职业须劳力负重，则其病属甲种第二种吐

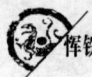

血无疑。此时医者所最当注意者，其人有无风寒，如其肺为风束，止血药中仍须兼用疏解之剂，外邪除则其病容易料理。若不去其外感，专予治血，外邪不去，咳嗽不止，膈膜受震动，血虽止必复见，不但不能止血，风寒久客则渐向里传，嗣后可以步步荆棘，故必须先解其外。至于其吐血主要原因是受伤，则当治伤，轻者七厘散，重者地鳖紫金丹，其主要药也。此种药所以能治此种病之故，其理由详后，药方配置之理由，详《药物学》篇。

甲种第三种，薄厥之证。就自己经验言之，可愈者多，并世同道之治此病，亦治愈者多。求之古人医案，此种病治愈者亦多，然而不是一句话，古人分煎厥、薄厥，以血之多寡为衡，谓痰中夹血为煎厥，倾盆盈碗呕而出者为薄厥，煎厥属肺，薄厥属肝。金元人持论大都如此，此其说太粗，今当先明煎厥、薄厥之病症，就余经验所得，煎厥是肺肾病，由房劳而受伤者，病属肾，由剧劳而受伤者，病亦属肾。因肾主作强之故，既受伤而吐血，其初一步肺中微丝血管受伤，则痰中夹血，吐之不已，其血由渐而多，可以致倾盆盈碗，用药止之，血得止。因肺肾不能平衡之故，必作咳，此时之咳，较之初起吐血时为剧。因初起吐血时不一定咳也，咳剧则见夹痰血。因气候变迁，躯体受影响，其病则频频发作。因起居不慎，久病体气受伤，复值气候变迁与剧劳诸外缘，七情激动诸内因，则其病大发。大发时依然是倾盆盈碗，凡患此种病者，肌肤津润，涕唾皆多，又复阴虚，恒从燥化，病人之痛苦有如煎熬燔炙，故名煎厥。其薄厥之病，由一怒而呕血，初起即倾盆盈碗，谓其血奔薄而上行，故谓之薄厥。然薄厥之症用药止之，当其病未除之时与不幸之外缘内因相值，重复发作，经过再止再发，即亦变为夹痰血，其结果亦成肺病。准此以谈，是以血量之多寡分煎薄厥，无有是处，惟古人谓煎厥是肺血，薄厥是肝胃血，此却甚确。余诊此病甚多，悉心体会，觉煎厥之血是从肺来，是与肺气泡萦绕之微丝血管破裂，其吐血从气道出，薄厥之血是从胸腔血管来，其血从食道出。辨之之法，凡吐血，喉间痰鸣而气急者，是从气道出，无论初起后来，其面色必不华，必有种种不足之症相伴而见，其上膈两旁必有痛处，虽不吐血时期气亦促，如此者是为肺血。吐血而气不急，喉间无痰声，面有火色脉洪数，不吐血时气并不促，其上膈两旁不必定有痛处，其痛处必在肋骨之下两胁之地位，此处古人谓之虚里，乃肝胃之大络，如此者则为肝血。凡从气道出者是小循环血，其地位与心房近，其代偿作用易竭，从食道出者是大循环血，其迂回曲折之途径距心房较远，其代偿力较富，此是其迥然不同之处。前文所说甲种第三种之病，治之多愈者，乃是从食道出之病候。若从气道出而见倾盆盈碗者，是肺脏小血管破裂，恒百无一愈，其不即死者，不过延喘几个月至一两年而止。若从食道出之薄厥，治之而愈，苟能摄养，终身可不再发。治食道出之血，其特效药是花蕊石、童便，至如习用之茜根炭、地榆炭、仙鹤草、五胆墨、藕节、荷叶、三七等等，不过居于副药地位。治此种病以葛可久《十药神书》为最佳，其书中谆谆以花蕊石、童便为言，据云花蕊石能化血为水。按：化血为水所以能止血之理甚为奇妙。盖所以吐之故，皆因血中有凝块，此凝块西医书中谓之血栓，血在脉管中行，假使有血栓，血行至脉管两歧之处，血栓即停止于交叉点而不动，前者未去，后者复来，如此则血管必窒而不通，血乃绕道并道而行。血栓之前必贫血，血栓之后必充血，血既并道而行，脉管不能容，此即所以破裂之故，亦即所以隐痛之故。脉管壁有弹力，充血时其破裂之口常开，若去其血栓则破裂之口能闭，血乃得止。假使花蕊石化血为水之说而信，是花蕊石能消灭血栓，此种药效，其理由不可谓不神奇也。其余方药配合等等，详《药物学》篇。乙种第一第二种病，其病原病理大略相同，其所著之病状，种类既多，传变又极繁复，若分别言之，可以连篇累牍不能尽，各种西国书籍都是如此，其详细诚有不可及者，然颇伤繁芜，读者恒苦不得要领。鄙意治医当以执简御繁为是，无取琐琐屑屑，故今兹特总括，言其概要。凡患此，所见之病症，初一步面色必苍白，腰腿必酸软，唇色必干红，呼吸必微粗，初步目光不致无神，然必无威重意，其痰必多。继一步目乃无神，多痰多涕，两肩髃微促，背微驼，头微倾，腰酸腿软而外，男子则患遗，女子则多带，有带下如水奇多非常者，谓之白淫，到此地步其手掌必干而热，咳嗽痰中乃开始有血丝，劳瘵成功矣。第三步必见之症为骨蒸潮热、自汗、盗汗，至此则去死不远矣。其咳嗽与痰亦复有种种不同，有阴虚而咳，干咳无痰者，有痰涕多甚不可制止者，大约此种痰并非如上文所说，气管壁膜下小腺体加紧分泌，以为保护之故，乃因肾脏不能与肺脏合作，肺气不复下降，因而痰向上壅，凡人临命时喉间痰窒亦是此故。更有出痰如珠，必十数声咳然后有痰，干而硬，破之奇臭异常，此种必有菌，但不知是否西国所谓结核菌。

　　凡治此种病，其最要点不得误认潮热为疟疾。潮热云者，每日傍晚时发热，如潮水之有信，病者因汗多之故，发热之先，或既热之后都微微形寒，其为状极似疟疾，但将病人之面色呼吸、规矩权衡综合考虑，则显然有虚实之辨。疟疾亦有虚者，但疟之虚其途径与劳病迥然不同，读者可参观将来疟疾篇。六七年前余有亲戚患劳，其家延医生三十余人，多数认为疟疾，无一人知其为劳者。又，三数年前，虹口亚细亚火油公司有职员延余诊其妇，初诊余亦误认为疟，复诊见疟药全不应，而病人头汗奇多，一夜之中易枕三次，皆如水中浸渍者，乃改用獭肝散，一药而汗止。即此可知辨证之难。

用药之研究。劳瘵两种病都难治，而方药并不多，因其病是慢性，其变化不似热病之移步换影，故用药甚少变化。所难者第一在知病理，洞明病理，则知何药可用，何药必不可用，不致以病试药。第二在知病候，生气尚存真脏未见者可治，否则不可治。辨别可治与不可治是其要点之一，药虽无变化，药量之轻重配合之节制，与病情之进退，消息甚微。辨别药量与病情相得与否，为其要点之二。病既属慢性，有服药须七八剂然后略见微效者，有须二三十剂然后见效者。药不对病不能变通固非是。药未及彀，半途更张尤属大谬，是故辨别病候是其要点之三。

由肾病肺而咳者紫菀、麦冬为主；阴虚肺燥者，沙参为主；骨蒸者，桑皮、地骨为主；气喘者，蛤蚧为主；自汗、盗汗者，獭肝为主，此皆余所经验心得，真确而有效者也。其余见何种副症加何种副药，治法在人，无可胶执。

古说有极不可为训者，亦不可不知。薄厥之症古人有主张用生军攻下者，此事甚不妥当。薄厥之症失血多，无论如何其脏气必恐慌，即使有见有余之色脉者亦属假象，生军是悍药，委实无可用之理。然人类头脑中恒具有好奇心理与好胜心理，吐血虚症，闻有用生军之说，辄思一试，此是好奇。又吐血虚症而敢用生军，则足以自豪，此是好胜心理。余见同道用生军治薄厥者不止一次，此种学说何以至今能存在，即好奇好胜之心理为之也。

余病甚，此书是病榻间口授慧庄，自不能详密，读者如有疑义函询可也。廿二年九月，岁癸酉。铁樵自识。

第七期

铁樵　口授

女儿慧庄　笔述

疟痢篇第一

诸咳嗽之外，其病最习见而变化最多者，惟热病与疟痢。国医习惯热病，伤寒为一槛，暑湿温为一槛，其与热病相连带者，如痧、麻、喉症、天痘、惊风，各为专书。而疟痢则附于热病之中，亦有刻疟疾为专书者，如卢之颐之《痎疟论》之类，向无定例，拙著以曾经实验者为主，未能完备，其势不能照旧籍分类，亦不能照西医书分类，伤寒温病各为专书，惊风则列之神经系病中，书名之上，加儿科两字以为区别，痧、麻、痘、疹，则列之幼科之中。疟疾转属变化最多，类似症亦多，痢疾病候与兼症最繁复，则各为专篇列入本编（即《病理》各论）之中。此其大略也。

疟疾之为病，乃最普通而习见之病。《内经》《金匮》言之，后人言之，西医书中更有甚详确之论说，治法方药亦似乎完备。然而一为仔细探讨，简直不能满意，《内经》之说终竟不易明了，《金匮》之方可谓不切于实用，实地试验，愈者十之一，病随药变至于不救者，乃在过半数。西国之说虽有凭有证，然而局于一隅，西法与中法其成效亦如唯之与阿，夫以甚普通之病，学说治疗未能臻于健全境界，此实不容苟且隐忍者。然余所知者亦不能彻底，此可知学术之难，神秘随在皆是，无论何事，实际上不许自满也。余今之所言，本其经验所得，为以前旧说之补，且为后来研究之壤流而已。

通常谓疟疾之为病，其病状寒热往来，口苦、咽干、胁痛，此本是《伤寒论》中仲景之说，后人宗之，但见疟疾而胸中即横梗此数语，不复分清，无所别择，此大不可也。今吾不避杜撰之诮，本吾所知者详尽言之。

疟之大纲可分为正式疟、非正式疟两种，而正式疟有多种不同，非正式疟种类尤多。试分疏之如下：

寒热往来，先寒后热，发作有定时，当其发作时，祁寒壮热，及其发过时则并无热度，行动举止悉如常人，此所谓正式疟也。而此正式疟细别之，复有以下之不同。（一）逐日发作者；（二）间日发作者；（三）虽逐日发作，其寒热却一日轻一日重者。此三种为最普通，《内经》所释者即此，西医书中所言者，亦即此种，兹将两说并列于下。

痎疟，总名曰痁。痁者，秋时寒热兼作，即痁作而金伏者是也，分名曰痎，曰疟。疟即惟火沴金，酷虐殆甚，日作日休者是也。痎即间日发，或间数日发，深入阴分者是也。此皆得之夏伤于暑，热气盛，藏于皮肤之内，肠胃之外，募原六府之间。如客于头项，或肩背、手足者，则藏皮肤之内。客于胸胁，或腑腹者，亦藏皮肤之内，或肠胃之外，或募原，或六腑之间，此皆营气之所舍也。以夏气通于心，心主营血之故也。《本经》云："以奉生身者，莫贵于经隧，故不注之经，而溜之舍也。"舍即经隧所历之界分，每有界分，必有其舍，犹行人之有传舍然也。此暑令人汗空疏，腠理开者，以暑性暄发，致腠理俱开，不能旋阖耳。不即病者，时值夏，出之从内而外，卫气仗此，犹可捍御，因遇秋气，机衡已转，自外而内矣。其留舍之暑令汗空疏腠理开，风遂乘之以入，或得之以沐浴，水气舍于皮肤之内，与卫气并居。卫气者，昼行于阳，夜行于阴。风与水气，亦得阳随卫而外出，得阴随卫而内薄，内外相薄，是以日作，故卫气至必腠理开，开则风与水气之邪入，入则病作。卫气与三阳之气，亦并于阴矣。当是之时，阳虚而阴盛，外无气，故先寒栗也。卫气虚则起于毫毛伸欠，阳明虚则寒栗鼓颔，太阳虚则腰背头项痛，三阳俱虚，则阴气胜，则骨寒而痛，寒生于内，故中外皆寒，甚则汤火不能温，脉则体静而至来迟也。不列少阳形证者，以太阳为开，阳明为阖，少阳为枢。而开之能开，阖之能阖，枢转之也。设舍枢则无开阖矣，离开阖无从觅枢矣，故开阖既陷，枢机岂能独留。倘中见枢象，即为开阖两持，所以持则俱持，陷则俱陷也。三阳俱陷，则阴气逆，阴气逆极，则复出之于阳，阳与阴亦并于外，则阴虚而阳实。阳实则外热，阴虚则内热，内外皆热，则喘而渴，甚则冰水不能寒，脉则体动而至来数也，此阴阳上下交争，虚实更作，阴阳相移也。极则阴阳俱衰，卫气相离，故病得休。卫气复集，则复病也。其作有日晏日早者，邪气客于风府也。卫气一日一夜大会于风府，循膂而下，日下一节，二十一日至骶骨，故其作也，日益晏也。二十二日入于脊内，注于伏膂，其气上行，九日出于缺盆，其气日高，作复日益早也。有不当其风府而作者，谓邪中异所，则不当其风府也。如中于头项者，气至头项而作；中于肩背者，气至肩背而作；中于腰脊者，气至腰脊而作；中于手足者，气至手足而作；中于胸腹者，气至胸腹而作，故卫气之所在，与邪气相合而病作，是以风无常府，邪气之所合，即其府也。若疟之间日或至数日作者，其气舍深，内薄于阴，阳气独发，阴气内著，阴与阳争不得出，是以间日及间数日而作也。间日作者，邪气内薄于五脏，横连募原也。间数日作者，邪气与卫气，客于六腑，而有时相失，不能相得，故休数日乃作也。但所中之府，即诸经募之舍，更当兼见诸经募之证。如舍属足太阳者，更令人头重腰痛，寒从背起，先寒后热，熇熇暍暍，然热止汗难已。舍属足阳明者，更令人洒淅寒，寒甚，久乃热，热去，汗出，时喜见日月光，得火气乃快然。舍属足少阳者，更令人身体解㑊，寒不甚，热不甚，恶见人，心惕惕，热久汗出甚。舍属足太阴者，更令人不乐，好太息，不嗜食，多寒热，汗出多，病至则喜呕，呕已乃衰。舍属足少阴者，更令人呕吐甚多。寒热，热多寒少，欲闭户自处，其病难已。舍属足厥阴者，更令人腰痛，小腹满，小便利如癃状，非癃也，数便耳，意恐惧气不足，腹中悒悒然。舍属肺募者，更令人心寒，寒甚热，热间善惊，如有所见也。舍属心募者，更令人烦心，甚欲得清水，反寒多热不甚。舍属脾募者，更令人寒，腹中痛，热则肠鸣，鸣已出汗。舍属肝募者，更令人色苍苍然太息，其状若死。舍属肾募者，更令人洒洒然，腰脊痛宛转，大便难，目眴眴然，手足寒。舍属胃募者，更令人善饥，不能食，食则腹支满也。此但详足经而无手经者。经云："风寒暑火，天之阴阳也。"三阴三阳上奉之，又邪不干脏，列脏证者，非真脏之脏，乃脏募之气化证也。更有曰温、曰寒、曰瘅、曰牝者。温即先热后寒之温疟也，内分二种。其一、夏亦伤暑，秋亦中风，后更伤寒，则暑热在内，风气在中，寒独在外，故惟寒风互为上下不涉营舍之暑。以势唯两歧，难于三向故也。其先热者，风乃阳邪，是以先外出而上从乎寒，则外胜。外胜故先热也，逆则复内入而下从乎风，下从乎风，则外负，外负故后寒也。其二、证兼脑髓，烁肌肉消，亦先热后寒，同名温疟者。此先冬中寒风，藏于骨髓，以冬气通于肾，肾脏骨髓之气也。至春，阳气大发，邪气不能自出，因遇大暑，腠理发泄，或有所用力，邪气与汗皆出，先从内出之外也。如是者，阴虚而阳盛，阳盛故先热，衰则气复入，入则阳虚。阳虚故后寒也，寒即先寒后热之寒疟也。亦夏伤大暑，其汗大出，腠理开发，因遇夏气，凄沧之水，寒藏于腠理皮肤之中，秋更伤风，则病成矣。此先伤水寒，后伤风气，故先寒而后热也。暑亦在内，势亦两歧，只此一种，无有其二。瘅即但热不寒之瘅疟也，亦分二种，悉属内因。其一，阴气先绝，阳气独发，则少气烦冤，手足热而欲呕，以阳即热，不假外邪，一唯似暑，故无寒也。其二，肺素有热气盛于身，厥逆上冲，中气热而不外泄，因有所用力，腠理开，风寒舍于皮肤之内、分肉之间而发，发则阳气盛，阳气盛而不衰，则病矣。不及于阴，故但热而不寒。其气内藏于心，而外舍于分肉，故令人消烁肌肉，此以似暑之肺热为内因，更受寒风为外因者也。牝即但寒不热之牝疟也。夏亦伤暑，秋亦中风，但阳气独沉，不能挈阴。自下而上，为阳实阴虚仍实，此仲景先生补《疟论》三遗阙，有瘅必有牝故也。至有随四时而作者，则证形少别于常法，如秋病者，寒甚；冬病者，寒不甚；春病者，恶风；夏病者，多汗。乃若得之于冬，而发之于夏，藏之于心，而显之于肺者，虽亦似因时异形，此即温与瘅之因分内外更超于常法者也。以上约略两论之，当稍置先后云尔。

原因

循环寄生于人类及蚊类之间而致疟之原虫（原生动物），属芽孢原虫纲，又名孢子虫纲，现已考查确定者有三种。（一）致间日疟者，（二）致三日疟者，（三）致夏秋疟（又名恶性疟）者。

（一）间日疟原虫（隔日疟原虫）。当正在发疟时，取病者之血一滴，覆以玻盖，四围涂乏碎林，使勿冷勿干，查之以显微镜，则在赤血球内可见此原虫最早之形态。色灰白，形圆或椭圆或不规则，直径约二微或为赤血球直径五分之一，当此虫作变形动（阿米巴样动）时，最易查见，逾数小时则虫体增大，作环形，且有微细之色素点；逾十八小时，此细黑色素点益明显；逾二十四小时，则在色淡而肿之赤血球内，虫体之色素及假足更易辨认；迨三十至三十六小时，则此虫之变，形动停止；迨四十至四十八小时，虫体增大，至几占此种血球之全部；而在四十至四十八小时之间，虫体之色素聚集，虫则分裂为十五至二十芽孢（或名孢子），此即所谓分裂性增殖。此芽孢排列多作光线四射状。然此等已长成之间日疟原虫中，有一种不属分裂性增殖者（即指原虫不分裂而生芽孢而言）则较分裂者体大，而含能旋动之色素点，具有雌性或雄性，不能在人体增殖，此即所谓生殖原虫，或名生殖体，或交合细胞者是也。

检血法

当疟退之末期，取病人之血涂于玻片，染以利什曼氏染法，用显微镜检查，则见赤血球内，有蓝色小椭圆环，其直径约为赤血球直径五分之一，此环之一极有色素点，此环即非生殖性间日疟原虫。逾二十小时，另取血染而查之，则见赤血球较大于常，其内之原虫亦增大，约为寻常赤血球四分之三，内含多色素；逾四十八小时，更取血染验，则见色素聚集，原虫分裂而成十五至二十芽孢，各芽孢含一色素点；迨四十八小时后，则赤血球裂开，而显三种结果。（一）幼虫（即芽孢长成者），入血而侵入他赤血球。（二）色素（变黑之血红素）被血输至肝、脾、腹膜等之上皮细胞。（三）虫之毒素循血播散全身，致显疟之症状。该侵入赤血球之幼虫，在四十八小时内又依样发育分裂生芽孢，随即赤血球裂开，而又依样显三种结果，如此每四十八小时（即每二日或隔一日）一循环增殖，轮流不息，此疟状之所以间日（即隔四十八小时）一显，而成所谓间日疟也。

检生殖原虫法

此则较易察见，其环形体较厚，色素点居中央，长成后无分裂性增殖（犹言不分裂生芽孢）。

（二）三日疟原虫（隔三日疟原虫）。此一类寄生虫，与间日疟原虫之不同处如下。

①三日疟原虫最早之外形，颇似间日疟原虫，惟虫体增大时，则色素点较粗而且黑，其阿米巴样动较微。②至第二日（即逾二十四小时至四十八小时之间），此虫更增大，作圆形，几无阿米把样动，色素点多列于虫体之周围，而此周围，作深古铜色。③至第三日（即四十八小时至七十二小时之间），色素点向虫体中央进集，作光线四射状，略似菊花形，终则分裂而成六至十二芽孢，虫中亦有长成后无分裂性增殖者，即成生殖体。此即三日疟生殖原虫，非生殖性三日疟原虫，每七十二小时（即每三日或隔二日）为一增殖性循环，故疟状三日一显，而成所谓三日疟也。

（三）夏秋疟原虫，又名恶性疟虫。此一种寄生虫较前二种小，在完全长成之际。其体积每较赤血球二分之一小。色素点甚少，每仅数微点。当虫初发育之际，系小透明体，有时有一二色素点，在原虫之周围，迨至后期，则仅能在身内器官（以脾、骨髓等为最常）之虫中查见，含此虫之赤血球，时或缩小，凸凹不平，并显古铜色。逾一星期左右，始有大而成眉月形或椭圆形或圆形，中央聚色素之虫体显现，此等虫体，系夏秋疟之殊特征。此种虫之作新月形或椭圆形者，无分裂性增殖，与前述之两种生殖原虫形异而性同，具雌雄性，名为夏秋疟生殖原虫。

（四）生殖原虫之增殖。以上所述三种生殖原虫

（又名生殖体）当既长成后寄生人体内之际，皆不能再进行增殖，惟在玻片上或入中间宿主（如蚊子）之胃内，则雄性生殖原虫（又名小生殖体或雄性生殖体）生出若干鞭毛样运动性小生殖体（属精子类），继则此小体脱离其雄性原虫，而侵入雌性生殖原虫（又名大生殖体或雌性生殖体）。

于是此雄性原虫死，而雌性原虫则因受鞭毛样小体之侵入而妊孕，成接合子（又名受胎虫），继则有蠕动能而成原虫蚓状体（又名虫样态），因其蠕动而穿入蚊（中间宿主）之胃壁，则名曰囊孢，际此则虫体渐次增大，分为数多之芽孢母，内含无数之生殖性芽孢，孢子母既成熟，则裂开而产出生殖性芽孢。（凡原虫入蚊体以致产出芽孢之一增殖性循环约须十日至十二日之久。）非生殖性原虫之增殖也，因于分裂，故曰分裂性增殖。而生殖原虫之增殖也，则因于交媾，故曰芽性增殖（或曰孢子发生）。前者之际，此疟寄生原虫之两大类也。生殖性芽孢产出后，由蚊之胃壁而入其毒性涎腺，当此蚊啄人时，其芽孢则随蚊毒涎而侵入人体，苟人血之免疫力强，则生殖性芽孢被杀，不成疟病。否则芽孢侵入赤血球内，成非生殖性原虫，循环行分裂性增殖，而疟发矣。

（五）为中间宿主之蚊。蚊之种类甚多，而寻常多见者，则为库雷克司及安俄斐雷司蚊二者。此二者之中，前者尤多，至于后者，则不仅为疟原虫之中间宿主，且为传染疟病之媒介。后者亦尚分多种，然就今日医界之知识而言，则仅能统言之曰凡为安蚊，皆能为疟原虫之宿主而已。寻常屋宇房舍之间，库蚊为最多，然不能为疟原虫之宿主，凡有疟之地方皆有安俄斐雷司蚊生存。至于有安俄斐雷司蚊之地方，而无疟者，则有二要故：①气候太冷疟寄生虫不能发育；②地方从来未有此寄生虫，故蚊无从受染而染人。

据现在医学上之知识而论，疟寄生虫只能寄生于人体及蚊体内，是故凡有安俄斐雷司蚊之地方，则当气候温热之际，或有疟发生，固为意料中事。又须注意者，凡啄人之蚊，皆属雌蚊，雄蚊不啄温血动物，只取植物性食物为食。雌蚊当交尾之后，不得温血动物之血，不能生卵，故不仅啄人吸血，且啄鸟兽。

安俄斐雷司、库雷克司蚊之区别。

（一）一般蚊体之构造，头部较小，有三种杆形突出物。一为吻（又名嘴）居于中央，具啄吸作用。二为触角，居啄之上方，左右各一。三为触须，居触角之外上方，亦左右各一，胸部之左右各有一翼及一结节（萎缩翼）。脚三对，各有七节，腹之全部，系八环状圈连结而成。

（二）安库两种雌蚊及雄蚊之特别区别。

安雌蚊之吻，与其两触角，长短几相等，触须之长，约为吻四分之三；库雌蚊之吻，较其两触角，约长四分之三。触须颇长，较吻短四分之一，安雄蚊之触角，与二种雌者异形，肥粗作棒锤形。其颠较大，触须有纤毛环生，较雌蚊长，库雄蚊之触角最长而且形异，长过于其吻，其颠弯曲而密生细毛，触须与前一种雄蚊相似。

（三）安库两种蚊之普通区别。

安蚊翼有斑点及纹，体形自至腹尾作一直线，栖壁时头向壁，尾向外，作斜势，蚊体与壁作四十五至八十度之角，昼间多静伏空隙及草阴，日没后始出啄哺乳动物，多生于野外，每不远离，亦不能似库蚊之飞甚高。喜产卵于浅泽及缓流小溪之有苍苔草莽者，而其卵子之排列每甚整齐所成之幼虫（孑孓）呼吸管甚短，在水面时，与水面作平行线。库蚊翼透明，有纹而无斑点，体形头及胸部屈曲，与腹部作钝角状，栖壁时腹部与壁平行，日间多不静伏，除啄哺乳动物外，兼啄鸟类，喜产卵于沟池水缸等不洁之死水内，而其卵子之排列，紊乱不齐，所成之幼虫，呼吸管长，在水面时头向下，而尾段向上作斜势，与水面成四十五度之角。

（四）蚊之增殖。

气候温热之际，蚊类产卵于水中，经二十四小时，卵变成幼虫（孑孓）。逾一星期，幼虫变成蛹，幼虫及蛹均赖尾段之呼吸管以吸水面之空气，更逾二日至七日，则蛹出水面而变成蚊，于是再产卵，再成蚊，循环不息。

病理解剖

体中变迁为赤血球之破坏及坏血球之血红素汇积，皆由于疟虫之毒素所致，寻常疟鲜至丧命，故所知之体变，仅系恶性疟及慢性疟恶病质两者所显，自起之脾破裂，间或有之，然由外伤而破裂者多，曾见因用针探刺疟病肿大之脾，而致殒命之出血者。

《内经》之说，终竟不易明了，所谓卫气昼行于阳，夜行于阴，及说日早日晏，及邪之所中，当其风府则其病作，此语殊无畔岸，不可捉摸，不能以为标准。西医说微菌分裂，其理论较有柄握。然微菌分裂何故发热？又同是微菌分裂，何以疟疾有先从背冷起，有先从手足冷起者？又云蚊为疟之媒介物，然无蚊时亦发疟，则其理何如？又西法以鸡纳霜为特效药。按：鸡纳霜为一种树皮所提炼，其树产于非洲多蚊之区，土人用以疗疟有效，是此药由实验来，但鸡纳霜限于夏秋间普通正式疟，施之其他疟疾，则完全不效。则西说仅能明其一部分，鸡纳霜既非可一例横施，疟菌之说亦非可概括诸般疟疾也。

《伤寒论》主张小柴胡汤。其挈症为寒热往来，口苦咽干，胁痛而呕，仲景且言有一证即是，不必悉具，然用小柴胡治疟，以我所见者，竟十九不效，甚且病随药变以致于死者，随在皆是。以故老于医者，凡遇疟疾，不肯轻用柴胡，惟阅历不深之人，则往往以《伤寒论》为口实，悍然用之，然而不免于杀人。此其中秘密若何，断不能不加以探讨，无长此终古之理也。

此事为鄙人所已经发现者，为同是普通正式疟，有手经足经之辨。手足经分别之法，完全是时间性，脉证虽亦小有不同，然当以时为主，心气通于夏，肺气通于秋，《内经》言夏暑汗不出者，秋为痎疟，此种为手经病。其病状虽寒热往来而不口苦，有兼呕泻者，都不必胁痛，大分汗多，此不得用柴胡，如其用之则汗出不止而泻乃益甚，多半皆转属为痢疾。病深而正气虚，则非常难治，若更误药可以致命。故吴下有"疟变痢疾，两脚毕直"之谚，用柴胡而泻，此事实常常见之，七八年前曾有人函询其理，余当时不明其故，不能答也。后乃知为阳虚生内寒，此说见之于《伤寒论注》。（何人之说已不记忆，此亦可见古人所得者甚多，足为后人导师，我辈当虚心求之也。）

柴胡并不能致泻，其所以致泻者，正因其出汗，皮毛与肠胃有连带关系故也。柴胡并不能发汗，其所以发汗者，因误用于手经病之故。夏秋间热病皆与心房有关，本自多汗，夏秋最易病洞泄寒中，亦是此理。假使用柴胡以治足经热病，则并不汗出，以故《伤寒论》诸柴胡汤，列之和剂，不列于表剂也。

若足经病之疟，论时间则发于春冬之交，论病症则必口苦，头眩痛、咽干、胁下满痛而呕，其寒热往来，先寒后热，发作有定时，则与手经病同。肾气通于冬，肝气通于春，肾之腑为膀胱，其经气是太阳，肝之腑为胆，其经气在头，凡祁寒壮热乃膀胱之经气为病，当其寒时遍身外层发冷，足胫发酸，手冷，爪下色紫而战，纯粹与伤寒太阳证同。当其热时遍身肌肤可以灼手，但恶热不恶寒，而口渴躁烦，其为症状，完全与伤寒阳明证同。一度大寒大热将毕时汗出而退，则完全与常人同。其为病，前半截全是太阳，后半截全是阳明，热既退则无病状可见，至一定之时间则再发，当其退时几无病状可见，则不得谓之太阳，亦不得谓之阳明。退而再发则不得谓之病愈。可见完全是病毒暂时潜伏，病毒潜伏必有其场所，何以潜伏必有其理由，古人从此推勘，故有少阳一经，从而为之说。曰：太阳为开，阳明为阖，少阳为之枢。云为之枢，则非真有其物，不过谓两者之枢纽。其云少阳为半表半里，乃指病毒潜伏之场所言。其云胃气昼行于阳，夜行于阴，风无常府，邪之所中即为其府，胃气与病邪相值则其病发作，此言病毒潜伏之理也。详古人之为此言，完全从病之形能推勘而得，虽与解剖殊途，然其理则甚真确。按：躯体之组合，脏腑之外，为皮毛、肌肉、血脉、筋骨，肌肉之为物，是各个凑合的。圆者谓之腨，畸形者各以其形定名，如扁平肌、羽状肌、斜方肌、三角肌，此种肌肉，每一块其外层皆有薄膜，肌肉与肌肉相切之处，薄膜为之间隔，此两薄膜之中缝为荣气所行。就其空隙言，即古人所谓溪谷。就荣行言，即古人所谓经气。此外躯体皮层与脏腑之间，亦有空隙，亦是荣气所行，此等处所，就一处言之，即古人所谓募原。就全身言之，即古人所谓三焦。（唐容川不明此理，以油膜当三焦，其说不可通，徒乱人意，遂致三焦是何物，终竟不得明白。）此外两大骨之关节面相切处，亦有空隙，亦是荣气所行，古人指此等处谓之四肢八溪。云四肢八溪之潮汐，即是指空隙中所行之荣气，一年之中有二分二至，一日之中，黎明、薄暮、日中、夜半，亦是二分二至，人身之荣气循环运行，与之相应。以故老年人骨痛，恒与一岁之节气相期，二分二至为一年之大节，大节之前一节气，与后一节气，最与病状有关，如此则有十二个大节，其余十二个则为小节。又有一种病往往与一日之二分二至相期，如阳明之热发于日晡所，肺病潮热发于薄暮时，肾亏泄泻发于黎明夜半，是其例也。以故《内经》云不知气之所加，年之所临，不可以为工矣。因人身之荣气恒与天运著密切关系，如潮水之与月行相应，故云四肢八溪之潮汐。准以上所言，同是正式疟当分冬春与夏秋，夏秋之疟所以不同于冬春者，更涉及六气，风、寒、暑、湿、燥、热是也。冬气通于肾，春气通于肝，肾之腑为膀胱，其经气为太阳，太阳为躯体之最外层，其在里面直接与太阳相应者为阳明，如其冬日发疟，太阳动则祁寒，阳明动则壮热，太阳从寒化，阳明从热化故也。春气通于肝，其腑为胆，其经气为足少阳，

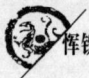

其地位在头部两侧，春日而发疟其气必上行而头痛口苦。苦为胆汁不循轨道，头痛口苦乃足少阳经气为病，其甚者辄下厥上冒。所谓下厥者，脚冷是也。所谓上冒者，反侧不安，神气不清楚，不安详者是也。见下厥上冒，则其病已由腑入脏，为病深，乃足厥阴为病，足厥阴肝脏之经气也。凡肝脏之病皆涉及神经，不论热病或疟疾，既见下厥上冒则足胫必酸痛，此种酸痛是感觉纤维病也，其神气不清楚，则因肝胆上逆侵及头脑故也。夏秋之疟则关系六淫，夏气通于心，其腑为小肠，诸脉皆属于心，夏季溽暑空气起变化，窒素多而碳氧少，人体应之，法当排泄，排泄之法为出汗，为泌尿。夏日贪凉或引冷，尿可以排泄，汗则往往不出，不出汗则荣气行于溪谷之间，其老废成分不得充分排泄，至凉燠变更，则无不病。因其病灶所在是三焦募原，所谓半表里，故其病是疟。以故《经》云，"夏暑汗不出者，秋为痎疟"，秋气通于肺，其腑是大肠，经气是手阳明，其地位在肩背。肺亦主皮毛，肩背亦为肺俞。就病能观之，有一种肺病指头恒见鼓槌形，又湿邪入络咳嗽，阅时稍久往往见爪疥，是指头亦肺脏之领域。凡夏秋之交而病疟者，其病在秋，其致病之由在夏，如此者都谓之伏暑。春生、夏长、秋收、冬藏，为循环之定律。夏暑汗不出是逆夏之长气，逆长气则无以应秋之收气，此所以至秋必病也。因是手太阴、手阳明，故秋日疟发时口不必苦而汗则必多，足胫不必酸楚而肠则易病，秋日之疟多传变而为痢疾者，即此故也。详所以变痢，多半由于长夏之湿，湿邪胜，腹部应之。因胃肠无弹力而滞下。（人之躯体，各部分之感觉不同，如官能之作用不同。例如，舌司味，鼻司嗅，耳司听，口不能尝声，目不能辨味，姜椒入口可以辟秽，入目则致盲矣，躯体之各部分亦然。面部不恶寒，严冬犯霜雪而不病，肚脐不耐冷，夏日受冰渍必腹痛。古人从此等处推勘，而定躯体各部分之阴阳，以四季六气配五脏六腑，谓水流湿，火就燥，各从其类，其言有至理，验之事实而信，不可诬也。）此所以与冬春之疟，迥然不同。春日发疟，口苦咽干胁痛胸痞而呕者，非小柴胡汤不效。因是肝胆为病，假使其经气不发则不致化热而上行，下行为顺，上行为逆，逆故头痛口苦，用柴胡解其壅遏，则体温得四散而不上行，苦为胃中热化，用黄芩所以消炎，半夏、人参、生姜则止呕者也。假使胁不痛，胸不痞，不呕，则小柴胡汤不适用。

第八期

铁樵　口授

女儿慧庄　笔述

疟痢篇第二

上文言小柴胡之用法，以呕为标准。假使不呕则用此方不效，但呕尚非其症结，当问何故呕。详春夏发疟，所以泛恶，乃因胁下痞痛，胁下痞痛是其症结，其处为虚里，为胃之脉络，与肝之脉络相应，肝郁故痞痛，痞痛故呕逆。木郁达之，此所以得柴胡即解，学者须注意于此，否则夏秋之疟亦有呕者，其呕乃胃与肠不相调，柴胡仍不适用也。至于夏秋之疟，无论逐日发，间日发，以我经验所得，常山为特效药，无论其病若何变化，须以常山为主药，兼虚者补之，兼积者攻之，兼湿者燥之，小便不利者利之，无汗者汗之，而常山一味则不动，轻则四分，重则八分，不过二三剂，其病可以霍然而愈。惟用常山有其必要之条件，须先寒后热，起迄分明，发作有定时，如其不然，常山不适用也。相传常山是吐剂，《金匮》仲景有蜀漆汤，蜀漆即常山之苗，其味腥，然常山则不呕，蜀漆余未曾用过，其药力及影响所及之边际如何，未能甚详，当从盖阙。余有平日景仰之畏友某公，其学问文章都为余所心服，三年前为其兄治病，病属疟疾，是夏秋间之疟，服小柴胡汤十余剂不效，特从外埠来沪就医于余，余谓此当常山不宜柴胡。某公执定常山是吐剂不肯服，争之不听，因服柴胡已多，汗多而大便溏泄，认汗多为亡阳，认大便溏泄为伤寒自利，遽用真武汤。余知其必死，门人问何故，余曰：柴胡为第一次错误，虽多可救，附子为第二次错误，年事高脏气伤不可救也，此所谓歧路之中更有歧路，病者医者都与余有雅故，至今不胜车过腹痛之感，是亦学者所不可不知也。

另有一种疟其发间日，或间两日，先寒后热发作有定时，面部黝然而黑，胁下或腹部有大块癥瘕，其疟可以亘半年一年不止，此种与《欧氏内科学》中所谓恶性疟者，相近似，其癥瘕名为疟母，乃肝胃脾脏脉络不通，瘀血凝结而成。此当用《金匮》鳖甲煎丸，且须大剂攻之，轻则不效，虚则另加补药以为调节。此种病有两路变化。其一是发黄，病者之胃恒扩张，因胃扩张之故，胆管被挤，胆汁不得输入十二指肠，横溢入于血分，面部黝黑之中乃透出黄色，此种病多兼湿化热化，以故其甚者可以深黄如橘子色，茵陈蒿、大黄、牡丹皮，是其治也。其第二路变化是腹肿，脾脏肝脏都膨胀，肠无弹力所以腹部膨胀，此最难治，无一定方法，湿胜者燥之，实者攻之，寒胜者温之，活法在人，不能刻舟求剑也。

以上所说都是正式疟疾，其似乎疟而实非疟者，种类甚多，医者无标准，胸无主宰，常以疟药尝试，病随药变，本是小病浸成大病，杀人如草可为太息，兹更分疏之如下。

女人产后疟疾，产后未满月，恶露未净，因感冒而发热，其热起伏有定时，有恶寒者，有不恶寒者，亦有胁下痛、头痛、先寒后热、其病型完全似疟者，其实不是疟。凡疟其病灶都在募原，其病原都是淋巴液血清变性，质言之，都是荣气为病。观疟愈之后，吃碱水面食，则其病辄再发作。盖平人淋巴液中含碱质最富，揆之水流湿火就燥之理，凡食富于碱质之物，则淋巴液中之碱质必然增加，今疟疾已愈，吃有碱之物即复病，可以测知淋巴液中含碱过多，即是病疟之原因。照西国学说，血中有疟菌即病疟，则其病源完全在荣，而其病灶亦必在募原，如此者方是正式疟疾。产后感冒因而发疟，其原因一方是因失血过多而虚，一方是因感冒而血凝泣。故患此病者，表热必兼见掌热，又必恶露不多而腹胀，此其虚与血凝皆灼然可见者，其特效药是白薇、鳖甲、青蒿，酌加四物。（凡产后用四物汤，川芎不得多用，三四分为率。）白薇、青蒿所以退热，四物汤所以补虚，鳖甲所以行瘀血也。又当注意兼症，若胁下痛而泛恶者，是兼有肝气，可以用柴胡四分或八分，加入方中。若汗多形寒肤凉可以加桂枝二三分，其从热化而无汗者，可以加炒荆芥八分乃至一钱。若有食积者，可以加消导药，虚甚者可以加参。（人参用三五七分，与荆、防等表药同用，补虚而不碍外感，金元人成方多有如此者。）如此则病可应手而愈，所谓化小事为无事。若误认为疟疾，予诸疟药，如小柴胡汤，如常山，如鲜首乌等，又如西药金鸡纳霜，其病必不愈。岂但不愈，延日稍久必渐渐加重，如此则小事变为大事，医术之庸劣无可逃责也。所以然之故，其症结在虚而血凝，不是淋巴液变性，其血中亦必无疟菌。

温病转疟，先起是温病，三数日或七八日后热起伏作阵，或一日两度发。当其发作之时，指尖微凉，病人自觉症亦似乎形寒，其病状纯似疟疾，戴北山《广温热论》中所谓温与疟迭为进退。先发热不退，其后发热作阵有退时者，谓之温隐疟显。又一日两度发者，时医往往谓之子母疟，问何故作子母疟，则瞪目不能对。有病名而无病理，可谓杜撰不通，若稍读《伤寒论》号称儒医者，则必引《伤寒》太阳篇一日二三度发如疟状一节，而以柴胡桂枝为治，其实皆非是，误用桂枝可以动血，多用疟药只是出汗，须知此种不是疟是食积。凡候食积通常都以舌苔为准，有苔者有积，无苔者无积，此其说甚粗，须知有积而舌苔黄厚垢腻者，皆非难治之病。所以然之故，胃气得伸，然后有苔，故有苔之积非难治之症也。若胃中有积，胃气被窒不得伸展，则舌上无苔，其甚者可以致胃扩张，胃虽肿大而仍无苔，但见舌润口淡，时医往往误认为湿，恣用厚朴，病者唇焦齿燥，却依然舌润口淡，其甚者则口中发甜。时医复不知发甜之故，以为《内经》以甘属之脾，甜味亦是湿证，益加重燥药分量，先是厚朴、茅术七八分，后用至一钱半，乃至三钱，而病只不愈，逐渐加重至于神昏谵语，此为我近年来习见不鲜之事。用药错误，丁此医学衰微时代，情有可原。所可恶者，在一次二次三次乃至十次百次无数次错误，漫不经心，完全不加探讨，惟断断与人较量诊金，此则见金不见人，罪无可逭。盖胃气被窒，恣用燥药而不中肯，体工起救济，愈燥而愈见湿象，全体之重心在胸脘，痞闷益甚，肝中糖分不能下行，所以口中发甜，此与《内经》稼穑作甘，完全是两件事。读古书只知表面不知里面，无有不杀人者。凡诊胃中有积而无苔者，其舌虽润，其唇必燥，其热虽起落，热度必不甚高，其肌肤必润而有汗，其人必迷睡而不爽慧，其胸脘必痞闷，甚则拒按，其舌虽无苔而舌面之味蕾则恒粒粒耸起。尤有一事不可不知者，此等病其脉不变，时医不明病理，往往从病人之脉，寸关尺各部，为似是而非之推敲，可谓痴人说梦，去题万里。凡唇燥舌润迷睡胸脘痞闷诸条件毕具，而寒热起伏者，法当去其胸脘之积，轻者枳实、竹茹；稍重者，瓜蒌、川连、半夏；尤重者，可以加少量之巴豆霜。第一步是消导，第二步是小陷胸，第三步是大陷胸，药量都不许重，川连不得过三分，巴豆霜不得过一小豆许，伤寒方之药量不可从也。

此外寒热往来，似疟而实非疟者尚多，但病情尚不甚相混，非甚庸劣之医尚不致以疟药混试，惟有一种所最当注意者，即是肺痨。肺病有一时期，每至下午辄发热形寒，其病状先寒后热，发作有定时，起落清楚，当其发时，寒不甚热度亦不甚高，而寒热截然分明，当其退时全无热度，与疟疾完全相似，惟无头痛、口苦、胁下满痛、呕吐诸见症。亦有一日两度发致误认为子母疟者，此种为衰弱性寒热，其所以发热，即因躯体内血液、淋巴液及酸素、温度、都不及觳之故。此种病虽纯似疟疾，其与疟疾不同之处甚多。第一是病历，痨病之寒热都是转属为病，无特发者。第二先怕冷后发热，其怕冷不是立毛神经凛寒，是外界冷空气侵逼，体温不足抵抗，虽亦从手冷起，从背冷起，然完全是衰弱不足之症，不是有余之症。当其寒罢而热，其发热亦非体温集表，乃体中温度不及觳，骨髓中磷质发出热力以为代偿，故病者自觉热从骨中出。惟其如此，其手掌必热，此外尤有一显著症象，即是多汗。汗多异乎寻常，可以使里衣尽湿，如浸渍水中，亦有头部汗多使枕头尽湿者。此外特殊之见症为面色，其面色必苍白而不红，口唇却异常之红，每至下午申酉之间，两颧见红色，此红色与苍白之面色相映，往往如施粉涂脂，异常鲜艳，以故《外台》有桃花疰之名。此种红色从肾脏虚甚来，其发见之地位必是两颜，不是两颧，在初见此种寒热时，其脉并无变更，舌色亦无变更，肌肉虽瘠往往面部并看不出，以故医者多迷。古书中仅言此种是潮热，而言之不详，借非有数十年经验，不能知此潮热之真相。今吾著之于篇，未始非苦海中一苇慈航也。凡治此种病苟能就吾所言者，从各方面注意考察决不至误，至其效药，以《外台》獭肝散为主。若误用疟药，即促其生命。獭肝散方药详解，在《药物学》篇。

痢　疾

痢疾之为病，变化不如疟疾之多，其发作恒在秋季，春夏虽有只算例外。此病有从疟疾转属而来者，然多半是特发症，亦不必有何等前驱症象。痢之凶恶者，本病即足以致命，亦不必谈转属，是此病之变化甚少，然而奇难治。其病理甚复杂，亦不易说明。治医学者固绝对不许轻视，虽无前驱，无转属，其病候极有关系，兼症亦有关系。明白病候分别主从，为治痢最要关键，所谓不易说得明白即在此处。

痢疾为肠病，却是大肠，不是小肠。其症结所在是回肠，不是直肠。轻者发作于夏末秋初，重者常在深秋之时。照《内经》定例，秋气通于肺，肺为手太阴，其腑是大肠，大肠为手阳明，其经气从燥化热化，其俞在肩背，于此有一极有价值之发明，为从来古书所未言，尽人所不知者。余善患痢，从弱冠至五十岁，几乎无年不痢，近年来悉心体会，乃有此发明。而余之痢病亦竟不发，诚咄咄怪事。痢疾之原因，多半是起居不慎，进油腻，受风寒，则足为此病之媒。初一步腹痛，继一步滞下，滞下即里急后重，欲便不得之谓。后一步粪中有胶黏物如涕状，而痢成矣。当此之时，腹痛频作，如厕亦频，才离厕牏，又欲大便，努力作势，而所圊无几，最剧者，完全无粪，只有涕状之白色胶黏物，亦有作红色者，此种通常谓之冻。凡无粪而仅有冻者，里急后重必甚，如厕之次数必多，少者一昼夜三十余次，多者可以至百二三十次。凡诊痢疾，病者告医如厕次数多，即可知是里急后重，大便若爽，次数决不多也。

痢疾是肠病。前云秋气通于肺，大肠为肺之腑，以故秋季之痢是手阳明经气为病，是则然矣。正式痢疾在秋季，冬初夏末有此亦是秋气为病。盖气候有至而不至，未至而至故也。若非其时而有其病，则为非正式痢疾，非正式痢疾亦是肠病，而治法则小有不同，因非正式痢疾常与他种病并发，或者痢疾之外更有其主因。医者当求其主因用药，此层于治病之效不效极有关系，后文详之。又肠病不止痢疾，洞泄寒中是肠病，飧泄是肠病，霍乱初步是肠胃病，脾约大便燥急亦是肠病。此其为病病状不同，病原不同，故病理亦不同。腹部为太阴，不耐寒，中寒则其病为飧泄。《经》云："春伤于风，夏为飧泄"。伤寒则为洞泄寒中，飧泄当是《伤寒论》太阴腹满自利之病，洞泄寒中，《伤寒论》霍乱篇所言是也。此皆足太阴脾为病，病虽在肠，古人不属之肠。又如伤寒阳明腑证，矢燥则其脾为约，甚者神昏谵语，此是因胃病肠，是足阳明经病，阳明从燥化，故矢燥而便约，病灶虽在肠，病原则在胃。古人不名为肠病，而以为胃病，仲景谓胃中有燥矢五七枚，正因此故。若循文义求之，岂有燥矢在胃之理，我故云古书难读，当于无字中求之。不明此理，以为仲景论病肠胃不分，又或疑《伤寒论》胃中有燥矢五七枚句，胃字是讹字，都非是。

痢疾为病是肠无弹力。凡燥化则各组织拘急，湿化则各组织弛缓，滞下自是各组织弛缓之故。以故古人谓痢疾属湿。凡肠中之病，洞泄则属寒，闭结则属热。今屡次如厕而又欲下不得，是为里急后重。里急后重，其病决不属寒，故患痢者，初步必不见寒象，此古人所以说痢疾之为病是湿热。既明白此层，则治初步痢疾正气未虚者，不得用温药，此层有绝大关系。十余年前余亦不明此理，遇初步痢疾治之不效，以为腹肠为病是太阴，在理可温，且《伤寒论》有便下脓血，桃花汤主之之文，于是用干姜、附子尝试，岂知一用温药病随药变，从此步步荆棘，百药不效，以至于死。自己治病如此，见他人治病亦如此，于是心畏痢疾难治，苦心探讨，复随处留心，嗣见凡用温药结果多不良，直至近年然后悟得其理。

此外更有一紧要关键是攻痢无止法，尽人知之。然治痢而恣用大黄，亦复有效有不效，且多半结果不良。然而假使畏大黄之悍而不敢用，其结果之不良乃更甚。于是潜心研求用大黄之标准，亦直至近年然后得之，痢疾初步腹痛滞下，无论舌上有苔无苔，痛即是积，痛不除，痢不止。胸脘痛、小腹痛、满腹痛，都不是积，须别求原因；惟绕脐痛是积，非大黄不效。用大黄不如用枳实导滞丸，最少四分，多则八分，更多则一钱半，最多可用至二钱。通常以八分连服数帖为最稳当。痢疾之特效药是白头翁、木香，里急后重之特效药是油当归，木香与川连同用可以消肠中之炎，且能化湿，川连之药位在中脘，得木香则变更药位而入肠部，川连之分量以三分为列，木香可以一钱半，多至三钱，川连多用则破血，木香少用则无济于事。其余舌质绛者，宜知母、花粉，舌苔结者，宜枳实、竹茹。小便不利者，宜赤白苓、木通、车前。见风化而骨楚者，宜秦艽、羌活、防风。兼有表热者，宜葛根、白薇。无汗头痛者，宜荆防、葱白。汗多者，宜牡蛎、小麦。而枳实导滞丸则须与此等药同用，此为治初步痢疾最有效而平稳之方法。

痢疾之凶恶者，舌质绛，舌苔结，里急后重，腹痛而汗出。调护方法，最要在吃素避风，避风以保护肩背为主。因痢疾之为病之症结，在手阳明大肠，其俞是肩背，肩背寒则腹痛，肩背温则痢减，此不可不知者一。不但吃素，并宜少吃，略进米汤足以维持胃气即得，若强食即是与病为难。谚有吃不杀的痢疾之说，此语大谬。痢疾为肠病，肠病者胃亦病，其消化吸收都不良，以故不可吃，痢疾最怕噤口。寻常不知何者是噤口，以为少吃便可怕，故恒勉强进食，此尤其误之误者，是不可不知者二。凡病以胃气为最紧要。胃气伤，不能食，则病必锐进，无论何病皆如此，痢为尤甚。保持胃气之法，在勿伤胃阴。痢疾之病因是湿热，里急后重是气滞，因此两个原因，医者恒喜用厚朴、槟榔。厚朴、槟榔能破气燥湿，痢疾得此，诚足取快一时。然用之宜审慎。凡唇燥、舌绛、液干、口渴者，此药不宜用，用则伤阴。胃中枯则舌苔劫津，本非噤口，劫津则真成噤口矣。所谓劫津者，舌苔枯而无津液之谓。以故用厚朴少则三分，湿胜者多至六分为止，槟榔五分起，一钱为止。时医用厚朴往往在一钱以上，用槟榔有至三钱者，此等皆伧人。须知伤阴初一步是劫津，后一步是呃逆。痢疾见呃逆为败症，百无一愈。彼伧医不知药之分际，病之变化，贸然以医为业，镇日杀人不知警惧，其事可恶，其情可怜，此不可不知者三。痢疾因消化不良，吸收不良之故，若复勉强进食，则往往见完谷，完谷者，不消化之食物见于粪中。仲景《伤寒论》以完谷为肠中无热，主用附子。此与痢疾恰恰相反，若以附子、干姜治痢疾之完谷，立刻病随药变，从此便步步荆棘，百药不效以至于死。坏在病人之死恒与服附子、干姜相距一两候之久，故虽药误而人不知其为药误，所以阵阵相因，不知纠正。而医者复引《伤寒论》为口实，以为完谷当用附子、干姜，悍然自是，终竟无有能发其覆者，余今灼知之，自不可不言也，此为不可不知者四。

凡治病皆当明病候，百病皆是进行性躯体中各组织之坏变，以次递深。今日之病，非复昨日之病，医者必明病候，然后能知其症结所在。治痢疾所最当讲究者，即在此处，欲明痢疾之病候，须明白其所痢之物之变化。最初腹痛滞下，粪中夹有痰状物，是为痢疾之开始。继一步里急后重益甚，仅有痰状物而无粪，此当明其所以然之故。痰状物是肠壁膜之黏液。平日借此物使肠中滑利，俾粪块得渐渐下行排泄而出。患痢因组织无弹力之故，气血下坠，直肠一段先炎肿而闭结，其阻滞粪块下行之物，即是肠之本身。同时直肠上部之回肠，不能蠕动驱粪块下行，则欲排泄而不得。因欲排泄之故，作势努责其下。却因努责之故，气血愈益下坠，炎肿愈益加甚，下部愈益闭结，上部却不能提挈，于是结粪盘踞于回肠之间，虽努力责之而不动。体工起反应救济，肠壁则加多分泌，当此之时，被努责而下者，即此加多分泌之黏液。此所以完全无粪，仅有涕状之物，而所下则不多。第三步里急后重加甚，所下之涕状物必杂有红色。此红色是血，因炎肿努责太甚之故。肠内壁小血管被迫，红血轮从脉管渗出掺于黏液之中。轻者作粉红色，渗出之血多，则作纯红色，是为红痢。旧说以红痢属血，白痢属气。此则想当然之说，羌无理由，颇疑其不可为训也。此种红血轮不过从脉管壁逸出，并非脉管壁破裂，故其红色物是胶黏的。若血管破裂，则所出为纯粹血液。通常区别言之，以胶黏者为红痢，纯血者为清血，清血即圊血，圊字是动字，意思是便血。痢而圊血为穿孔性痢。而红白痰状物并见，只是红白痢。红白痢为轻，肠穿孔为重。穿孔性痢，下文别论之。以上三步，为痢疾未虚之候，因粪块不下，其如厕之次数必频，其腹必痛，全部脏气皆恐慌。大肠与皮毛相应，其肩背必汗出，肩背是肺俞，此所以说肺与大肠相表里也。当此之时可攻，一面攻其粪块，一面提挈其上部之肠，此所以白头翁是特效药。《本经》谓白头翁性升而上行，与柴胡略相似，是具有提挈之作用。油当归所以资其滑利，木香则增肠部之弹力，复用攻药以下其粪块，此为最适当之治法。若红白并下之后，忽然变为纯白痢，其所利为透明黏质，则病已更深一步。所以然之故，因代偿作用，肠壁膜分泌加多，不及化为涕状，故为透明胶状液体，此时病人则倦甚而锐瘠，须知此胶状液体乃各组织之蛋白质所变化，是为第四步。

四步以后，其变化却不同，通常习见者有三条路。其一舌苔厚而松浮，不能食，迷睡，语声低，脉沉微，肌肤津润，痢则不止。其所见症状与伤寒少阴证略同，其舌苔与伤寒阳明腑证相滥，惟阳明腑证之苔，黄厚而黏腻，此则黄厚而疏如海绒，此由肠而病胃，胃败故见此种苔与脉象。若贸然攻之，病人必因虚甚不任攻而死，即不攻亦死，但攻是误治，其正当治法当补，人参为主要药，以参能助胃气故也，是为第五步变化之一条路。又有本是下透明胶状物，乃忽然变为结块之白物，其状如鱼脑，如放透之蛤土蟆，亦有杂黑色、红色、青黄色者，是为五色痢，无论其为鱼脑或五色，其气味甚腥臭，此为肠败。其所下乃肠组织腐烂故也。此亦为至危极险，但如此之病，苟不见他种败象，十人之中可以治愈五人。其正当治法是干姜、赤石脂、禹余粮，或者加人参、附子，所谓桃花汤者是也。是为第五步变化之第二条路。最劣者是劫津打呃，劫津打呃之理由，前文已言之，《伤寒辑义按》末篇按语亦言之，可以参看，兹不俱赘，其正当治法是犀角地黄汤。但此等病，百人之中可愈者仅仅一二人。质言之，必死而已。是为第五步变化之第三条路。更有第四步之后，病者忽手足抽搐，神昏谵语，目上视而阵发，此由肠神经直传头脑，其病以小孩为多。此种脑症，初起与寻常惊风同，其后一步则手足反揿，至手足反揿，便不可救药。当初见惊时，痢疾药中加一二

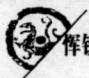

分犀角良，此为第五步变化之第四条路。

其肠穿孔痢亦是至危极险之症。其所以是至危极险，有两个原因。其一肠壁膜本是活动体，下痢则常常用力努责，如此则其血管破处不能收口，血乃出之不已，出血多即危。其二肠穿孔之痢疾，并非痢疾必见之症，乃数十人中偶见一人，试问何以此一人独见穿孔性痢，则因其人俞气本薄故也。此由于平日秉赋，所以难治。此外更有烟漏，亦是难治之候。因鸦片富刺激性，平常本是大便燥结，此种人而患痢，因烟瘾之故，用药往往不易取效。好在此后烟禁森严，有瘾者日少，则亦不足为患。此其大略也。若欲从此更进一层，至于神而明之地位，是在各人自己之用力矣。

神经系病理治要

恽铁樵　著

尚文玲　李莎莎　整理

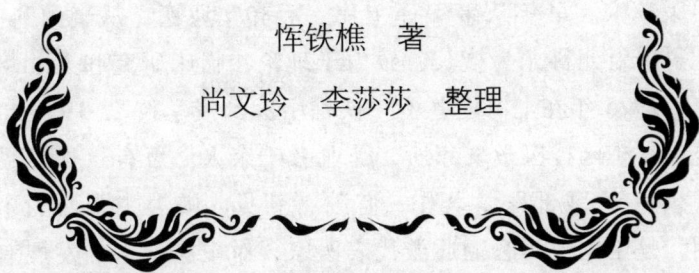

内 容 提 要

　　恽铁樵（1878—1935），名树珏，字铁樵，别号冷风、焦木、黄山，江苏省武进人，是近代具有创新思想的著名中医学家。早年从事编译工作，后弃文业医，从事内科、儿科，对儿科尤为擅长，致力于理论、临床研究和人才培养。1925年在上海创办了"铁樵中医函授学校"，1933年复办铁樵函授医学事务所，受业者千余人。著有《群经见智录》等24部医学著作，有独特新见，竭力主张西为中用，是中国中西医汇通派代表医家，对中医学术的发展有一定影响。

　　作为"铁樵函授中医学校"培训教材之一，本书讲述了神经系统的功能和结构，阐述了神经系统的基本病变如惊风、解颅、伤风、咳嗽、柔痓、刚痓及梅毒等疾病的病理特征，并根据证候组方用药治疗疾病。全书共有四期。一期，详细阐述了惊风的传变过程，并根据症象，推断病理，确定用药。二期，详细阐述了脏腑神经系统的走向，并通过解颅等疾病详说疾病的病理特征。三期，讲述伤风、咳嗽等疾病的病理特点及组方用药。阐述了凡病皆从小疾起，无有开场即大病者的疾病传变过程。四期，详细讲述了根据惊风、柔痓、刚痓及梅毒等疾病传变的不同阶段而如何辨证用药治疗等。

本书依据《铁樵函授医学讲义二十种》1933 年铅印本点校整理。

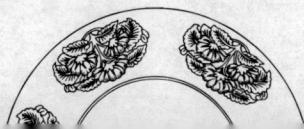

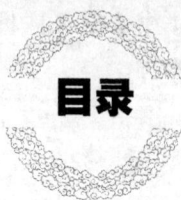

目录

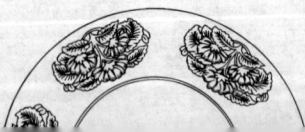

第一期

恽铁樵　著

自　叙

《书》云："若药不瞑眩，厥疾弗瘳。"《语》云："子之所慎斋战疾。"由前之说，治病决不可敷衍；由后之说，用药却不许鲁莽。然而庸手为之，不鲁莽即敷衍。倘无真知灼见，决不能免二者之讥。知病之温凉寒暑，虚实表里固已，又必明其所以然之故。明温凉寒暑之所以然，则能辨真假；明表里虚实之所以然，则能知深浅。真假深浅，灼然知之而不惑，然后能知生死，论可治与不可治。其不可治者，可以预知其时日；其可治者，斟酌于正治从治，轻剂重剂，主药副药，急进缓进，从容应付，不爽累黍①，仿佛尺度在心，权衡在手，是则医工之良也。不能知此，仅云某药为某病特效药，则粗之甚矣。尝谓医病如治庖。醢、

---

　　①　累黍：古代用黍粒作为计量的基准，累黍就是用一定的方式排列黍粒，或纵排，或横排，成为分、寸、尺及音乐律管的长度，或成为合、升、斗等计量容积或成为铢、两、斤等计算重量；另十黍为累。

酱、豉、盐、糖、酒、葱、蒜，常人治肴恃此，良庖①所用者亦只此，而为味则迥然不同，所以然之故，在火候与分量，无他谬巧也。近人多喜用伤寒方，而不明病理与病候，动辄以仲景之徒自命，脉案则必引用《伤寒论》成文，用药则桂枝之量以一钱半为率，附子倍之，石膏又倍之，此真平原君好客，徒豪举耳。幸而病愈，则自以为功，决不云幸中也。不愈则多为曲说以自解，苟有可以委过者，则委过于人，不肯一返②省也。此种都是医者通病。不佞早岁亦喜用附子重剂，亦喜引用《伤寒》《内经》以自豪，特不屑文过，不敢自欺，曾屡经颠踬，屡经返省，深思穷想，资以经验，然后稍稍有得。夫学医费人，自古已然。医者治病，譬刑官折狱，终岁治狱千百起，不能无一二失入失出，医则尤甚。此当处处临深履薄，知所戒惧，固无所用其讳饰，抑学问无止境。蘧伯玉行年五十而知四十九岁之非，则今兹所认为是者，安知其是否真是。不过丁现时代中医现状，无论主张新旧，愚虽不敏，窃比当仁矣，以故千虑一得，不敢自秘，读者苟能虚心听受，庶几于昔贤著书救世之志，得收功于补苴罅漏矣乎。

民国十九年十二月八日　铁樵自识

---

① 良庖：指好的厨师。
② 返：同"反"。

惊风详说

　　小儿因食积、风寒、惊恐而发热，往往容易成惊。其成惊之理由，因小孩饱食不病，但略受风寒亦不病，必既饱食，又受风寒，加以惊恐，则无有不病者。惟其病因决不单纯，所以病则胃气上逆，热壮胃热，肝胆亦热，热则上行，血聚于头部，脑当其冲则惊。食积不得消化，不知节食，旧者未化，新者复加，肠部窒塞，胃部扩大，肠胃都有神经与头脑息息相通，肠胃病此神经亦病，影响及于头脑，则亦惊。凡惊风以此两种为最多，故治惊风之法，大半当清热与消导。（此专指急惊，其慢惊另一种病理。）

　　惊风之为病，最初有朕兆，俗医都讲究看指纹，那是靠不住的，胡说的。何以言之？指纹是皮肤下浅在静脉，因发热脉管兴奋充血，则此纹显静脉之在食指内侧者，有小有大。大者，因管中含血较多，色隐青紫。小者，含血少，色映淡红。俗医不推究其理，妄将指之三节，定风关、气关、命关等名目，又定紫红青黑白五色，又定分歧不分歧，纹向里弯、向外弯等。每一种指纹，妄定一种病名与之相合，委是痴人说梦。又业①推惊者，亦有种种名目，如摇头惊、肺喘惊、攀弓惊之类，亦是痴人说梦。余因此事耿耿于心者十余年，从科学方面经验方面推考，然后得其梗概，指纹之说，全非事实，亟宜改革。惊风之最初朕兆，在唇舌与手指及眼睛与人王部，兹分别说明之。

发热而唇红且干，常有之事也。若见唇红且干，舌色亦干绛，是内热甚盛之证。若其唇常动，舌尖常舐出唇吻，便须注意，因此是惊风朕兆之一。

两手或开或握，均无甚关系。惟无论或开或握，总以松软温润为宜。若指尖冷，是热向里攻，其心下必温温欲吐，人王部之青色，辄与之并见。若肌瘠肤燥暵热，是热病末传阴虚而热之候。若手握有力，食指与拇指相附著，却非佳朕。若复握拳，拇指出于中指、食指之间，尤非佳朕，手指瞤动②，当然更劣，但至手指瞤动，已尽人知为惊风。若上举二者，乃惊风之朕兆也。

面部之中央，鼻孔之两旁，其地位名人王部，可以候病儿胸脘中感觉。若病儿胸中不适，温温欲吐，则人王部隐青色。所以隐青色，不外乎血管收小，其处血少，则较之他处为青。血在脉管中行，全赖神经为之调节。今胃中不适，此处独青，是此处与胃神经

---

① 业：原作"从"，据文义改。
② 瞤（shùn）：瞤动，指肌肉掣动。

有直接关系也，此亦惊风朕兆之一。

　　眸子之黑色部分为虹彩，白色部分为眼白，其外层为巩膜。凡小孩发热，眼白发红，有红筋现于巩膜之下，便不妥当，因血菀于上故也，此亦惊风朕兆，乃将作惊风之候。此时失治，其惊可立见，继此以往，即手指瞤动，寐中惊跳，更进一步，四肢抽搐，目则上视，热已入脑，惊风已成矣。然此时惊风虽成，犹其浅者，更进一步，其病乃深。

　　凡病之涉及神经者，皆阵发性，即时而病状甚急，时而较缓。凡见阵发性者，可谓病候更深一步，惊风在惊发之后，往往神气如常。惟眸子总有异征，不是目光无神，即是瞳孔互异。所谓目光无神者，并非眊①而不明，乃运掉不甚灵活之谓。所谓瞳孔互异者，亦非眼孔有大小之谓，乃两黑珠之位置不作一直线。两眼恒微歧，及惊风发作，则手脚牵掣，目上视，面部肌肉痉挛，种种恶候一时并见，发作既罢，仍复如常。此病之剧者，可一昼夜十余次乃至二十余次发，不知治法则死，误治当然亦死。然有似是而非之治法，当时似乎得不遽死，变为脑脊髓膜炎或慢脾，延至数月乃死者。病家受祸更酷于速死，此种医术，造孽更甚于孟浪杀人，则用药不当为之也。以我所知，有最恶劣两种药：其一为回春丹，其二为羚羊角。羚羊之

---

　　① 眊（mào）：指眼睛失神，看不清楚。

为物，当惊风发作时，服二三分许，其惊可以立刻不作，惟病儿却从此迷睡无神，不能啼，并不能惊，一二日后，有颈项反折，变为脑脊髓膜炎症者，亦有变为脑水肿症者。推究所以然之故，急惊之为病，由于热与积与惊怖，清热导积，弛缓神经则愈。清热必须热有出路，宜疏解清透，即使有积，亦不可峻剂攻下，须防其陷，当以消导药与透发药并用，故麻黄、葛根不妨用，而大黄、芒硝不可轻易尝试。羚羊之为物，专能泻肝，泻肝是诛伐无罪，且惊搐所以频发，正因正气不虚，生活力能起救济之故，今用羚羊泻肝，是本不虚者使之虚也。若复与大黄、芒硝同用，或与回春丹、牛黄丸同用，是专与生理为难，病无不陷者，以故犀角可用，羚羊不可用。回春丹所以不可用，因蛇含石与犀黄。诸牛黄丸不可用，因犀黄。由经验言之，犀黄专能清血毒，而清血毒之药，专不利于出痧子。惊风之为病，因风寒而病卫气，因卫气病而停食积，复因风寒食积而病神经，神经既病，不能调节血行，新陈代谢失职，血中即多沉淀，此即自身中毒，其惟一救济之法，即是发斑出疹，使血中蕴毒从皮肤宣泄。大份病初起时失治，郁之既久，与夫痧疹流行之顷，什[①]九必发斑出疹，而发斑出疹之为病，以面红者为顺，面白为逆，此病机也。盖面红则有外达之

---

① 什：同"十"。

倾向，面白则有下陷之倾向，故面红者多剧咳，而白者多咳不爽而泄泻。若用葛根、麻黄、犀角、薄荷、川芎诸药，则本来面白者能红。若用硝、黄、羚羊、犀黄，则本来面红者亦白，白即大逆，变症百出。通常必见点而后知为痧疹，又于病儿发热惊跳手指瞤动之时，大胆用羚羊、回春丹、牛黄丸，皆庸之庸者，前者坐不知病机，后者不明病理，不知利害。《易·系辞》云："知机，其神医者。"能知病机，虽不必神，能寡过是真确的。今之医者，其心目中认为最要者是效方，而轻视病理，病理不明，不能知其所以然之故，则于危险未来之时，不能知机；于危险既来之顷，不能知变，一见惊风，羚羊角、回春丹摇笔即来，是亦势使然也，于是至死不明其故，覆辙相循而不知悔，不亦大可哀乎。今余试与读者详言病理。

照西国学说，神经系之解剖，极为繁复，神经系之病症及其变化，尤不可究诘，不佞仅能知其大略，因我治此病之经验甚多，就形能悟出许多解释，较我读西国医籍所得者为多，颇堪为后来者识途之导也。习见病症关涉于神经者，仅能明白神经系统之大略，已可了解。例如小孩之惊风，所以必由于食积者，因肠胃皆有神经丛之故。生理学家以躯体之各官能由意志命令而运动者，谓之动物官能；其不由意志命令而运动者，谓之植物官能。肠胃之运动，皆不由意志命令者，是植物官能。此两处工作，其重要意义，是消化与吸收，胃主消化，小肠主吸收。胃之下口以下，小肠之上口以上，有一节名十二指肠，最居重要地位，消化与吸收两个作用均有之。而十二指肠之构造甚屈曲，凡天然设置之物，皆有意味，不似人工造作，有时为绝对无意识者，故吾人苟能潜心考察，辄能于平淡之中，悟出甚效之方法，此所谓活医学也。十二指肠何故屈曲，考之胎生学，消化器本是一个管子，此管子若是不长，则食物经过其中之道路不远，在势不得充分消化，不得充分消化，即不得充分吸收，故此管之长过于人身数倍，既过于人身数倍，而又装置于躯体之中，在势不得不屈曲，故大肠曲，小肠、十二指肠亦曲。然有不曲者，上部胃上口至于喉间，食道是也；下部大肠尽处至于肛门，直肠是也。食道欲其入，直肠欲其出，皆无消化吸收作用，无取乎曲，故亦竟不曲。胃为消化之主要部分，故胃之装置，不但屈曲，且扩大地位，而上下口均有括约筋司启闭，所以必如此造作者，为能多容食物，为消化作用之集中点也。十二指肠与小肠之屈曲，使已消化之食物纡缓而下，所以为吸收作用之集中点也。何以胎生期只是一个管子，后来却生出如许关目，则因人类有甚悠久之历史，此种变化，乃由物竞天择而来。其不适于生存者，已淘汰净尽，故其设施皆有甚多之意味，耐人探讨也。十二指肠更有第二次消化之作用。此第二次消化，是继胃部第一次消化而加以更精密之工作者，故其地位甚重要。消化工作有两个方法：一个方法是蠕动，胃能蠕动，肠亦能蠕动。胃之蠕动，其命意在使食物之入胃者频频翻动，得均匀受胃壁分泌之消化液。肠蠕动之意义，在使食物之已经被吸收而变为渣滓时，得渐渐下行，达于直肠。消化第二个方法是分泌，胃壁有分泌，其重要者是胃酸。十二指肠壁亦有分泌，其重要者是胆汁。大份得酸质则食物腐，得胆汁则起化学变化，故胃可称为磨砻消化，十二指肠可称为化学消化。以胃与小肠比较观之，胃主消化，小肠主吸收，胃未尝不吸收，特重要在消化，小肠亦未尝不消化，特重要在吸收。而十二指肠则介乎二者之间，此三处乃消化系最重要部分。其蠕动，其分泌，其吸收，乃其分职之工作。此种工作，全不受意志命令，所谓植物性官能也，其所赖以操纵调节者，全赖有神经，此种神经，皆属交感神经。

读者欲知何者为交感神经乎，是须先明全体神经之纲要。此种学问，在解剖学中为最繁复，最入细而难知者，吾所能言者，为大略之大略。假使中医可以无需乎此，则亦何必费此脑力，然事实上殊不尔，岂但改革中医必须研究此事，内景不明，终竟不能胸中了了，言下无疑，且中医而能略明神经系，其治病之效力，必远过西医。盖凡百学问，由两个系统化合而成者，必发生新效力，医学自不能为例外。吾盖证之实验而后为此语，非想当然之谈，亦非敢漫为大言欺人也，兹且告读者以神经系之大略。

神经者，头与全躯体各官能各脏器各组织互相联络之纤维也。大别之有三种，曰脑神经，曰脊髓神经，曰自主神经。

脑神经有十二对，凡主运动者，曰传出神经，发生于脑内之细胞群，名起核；凡主感觉者，为传入神经，发生于感觉器内之细胞而终于脑内之细胞群，名终核。十二对之名目如下：嗅神经、视神经、动眼神经、滑车神经、三叉神经、外展神经、面神经、听神经、舌咽神经、迷走神经、副神经、舌下神经。凡声色香味诸感觉，动目瞬睫咀嚼诸运动，皆此种神经专司其事。就中惟迷走神经从颈静脉孔出，下锁骨至胸腹，布于各神经丛中。

脊髓神经凡三十一对，颈八，胸十二，腰五，骶五，尾一。此种神经，在上者入上肢、颈项、缺盆、胸膜、肋膜、背脊，在下者入下肢、腰腹诸肌，其主要司肌肉手足诸伸缩运动。其分支则与交感及副交感神经，合组诸神经丛。脑神经及脊髓神经，可谓大部分皆管辖动物性官能者。

自主神经亦从脑部及脊髓部发生。而与前两项不同者，其所主管皆不随意动作诸脏器，所谓植物性官能也，且其纤维自成系统，故当是脑神经脊髓神经之外另一种神经。自主神经复分两种，曰交感神经，曰副交感神经。

　　凡神经之在脑部者为中枢神经，其纤维之达于各脏器者为周围神经。在脑部之菱形沟内有多数小体为各神经所发生者，谓之神经核。在躯体诸神经丛内各脏器之内壁，亦有分布之小体，或为神经纤维之终点，或为所经过，谓之神经节。自主神经中枢部居脑脊髓内，为中后脑及脊髓之神经细胞群所构成之神经核所发生，其纤维之入体中者，不直接达于各脏器，必先终于神经节，由神经节另发纤维，达于其所欲之之处，每一神经节发出之纤维与其邻近脏器中之纤维合组如网状而成一神经丛。此一丛，即有其专责之职司。甲丛与乙丛有相通之纤维，是名交通支。凡甲丛之感觉运动联带而及乙丛者，皆赖交通支传递，然其分职之界限绝严整，各丛之权限极清楚。不病时各司其职，不相蒙混；病则病能亦仅及其本丛之领域，以故在生理学上有神经单位之称。

　　交感神经占自主神经之大部分，其神经节为最多，分之为中枢节、侧节、终节三种。中枢节为多数神经节连接而成，在脊柱之两旁左右各一行，谓之交感干，此干从颅底至骶尾，几与脊椎等长，分颈、胸、腰、骶四部。

　　侧节分胸、腹、盆三部：胸部之节，左右各成一行，每行系十二个小体排列而成，亦联以细小之干，位于肋骨头之前及胸膜之后；腹部有四小节，在脊柱之前腰大肌之内侧缘；盆部有四或五小节，位于骶骨之前。

终节位于各脏器之内壁，所谓各脏器心、肺、肝、脾、胰子、大小肠、血管、淋巴管等皆是也。交感神经从脑至交感干为节前神经，从交感干至各脏器为节后神经。节前神经有髓质之鞘护之，节后神经则仅仅白色纤维。于此有可理想推测者，神经由脑髓发生，即借脑髓为养，由脑与脊至于各脏器，为途甚远。若中间无媒介机关，势必失其传递之效力，此殆有节之命意。若仅仅有媒介机关，无物为之养，则其效用必不健全，譬之人事千里馈粮，则士有饥色，此殆有髓鞘之命意。准此以谈，必脑髓充实，然后神经健全，而就形能观之，凡忧郁多内者，其意志必薄弱，神经辄过敏。忧郁则肝虚血少，多内则肾亏精竭，血虚精竭，首当其冲者，即为头脑，是《内经》之言，处处可以征信，而患瘵之人，性欲反炽盛，不可抑制，是肾腺之作用，并不因多内而消失。然则近顷西国医学家，专以割换腺体为延长寿命之妙法，其尚非探本之论欤。（《内经》谓肾者，作强之官，技巧出焉，意谓精满则脑健，作'强'字含有志气发扬意。患瘵则意志薄弱，精空则坐立不安，或为卑慄①，无复有坚强之意志，是可以反证经言不误，而劳瘵②垂死，必有

---

① 卑慄：是证名。指因心气亏损，胆虚神怯，或气郁胆气不宁所致。以抑郁、胆怯、自卑、恐惧（慄）为主要表现的郁病类疾病。本病相当于西医学所说之神经衰弱、反应性抑郁症、恐怖症等。

② 劳瘵：病名。劳病之有传染性者。一作痨瘵。又名传尸劳、劳极、尸注、殗殜、鬼注。

一时期性欲反炽盛。脑力坚强志愿伟大之人物，恒不屑意于儿女之私，世有广蓄姬妾以好色自豪者，类多鄙夫，无高深学术之辈，为此反复推勘，觉生理神秘，绝非割换肾腺可以解决人生问题者。）又交感神经纤维在躯体内，成无数神经丛，所管辖者，为心肺之弛张，肠胃之蠕动，血之运行，淋巴与腺体之分泌，然不能单独集事，必须与副神经及迷走神经合作，盖交感纤维有促进各脏器运行之功用，而迷走神经与副神经，则有制止运行过当之功用，互相颉颃，即互相扶助。惟其如此，则交感系统中，有收纳脑神经系统纤维之必要，其收纳场所，厥惟神经节，是殆有神经节之第二个意义。既明以上大略，然后小孩之惊风有可得而言者，根据症象，推断病理，用药胥有标准，更本诸经验，心知药效，纵变化层出，应付裕如矣。

第二期

恽铁樵　著

于是当研求肠胃之交感神经。交感神经最大之丛，厥惟胸腹盆三部，凡三总丛，腹丛最大。腹腔有较大之二神经节，两节之间，有神经网，此网与节，即腹丛纤维所自出也。此两神经节，位于膈肌脚之前，与肾上腺邻近，在右者位于下腔静脉之后。两节之上份收纳内藏大神经，下份收纳内藏小神经。两节放出之纤维，即成腹丛。更由腹丛产生许多小丛，其数凡十，曰肝丛，曰膈丛，曰脾丛，曰胃上丛，曰肾上腺丛，曰肾丛，曰精索丛，曰肠系膜上丛，曰肠系膜下丛，曰腹主动脉丛。

上十丛，肝丛为最大，收纳左迷走神经及右膈神经，支纤维循肝动脉门静脉之小脉络而分布于肝脏。其一部分之纤维，循胃与十二指肠之动脉至胃大弯，即胃下丛。此丛原与脾丛通连。

脾丛为腹腔丛，并左腹腔节，及迷走神经所发之纤维组成，循脾动脉而分布于脾。胃上丛，循胃左动脉，至胃小弯，与迷走神经之胃支相连。

肠系膜上丛，即腹腔丛延下之份，收纳右迷走神

356

经之一支，围绕肠系膜之动脉，循该动脉入肠系膜之二层，随其支布于胰腺、空肠、回肠、升结肠及横结肠等，该丛之上份，在附近肠系膜上动脉之起处有一节，名肠系膜上节。

所谓内脏神经者，亦即交感神经之胸神经节所产生之物，内脏大神经起于胸节第五至第十节，终于腹腔节，是为有髓神经；小神经起于胸节第九、第十或第十一节，与内脏大神经并行，贯过膈肌脚，终于主动脉，肾节亦属有髓神经，是为大略之大略。

有老妪于此见小儿下青色粪，谓此因受惊之故，须防起惊。此其诊断不可谓不高明，何以故？因受惊确是下青粪之原因，而青色粪确是惊风之前兆。探源豫后，均极正当。虽洞垣一方，何以加之，不过老妪能言之，却不能知所以然之故，是须我辈为之笺释。青色是胆汁，乃从输胆管送入十二指肠者。胆汁之入十二指肠，专为第二次消化而设，若消化工作循序竟事，则所下之粪仅微带褐色，褐色即胆汁余影。若消化工作未竟，遽尔泄泻，胆汁与未化食物并下，其粪乃青。然此与惊怖何与？曰：惊则神经兴奋骤，仓猝之间，脏气可乱，故受惊则心房震荡，面色骤青，甚且呕吐，是其证也。神经之为物，用则发育，不用则否。尝谓知识阶级中人，思想独健，譬之政治，是中央集权式。劳动阶级中人，筋肉发达，是地方自治式。此虽戏言，其实罕譬而喻之语，是用则发达之明证也。

小孩发育未全，仅知吃乳饮食，故肠胃神经先发育，而值惊怖之事起变化者，亦惟肠胃神经为最著。神经之大部分，虽分脑与脊髓与自主三种，然三种皆有连带关系，或同出于神经干，或同入一神经节，其纤维则交互组织而成丛，以故往往牵一发而动全局。小孩神经之用，限于胃肠，故受病之处，亦限于胃肠之神经。虽属交感系统，此系之神经与他系相连，故交感神经受病，辄见手脚抽搐。手脚抽搐，乃运动神经为病，属于脊髓神经者也。惊风有一定程序，必先见朕兆，然后手指瞤动，然后手脚抽搐，然后知识昏蒙，最后乃见阵发性而目歧或上视。此因病起于胃肠，胃部、肝部及十二指肠之神经丛皆属腹丛分支，其丛中纤维，含有脊髓神经，故初起仅指头瞤动。因瞤动为运动神经失职，乃抽搐前一步事，运动神经从脊髓出也。吾人见小孩下青粪，则知其病在十二指肠，知其第二次消化已不能循常轨。第二次消化既病，第一次消化无有不病者，故又可以测知其胃中分泌亦不能循常轨，不能循常轨则体工起救济。此时之神经，乃竭其能力以促进胃壁、肠壁之分泌，在不病时，当然令出惟行，不生问题，病则处处不能应命，神经乃非常兴奋，兴奋过其适当程度，则异常紧张，见之于外者，则为指头瞤动。

　　凡忧郁惊怖诸情感上事，肝主之。《内经》上本如此说，验之形能，极真确，兹且不赘。凡脏器不过如一机关，所谓某脏病者，非该脏器为病，乃该器之血管神经与其附属之腺体为病。某物失职，则某项效用反常，故同是某脏病，可以其病不同。今小孩因惊怖而见青色粪，是十二指肠病，其源在肝，其病之症结是肝丛神经。因此神经丛之分支循胃与十二指肠动脉，故惊则神经兴奋，以迫促血行与肠之蠕动、各腺体之分泌。血行太速，胃、肠、肝、脾皆此神经丛势力所及，胃、肠、肝、脾皆充血，余处则比较贫血，此时见于外者，则为面部发青。肠之蠕动所以迫食物下行，蠕动过当，则未及消化之物，本不当下者亦下，则为泄泻。各腺体之分泌，与各组织之需要，生理上常保持其恰恰相当之数，脏气乱则分泌过多，此所以既泄泻而又粪青也。

凡病既起，能自愈者居少数，渐深者居多数。其渐深之程序，亦循生理自然之动作。小孩之惊风，初起在胃、肠、肝部之交感神经。然最初病起于惊怖者，只在肝丛；起于食积者，只在胃丛；其病起于风寒者，在自主神经之末梢。观病型之传变，凡感寒者必停积，是末梢神经受病亦胃丛受之。假使三个原因全具，则肝丛、胃丛并病，否则或仅病肝丛，此种当是初步。由分丛传至总丛，更由总丛影响分丛，即腹丛神经病。凡由腹丛分出之十丛胥①受影响，此时当感非常不适。

———————————

① 胥（xū）：指全，都。

在内则肝、肾、脾、胃、胰、腺、大小肠皆起恐慌，
同时各脏之血管及腺体亦起变化。见之于外者，则为
面青或赤，唇燥，指头凉，泄泻青粪，溲赤或白如米
泔，指头瞤动，多啼或迷睡，或见两三症，或诸症并
见，则视其所感受之重轻而异，如此者当是第二步。
此时自主神经节，因容纳迷走神经之故，则由迷走神
经分纤维直传延髓是为一路；因交感神经之节前纤维，
从脊柱两旁发出之处，多与脊髓神经交互，今大部分
之交感神经既非常兴奋以为救济，则脊髓神经亦起变
化而相助为理，此为事理所必至者。脊髓神经主运动
者也，是为又一路，于是在上则延髓紧张，见之于外
者，为项强，或项反折，或角弓反张，在肢体则见抽
搐，而有诸不随意动作，是为第三步。延髓为诸神经
总汇之区，各纤维相集成索，且此处以上，均属中枢
神经，其相通最复杂而最重要者为菱形沟，菱形沟中
神经核密布，强半为各种神经之根。就中有大核曰视
神经床者，有多数神经由此核体通过而达大脑皮。而
视神经床乃目系所从出，神经索中若有某缕纤维紧张，
而此紧张之一缕，若与视神经床之神经有连带关系，
则因该纤维紧张之故，牵掣视神经床，使倾侧于一方。
当此之时，见于外者，则为目歧视，或上视，或直视
不能转动，是为第四步。（凡病起于甲神经单位传递于乙神经单
位，或丙丁单位，或单纯，或复杂，或始终竟不波及，皆有其一定程序。
此即所谓病能。外国之生理学与我国古代之医经，皆研究此病能者也。）

以上四步，逐步递深，至第四步已登峰极，无可更进。神经紧张则血与淋巴之运行、腺之分泌，皆非常激增，迨①紧张过甚则痉挛，当其痉挛之顷，促进之作用消失，各种工作皆停顿，则见假象的缓和，缓和则痉挛暂罢，而紧张依然。如此则为间歇的阵发，此所以为阵发性。假使仅仅阵发，不复增进，亦尚不至于死。当此之时，苟无良法以为治疗，则病决不退，不退斯进，更无永久中立之理。继此而见之变化更有四种，皆极人世惨酷之境。兹更为分疏如下。

生理有公例。血与淋巴之运行，腺之分泌，组织之吸酸除碳，细胞之死亡生殖，凡此皆所以营其新陈代谢之工作，与时俱进，无时或已至于老死。如是种种可总名之曰生活力。当其不病时，分职进行，秩然不紊，病则此种生活力集中于病灶所在，若多数脏器为病，亦必有其重心，生活力则集中于其重心所在之处，其集中乃其所以为救济也，结果适得其反，使病之势益增顽强，如此相持，延日既久则成痼疾。各种病得如此结果者，殆居半数。惊风至前述三四步之顷，其重心辄在延髓，因该处为各神经纤维总汇之区，纤维相集而成索，重心在此固宜。病儿有至三四步病候时，忽见颈项反折，抽搐不作，若本来发热者，热则不盛，脉则反沉迟，血色不足，默然不啼，多寐，其

---

① 迨（dài）：指等到，达到。

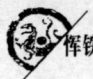

为状有一二分与《伤寒论》中所谓少阴证者相似。此时医者辄用附子为治，卒之不但无效，反促其生。若听其自然，虽五七月婴儿，可以不变不动，延至一候以上，此即西国所谓脑脊髓膜炎症。乃病之重心在延髓，生活力集中于延髓，所以致此也。此种为由惊风传变之脑脊髓膜炎，在西医籍谓之转属证。因延髓紧张之故，其头常左右摇动为机械式，左旋至若干度，右旋亦若干度，且每一次摇动，其相距之时间为平均的。业推惊者谓此种为摇头惊风。余每值病家问此是何病，亦辄答以摇头惊风。旧式儿科或笑余拾人唾余，彼不自研求，心怀嫉妒，固当作此语，但有不可不知者，转属之脑脊髓膜炎，有先见摇头而后项反折者，亦有项反折而不摇头者，《伤寒论》之痉病，所谓独头动摇者，亦即是此种，是为继前第四步而见之变化之一。

三叉神经者，脑神经中之最大者也。此为颅顶盖与面部之感觉神经。有大小二根，著于桥髓之前面，小根在前，为运动根，大根在后，为感觉根。所谓根即神经核纤维所从出也。

此神经之纤维，共分三股，曰眼，曰上颌，曰下颌。感觉根出一分支，在桥脑内，分为升降二股，升支终于桥脑外侧之神经核，降支分股甚多，其主支终于延髓。运动根所出之纤维与之相连者，有四神经节：曰睫状节，与眼神经相连；曰蝶颚节，与上颌神经相连；曰耳节、曰颔下节，均与下颌神经相连。病至上述之第四步，即有非常复杂之关系，影响尤易者，即为牵涉最多之三叉神经。凡感觉纤维皆传入的，累及此种纤维，即知识昏蒙。凡运动纤维皆传出的，累及与眼神经相连之处，即戴眼歧视，是即旧医籍所谓天吊；累及与上下颌相连之处，即口唇努动不已，颊车作咀嚼运动式，不能自制止，其外观所见之形状，大类鱼之唼喋①，故旧医籍名此为鱼口惊风，是为继前四步而见之变化之二。（此第二步之变化。犀角往往不能愈，当用羚羊，其分量每剂药中用一分，研末即得，此为近来实验所得者。）

此外更有一最恶劣之变化，曰解颅，解颅者大头病也。其头放大之速度，极为可惊，大约一个月之内，头可大至四倍以上。此于形状分别之，有二种：一种作方形，一种作圆形。方形者，两日角与头角均显然隆起，其头顶则平，自上观之，作长方形前窄而后奢；圆形者，则浑圆如西瓜，大小亦略同西瓜之大者。所以有此两种，当是根于病儿骨格本来之方圆，未必于病理上有何区别。头之放大限于颅骨，面部则不放大，当头将放大未放大之顷，有一特征可以预知，此特征在两眼，眼之黑珠向下而不向上，上面露白，眼孔作圆形，其上眼廉之边缘作直线，下眼廉之边缘作弧线，

---

① 唼喋（shà zhá）：形容鱼或水鸟吃食的声音，也指鱼或水鸟吃食。

与无病人之下眼廉边缘作直线，上眼廉边缘作弧线，恰相反。

解颅之病有一定例。此病皆从惊风传变而来，可谓只有转属症，并无特发症。患此病者固然必死，然死期殊不定，有数日即死者，亦有延长至十余年者。因其头颅大于常人者数倍，其颈项不能支持，常须以物支撑之，而肢体之增长，则极有限，是虽生犹死也。所可异者，知识似乎不受影响。虽不能与时俱进，如学习语言认识人物，则与常儿略同。听觉、嗅觉、味觉亦不起若何变化，是为不妄对于此病之知识。

至考之西国医学，此病名为脑水肿。其解剖上之变态，为脑膜缺血而湿润，脑膜内部与其下部多积水，此水即脑膜自身所渗出者，其脑质较之常人特殊，肿而光亮，其病源是否因血少，不能确定。一侧性惊厥及神经瘫之与慢性肾炎关连者，或与脑水肿相伴，又无语言能者，或亦因脑水肿而起。总之，脑水肿之与中毒贫血等同起者不少，故欲于临证之际，指明其究竟因何者而致，实不可能也。（以上节录《欧氏内科学》）

就我近来经验所得，脑水肿与神经瘫确是相伴而见。盖脑既积水而肿，则其细胞无弹力，脑为神经所自出，脑既无弹力，神经当无有不瘫者。更就他一方面言之，凡神经瘫者，皆与脑水肿同一病理。成人颅骨已硬，脑虽积水而肿，其颅不放大，小孩囟未合颅骨未固定，脑肿则颅大，故解颅之病，限于小孩。

神经病之抽搐瘛疭者，确是神经紧张，其所以紧张之故，在小孩惟一之原因为食积。停积固是积，由惊怖而病从肝之胃者，由风寒而病从神经末梢之胃者，亦是积。盖惊怖则肝胆气逆，感冒则胃不消化。惊怖虽神经紧张，无物为之梗，则紧张者必旋自恢复。感冒虽末梢神经当其冲，如其胃中无积，则其所病者为营卫，其传变之路径为伤寒，不必成惊。惟其有积为之梗，则神经紧张，有积与之对峙，此如争讼之有两造，仅仅一造，何从成讼。积既不因神经紧张而除，神经乃紧张不已，而成一往不返之局。不过病有主从，有缓急，初非一下可以济事者，故有时当苦降，有时当弛缓神经，有时当消导，综病情与药效观之，瘛疭之为神经紧张，殆甚真确而无疑义者。神经瘫之为神经弛缓，当然亦甚确，惟其是神经弛缓，故手足不能动，其甚者至无语言能，尤甚者口涎不摄。而解颅为病，症状虽劣，惟所以有延至十余年者，正因颅不固定，能让出地位，俾脑质肿大者有地位可容之故。其成人神经瘫，脑质亦必肿大，惟因颅骨固定，脑肿无可容，则其死更速。此皆可以推理而得者。然则谓神经瘫是一种病，解颅又是一种病，非通论矣。此病之诊断与治法详下篇。是为前述惊风四步后之变化之三。

惊风之为病，无论第一步至第四步，病症虽极剧烈，而脉则缓滑有胃气。除特发性或由转属而成之脑脊髓膜炎症，因迷走神经兴奋之故，有脉沉迟者外，其余无论病情若何沉重，苟非至于临命之顷，脉则缓和若无病者，向来旧医治病以脉为标准，今惊风病，病状甚凶，而脉甚平善，乃愈觉手足无措，平心而论，此事甚奇。凡动脉管壁，皆有纤维神经密布，而此种神经，且同是自主系之交感神经，在理惊风从交感神经起病，波及运动神经，然后抽搐，脉当无不变之理，然非至四步以后，决不变动，是心房不易受病也。此亦生理上当注意之一件事。顾惊风当起病时，心房虽不易受病，肺则极易受病，急性肺病与惊风或流行性脑脊髓膜炎症并发者，几占十之七八。凡急性肺病与惊风并发者，先病肺后起惊者，居大半，先起惊后病肺者，居小半。前者属流行感冒，大都先伤风咳嗽，既而发热，热盛成惊，成惊之后，咳仍未除，此种可说伤风是发热前驱，惊风是热病转属。发热则停积，因积胃逆则咳剧，剧咳不已又热不退，则成急性支气管炎，更有惊风续发，则为病之重可知。后者属惊风本病之传变。

惊风之病灶在胃肠，何以伴发者多肺病？通常所见者，多属支气管炎症。惊风为神经病，是必肺之神经与胃肠有相通之处。按：肺有前后丛神经，其后丛神经，本由肺根后方之迷走神经分支与交感干第三四胸节所发之纤维合组而成，从肺后发出纤维，下行于食管后面，更与左迷走神经之分支合组而成食管丛，从此丛仍向下循食管后面，过横膈肌裂孔而入腹，在腹部分胃与腹腔二支，胃支布于胃之后面，腹腔支终于腹腔节，却更分数纤维入肝、脾、肾之上腺肠系膜等神经丛中。其十二指肠、胃小弯、肝门、幽门管等处，各有一神经丛，却都是一个系统，都是从肺根之左膈神经分支与胸交感干第三四节所发之纤维合组。不过不如此单纯，胃与十二指肠等神经丛均从腹丛出，而旁纳从肺丛放出之纤维支，至气管与支气管，则有从延髓交感神经节放出之纤维，成为交感神经丛。据此则胃与十二指肠等处，与肺相通之途径有两路，即：其一从肺后丛来，以左右迷走神经之纤维为媒介；其二从支气管丛来，以交感节为媒介。第一路较近，第二路较远，大约热盛见气急者，当是胃肠神经波及肺后丛之故。历久失治，而见气息喘促鼻孔扇动者，当是因延髓受病，由交感干胸节传病于支气管神经丛之故。

惊风初起即与急性肺炎并发者，自较单纯惊风为难治。其中途见气急者，或因复感或因误药，若末传引起支气管炎症，则复感误药之外，复有正气不能支持之故在，乃肺气垂绝之候。第一种可治。第二种视病因之深浅，然无论深浅，皆极危险。第三种乃临命之顷，无可挽救者也。是为前述四步后之变化之四。

上列四步四变，惊风病之变化大致已备，兹当言其治法。

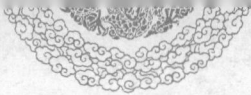

第三期

恽铁樵　著

凡病皆从小疾起，无有开场即大病者。即使各种不可治之症，如寻常所习闻之风劳臌膈，其先亦不过涓涓之流，病者既不能谨小慎微，医者复不能见微知著，于是有不可收拾之一日，此言其慢性者。欲免此危险，自当以知养生为主。若夫急性病，如各种热病，其初胥是小小感冒，而杀人强半是此种病，则其咎大半在医者不能澈始澈终，知其变化，仅知某方某药是治某病，迨治之而不效，则束手无策，病则随手而变，既变之后，复云某药可治，乃治之而不效，病则又变，如此递变递深，以至于死。尚云药都无误，奈病不愈，是有命也。其实医者不知病理耳，何尝是命。例如伤风咳嗽，常有之事，伤风咳嗽之病理是肺为风束，宣肺则愈。然伤风咳嗽之后一步为发热、为喉痛、为支气管炎肿，此三种亦是常有之事，此三种传变各有其朕兆，医者不察，只予以宣肺药，咳则不愈。而三种变化接续发见，见发热，予以豆豉、豆卷，以为退热也；见喉痛，予以牛蒡、僵蚕、石膏；见急性支气管炎，以为肺气上壅，予以葶苈泻肺。然发热为伤寒系温病，仅仅豆豉、豆卷，病则循经传变，喉痛之后一步为猩红热；仅治喉，疹不得出，得石膏反致内陷；支气管炎症予葶苈泻肺，病即死于支气管炎。然而医者都以为不误，而病则不愈，此为现在习见不鲜之事。此非个人之命运，或者人民之劫运乎。喉症、痧子，治法详痧子篇。伤寒系风温，治法详热病常识篇。惊风治法详本篇。三种病多有从伤风起者，言病理处各篇交互，未能截然分界，读者参观之可也。

伤风、咳嗽、喉痒、多痰、多涕，甚则呕，稍久则渴，唇干绛，此种为肺为风束，宣肺为主。

象贝三钱　杏仁三钱　桑叶三钱　橘红一钱五分　淡芩一钱　防风八分　炙草六分

多涕者，加前胡一钱五分。呕而舌上苔者，加枳实一钱　竹茹一钱五分　姜半夏一钱。舌质绛唇干绛渴者，加花粉一钱　芦根四寸。痰不爽者，以瓜蒌霜易花粉。渴而胸闷者，以半夏一钱　瓜蒌一钱五分　川连三分同用。无涕者，前胡弗用。气粗者，加炙苏子三钱。溲不利者，加赤猪苓三钱　通草八分。若引饮多溲不利者，更加车前一钱五分。形寒者，加荆防各八分。形寒而发热者，加葛根一钱五分。发热而躁烦渴引饮者，加石膏。诸热证毕具如上述却无汗而喘者，葛根、石膏之外更加麻黄。

上所列加减法，为有一证即有一药。凡由咳嗽而发热，无论有汗无汗，都属伤寒系温病。其前半之伤风，为后半发热之诱因，亦可谓之前驱。诱因者，诱起发热也，然使各脏器血液皆健全，决不发热，无从引诱，既本是有热欲发，特先之以伤风，则前驱而已，详说在热病常识篇。

咳嗽发热指头凉，人王部隐青色，唇舌皆绛而干，此须防其作痉。指头凉、人王青为热向里攻，症结在胃，前已言之，此虽病势不廉，不必作痉，伤寒亦有此症。若唇舌皆干绛，是惊风之病机也。何以言之？伤寒发热，不过体温集表，所谓卫气为病，其热是全身体温集表，浥①彼注此，虽热唇舌必不干绛，啼必有泪，涎唾从唾腺出，泪从泪腺出，腺体皆一个系统。涎干然后唇舌干绛，涎所以干，因唾腺不能分泌。唾腺不能分泌，泪腺无单独能分泌之理，故见唇舌干者，知啼必无泪。绛者血中液少，酸素自燃，红色单独显著，此较之浥彼注此之体温集表发热，实深一层。详察此时内部之变化，实因血中液少，腺体不能充分得原料以制造内分泌，泪腺唾腺乃其著于外者，虽不必如温病末传之阴虚而热，其实已危机四伏，分泌失职，神经必起变化以为救济，是惊风即在幕后，行且立刻登场，履霜可知坚冰，此所谓机也。宜宣肺解肌，益以凉血稀血，方如下：

象贝　杏仁　桑叶　橘红　鲜生地　薄荷　葛根
芦根　黄芩　黄连

---

① 浥（yì）：指湿润。

　　宣肺清热，治如伤寒系风温。薄荷协葛根为清透凉解之计，芩连，旧说黄芩清胃热，川连泻心，此二味于人王部隐青色、指头凉，用之最妙。因此为热向里攻之证，而此二味则有消炎作用，且指头凉、人王青，其症结在胃，黄芩为胆与胃之专药，川连泻心，实非心房，其效力专能解胸脘痞闷，故用此二味，恰恰与病相当。鲜生地、芦根所谓凉血稀血也。凡病初起，当然不虚，初起而便见唇舌干绛，血液少，腺体干，则体中固有之水分，何时被消耗而致于此极，是亦当有之疑问，吾尝留心考察。觉此种病，其干专在身半以上，唇舌虽燥，啼尽无泪，而腹满或溲多且清，或泄泻，则常见之事，是殆因燥热而病，所谓火曰炎上。惟其是燥热为病，症结在上，则逼水分下行，以故溲多，如其小便不利，大便必泻，被逼之水分，须寻出路也。泻于此种病最不利，无论为风温为痉，因泻则陷，其热必高而不得退，胸痞必不得解，咳必不得畅，郁之既久，血中自身中毒，虽本来不是痧疹，结果亦必出痧疹乃解。若不止其泻，虽欲出疹而不得，咳与热总无法可以解除，延至两月之久而成慢脾，柏特利医院邓姓小孩之病是也。若误认其泻为热结旁流，为协热下利而攻下之，则药力专与体工为难。肺部风邪无法自解，则成支气管炎。因咳而又不畅，肋膜震痛重心转移，则成肋膜炎。因攻药腹部受伤，重心在肠，则为肠炎，在腹膜则为腹膜炎。此等皆与内肾地位为近，容易转属排泄失职，则为肾炎。延日至两候以上，无不由实转虚，随所投之药而呈变化，兼症甚多，莫名一病，中医于此，茫然无所措手足，西医则随指一处，皆可名病，择其重要者而治之。或验血，据血中微菌而定病名，注射血清以治之。其兼症为肺部支气管炎肿，则用喷雾机喷酸素以助呼吸。兼症为肠炎、为肾炎、为支气管炎，都有转属脑证之倾向，则勉强用冰枕以预防之。此种都是根据科学而产生之治法，却都是干涉体工自然救济之治法。质言之，凡所设施，无一不与体工为难。病人因冰枕血行不至头部，因喷雾机初得酸素，呼吸似乎较畅，历三点钟之久，气管起麻痹性，非增加酸素之量不为功。气管愈益麻痹，酸素则愈增加，以至于无可再加而气管之窄如故，气急鼻扇如故。而因吸多量酸素之故，心房之变化随之而起，病乃愈治愈多。至血清注射，本是用以杀菌，病人血中所以有菌，并非自己产生，乃由空气中来，因病无抵抗力，故菌得繁殖于血中。而都市秽浊空气中，微菌之种类，据二十年前微菌学专家所发表，有二十六万之多，现在少数之血清，何能应付，是则尚在试验中而已。病人体中自然机能既已隳①坏，终竟非幼稚之科学，简单之手术，能整理之，再造之，则惟有死而已。吾虽不满西国治法，平心论之，病经

---

① 隳（huī）：指毁坏。

多次误药，由实转虚，莫名病症之时，本无健全方法以为救济，西法治之，固死，中法治之亦何尝不死。特西法实非法，国人都不审，故吾特著之于篇。至于用豆豉、豆卷、葶苈等药于病无死法之时，造成必死之局，此等医法，非从速改革不可，长此以往，中医何能有立脚处哉？上列之方，以消炎凉血之药，用之于唇舌干绛之症，则可以减少内部恐慌，免致燎原之祸，以葛根、薄荷凉透解肌之作用，与芩、连、地黄、芦根之消炎稀血之作用协调，则无凉遏使病邪无出路之虞，故可以使病必已，此则其妙用也。发热、剧咳不爽，气急鼻扇，胸脘胁下或腹部均痛，复兼见指头凉、人王部青，唇舌俱干绛，口无津，啼无泪，是必瘛中惊跳，且咬牙，方如下：

象贝三钱　杏仁三钱　葛根一钱五分　黄芩一钱　川连三分　鲜生地五钱　芦根四寸　枳实一钱　竹茹一钱　防风一分　薄荷一钱（后下）　橘红钱半　细辛一分半　炙草六分无汗者加麻黄四分。

上掣证有两重要之点，其一为气急鼻扇，其二为惊跳咬牙。何以气急？呼吸窒也。呼吸何以窒？为气管收小也。此因剧咳与发热之故，生活力集中于肺络（即支气管）以为救济，致气管炎肿，所以收小。因气管收小，呼吸窒不得通，故鼻翼努力开张，以减其困难，此亦生理上此呼彼应之自然功能。故见鼻扇，即可以知支气管发炎。瘛中惊与咬牙，因液干血行不流利，寐中不能充分供给各组织之需要，其变化与醒时受惊，肝脏骤受刺激略同，故惊跳。古人肝藏魂之说，当即从此处悟得。咬牙者，胃中津干，牙龈属阳明胃经也。龈与胃之关系，犹之鼻黏膜与肺之关系。盖齿牙为清化第一道工作，犹之鼻黏膜为肺之第一道防线也。胃液干，神经失养，因见咬牙，此时在肺则见气急鼻扇之支气管炎证，在肝胃则见咬牙与寐中惊之神经硬化证，是较之仅仅唇舌干绛啼无泪之病候更深一层。若复胁痛脘痛，则虽未经误药，所谓莫名一病之危候，此时已具雏形，此时若不能用适当之药，使病速愈，其危险有不堪设想者。诊婴儿当注意其咳之形状，若咳甚不爽频作，而不肯用力，咳罢辄啼，啼时复不肯用力，咳时钻眉者，必胁痛，兼溏泄者，必腹痛也，此与《伤寒论》中语声啾啾者，其痛在头同理。方意与前略同。细辛一味，专为气管炎而设，此物为肺肾两经药，就经验上言之，有两事宜知者，其一虽云肺肾药，却随副药而改变其发生效力之场所。例如女人小腹痛，痛时有筋若掣，此本是局部感寒，乃得之房后寒邪乘虚而入，俗所谓夹阴，其浅者，只须阳和膏加麝香外贴即效，有甚重者，其痛刻不可忍，或且发热，外贴膏药，必不能取效，则须细辛。又男子疝气，睾丸一颗胀大，通常用小茴香、荔枝核即效。其有得之内与忍精者，则茴香、荔枝不效，此病之变化甚劣，有成癫疝，完全不知痛痒，逐年增大，至其极度，可以如西瓜，累然下垂不便步履者，有竟溃烂须外科治疗者。当其初起，用茴香、荔核不效，即须改用细辛，可以免除后来之大患。此两种皆须川楝肉为副药。又有头痛须臾不可忍者，用寻常头痛药不效，用细辛则其效若响，可以顷刻定痛，此种当以防风、藁本为副药，其次此物性悍烈过于麻黄倍蓰，至危极险之症，用之不得过三分，且用以治肺，必须与五味子同用。若肾亏者，在禁忌之列。吾曾见伧医用至七八分，而病人剧咳出血，用之肾亏之人，不与五味同用，药量亦只七八分，下咽仅刻许钟，猝然脱绝。又见用麻黄附子细辛汤者，细辛用至一钱以外，其人失神而死。是皆可为鉴戒。然此药用之而当，实有奇效，且病之重者，委实非此不可。即如急性支气管炎，苟不用此药，竟无愈理，惟一分半虽少，已足愈大症。吾人治医以愈病为目的，非以眩人要誉为目的，吾经屡次试验，一分已足济事，则可见重用之非是矣。本条气管炎与惊风两病，皆极重，惟惊风仅见端倪，尚未成事实，消炎稀血即是。正当治法，一面用药清透以除表热；一面以细辛协宣肺药。使乍起之气管炎急速消除，惊既可以不作，咳亦可以立止。纵有余波，容易料理，是实弭患无形也。

症如前条手指瞤动，目光转动不甚灵活，手握有力，是已入惊风第一步之候，原方加胆草二分或三分，须用酒炒过，更加归身三钱。其与支气管炎症并见者，仍得用细辛一分。无汗者，仍得用麻黄三分。惊风原理如第一卷所言，胆草苦降者也，此物与川连同用。凡病因肝胆之气上逆者，得此便能下行。凡惊厥神志不清楚，昏不知人者，得此便恢复知识。惟性甚克伐，不可多服，多服则气下脱，药后病人常欲大便如厕，而又无粪者，是气从下脱之朕兆也，见此朕兆即不得更用胆草，故每剂仅二三分，且须与当归、生地同用。其有末传虚多外感少之热证而见惊风，不得已须用胆草，当用人参须或西洋参以调节之。

凡惊风初步，勿遽用惊药，抱龙丸、回春丹尤劣，羚羊角尤劣之劣者，犯之多不救。以此等药服之，则泻青粪，凡泻青粪，为不当下而下，病邪遂陷，正气遂虚，嗣后用药，不免左支右绌，棘手万分矣。又兼气急鼻扇者，虽虚洋参不可用，因洋参专能补肺。急性肺病得此病邪乃一发无出路也。

症如前条见泄泻者为危候，多半所泻是水，所以有此见症，即因身半以上暵热，逼水分下行之故。此种不得根据《伤寒论》用理中，理中之证，腹部受寒，所谓寒邪直中太阴，实际是肠胃无弹力，水分下行，故腹满而泻，用姜所以刺激肠神经，用术所以增加各组织弹力，若犹不足，则加附子，故有附子理中之制，此症则全非是热在上，逼水分下行，复因热故溲不利，水寻出路，故泄泻。又因神经受病，不能调节，泻乃益频，《伤寒论》厥阴篇，论厥阴下利，为阴阳不相顺接，实在即此病病理。通常泥于三阳皆实，三阴皆虚，以为从太阳传至厥阴，必经许多时日，嗣见有不必经许多时日，而确为厥阴者，则创寒邪直中之说。又读《伤寒论》者，大都先横一个"寒"字在胸中，嗣见用温剂病随药变，至于杀人，用凉剂或有得愈者，于是又创为厥阴有纯寒证、纯热证之说，卒之注释伤寒者自己先不了了，读者遂无人能了了，则不能根本解决之过也。须知此病因肠神经不能调节而泻，用寻常止泻药止之，当然不效。又此病之病形，在上则热而上行，在下却洞泄，于是就此两点斟酌下说明，乃用"阴阳不相顺接"字样。后人无从知此于"阴阳不相顺接"句，不得其解。又仲景厥阴自利用乌梅丸，其中特效成分是细辛、川椒，后人不知此，既不明病理，复不知药效。于是乌梅丸，虽常用之药，而界说用法，总不能充分明了。余有治董老太案，他日常追纪之，至于本条挈症，却又不得引用厥阴篇语而用乌梅丸，因此为热症，乌梅丸不适用也，宜于原方加扁衣、建曲、伏龙肝以止之，甚者加犀角二分，理由如下：

扁衣、建曲、伏龙肝，皆健脾止泻药。凡泄泻不可温者，皆适用之。然其材料，只是处于副药地位，因性平力薄，不足独当一面，本条之加此，亦是用为副药。其主要止泻药乃方中芩、连、生地、葛根、薄荷。因病理既是热甚逼水分下行，消炎即是止泻，故芩、连等并非止泻药，而止泻功能则居主要地位。进此药有时泻仍不止者，则因神经化硬，不能调节，犀角专能弛缓神经，机括一转，其泻立止，故不必多用也。凡热病皆忌泻，痧疹流行时热病尤忌。其非由神经硬化而泻者，葛根、薄荷已足，当然不用犀角，是否由神经硬化而泻，以有无神经性见症为标准。

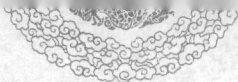

第四期

恽铁樵　著

　　脉缓，面青，唇舌干绛，手足抽搐，一日二三次，或十余次发，此为前述之第三步见症。以脉不缓弱者为轻，脉缓弱者为重。脉于惊且热时，不当缓弱。其缓弱者，迷走神经兴奋之证。婴儿不能言，惊而见缓弱之脉，即知病涉及延髓，其后脑必酸，头项反折即在幕后矣，方如下：

　　胆草三分（炒）　蝎尾二分（炙研冲）　乌犀尖二分（研冲）细生地三钱　川连三分　川贝三钱　薄荷一钱　防风一钱（炒）　枳实一钱　竹茹一钱半　回天丸一粒四分之一（药化服）

　　胆草苦降，三分为中剂，成人肝风重者，可多用，最重之内风症，有用至一钱者，若小儿惊风，三分已属重剂。此方每六点钟服药一剂，三六十八点钟服药三剂，共得胆草九分，犀角、蝎尾各六分，虽甚重之惊风，愈之已绰有余裕也。凡急惊皆属热，亦皆不虚，热固有证可见，如唇舌干绛，唾少无泪[1]，人王隐青，

---

　　① 泪：原作"调"，据文义改。

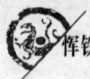

指头凉皆是。不虚之理，亦甚易明了，惊之为病，热向上行，瘛疭作时，昏不知人，是即《内经》所谓厥巅疾，故通常又谓之惊厥。其昏不知人，乃因脑被热炙而然，并非脑不得血所致，其厥已而苏。所谓阵发性，乃神经起救济作用，其神经紧张之意义，是因胃肠有物，欲驱而去之，非若中毒性之神经麻痹，失血症之神经失养，此其不虚之理，岂不甚为显著。惟其不虚而热，故当用川连，亦惟其不虚而热，热向上行，故当用胆草。川连、胆草皆苦降，皆克伐，但观多用川连，能使人胸脘空而恐慌无主，即知此药之悍，不多用者，恐病本不虚，用药而虚故也。川贝、枳实为食积而设，所以仅消导而不攻下者。神经因驱积而痉，重心在痉，自当以弛缓神经为先务，而以消导药佐之，脏气得和，则积可以缓下。凡食物所以成积，皆因食物之量过于胃中能容之量，胃之中部膨胀，则胃下口之括约筋收缩，俟胃中食物消化，其所占地位减少，胃壁略松，然后括约筋弛缓，许已化之食物通过，是故胃中部膨胀逾恒①，括约筋之收缩亦逾恒，此亦物理之显著者。今若以消、黄等悍药攻积，此等汤药入腹后，假使用非其当，可使腹部疗痛，胸脘痞闷，如被石压，是其物理方面之力量甚为显明。由是可知，攻之则括约筋收缩加甚，积则不去，积既与神经为难，

---

① 逾恒（yú héng）：指超过寻常。

药更与神经为难，于是痉乃加甚，病乃愈难。然则古人非不知攻积，因攻之有时反足增病，故不敢毅然主张也。犀角、蝎尾、回天丸，皆为弛缓神经而设。犀角之用，更有各种不同之处。泻而用犀角，为弛缓肠神经，兼有举陷之意。中毒性而用犀角，有消毒意。血热而用犀角，有清血热之意。本条之用犀角，固是为弛缓神经，更有副作用，是与胆草协调。凡升降之作用，往往不能单调，单调即起反应，胆草苦降，用之过当，固有下脱之虞，然仅至下脱。内热炎上之势，经用胆草后或且加甚，常人于此，必以为用之不当矣，不知此乃体工之反应也，体工之有反应，乃医学之立脚点，轩岐立法，只是利用反应，老熟症所以不能治，即因其无反应之故。明乎此，则寒热温凉攻补诸般用药，皆不能单调，已不待烦言。可以了解，胆草降，犀角升，合而用之，则升清降浊，听吾人之指挥，无意外之反应，而取效可以操券，此诚鄙人千虑之一得，前人所未言，今人所不晓也。方中蝎尾一味，人皆畏之，此因吾人习闻蛇蝎为稔恶之形容词故，其实绝非事实。蝎尾之毒，为虫药中最初级者，此物弛缓神经，有绝大功效，而神经紧张，亦非此不为功。古方之治惊有效者，无不以此为骨。吾因药蛊而病大风，遍尝各种毒虫，惟蛇蝎为最平善。今病愈十年，绝无遗患，是可证也。回天丸中有效成分为蕲蛇、麝香，然不止此，此丸是《千金》派，吾已于丸药仿单说明之。蕲蛇以地名，此种即白花蛇，亦即东国人所谓反鼻，用此丸治成人中风，为效颇良。惊风须用特制者，因丸药少服力薄不能取效，多则小孩不能服，特制者系用金钱白花蛇，此物价值甚贵，吾用四十条合丸一料，其为效之良，胜于寻常倍蓰。凡前卷所述三四步惊风，均得适用此方，第四步病较重，亦只用此方，而小促其时间，每两点钟服药半剂，十二点钟尽药三剂，为效甚良，可以十愈八九，以上所述治法胥甚效。初起咳嗽发热，得方便愈，可以不复见惊。或急性肺炎，当见急性肺炎时，得方便愈，不复有何种病变，纵有未除，余波而已。既见惊之后，第一步治之，不复，有第二三步，第三四步时治之，不复，有以后四变，非谓第一步用某药之后，复见第二步病也。

发热抽搐，目上视，头后仰，背反张，每越两三时辄发作。病儿能言者，此时辄作谵语，其卧床皆不能帖席，后脑着床，颈则上曲，不能枕，亦不能仰卧，此即脑脊髓膜炎之完全症状，所谓四步后之第一变。亦有不由惊风转属而特发者，症状虽凶，倘未经误药，可愈。其有症状不完全，但目光不灵活，头作机械式动摇，项反折亦不甚，手凉肤津者，必曾经误药，或用羚羊，或泻药，或灌肠如此，其病多凶，不可治，方如下：

胆草四分（炒）　乌犀尖四分（磨冲）　干地黄三钱
川连三分　归身三钱　独活一钱　虎骨三钱（炙）　天麻三

钱（煨）　　防风一钱（炒）　　秦艽一钱半　　川贝三钱　　蝎尾三分（炙研冲）　　安脑丸三粒（研冲）

上药每剂分三服，每服相距时间约一点半钟，一剂尽，再照方配药，继续予服。凡未经误药者，约此方三剂可愈。天麻、独活、秦艽治风，虎骨、蝎尾皆弛缓神经要药，故古人谓为驱风药。就中独活、蝎尾尤为不可少之品，此种药，定风不泻肝。犀角则能弛缓神经，能安神，能透发斑疹，能解毒，故与羚羊不同。本方三剂，犀角、胆草均得一钱二分，乃药量之最重者。安脑丸之用，亦与回天丸同。回天丸性温，然于满纸凉药之中，用之有反佐之效，故虽温无害；安脑丸副药以疏解外邪为主，其性平，此与特制回天丸皆用金钱白花蛇为主药，其功效用法均在伯仲之间。回天丸治厥最效，凡阵发性猝然昏不知人者，得之即瘥；安脑丸治目上视或歧视有良效，是病涉及大脑神经者，此丸有特长也。

上所言者，为摇头惊风，其鱼口惊风，极难治。盖摇头为延髓紧张，鱼口则纯粹三叉神经为病，是有脊神经与脑神经之分，自是更深一层之病。第一卷中未曾分别言之，故补述于此。凡见鱼口惊风，非金蜈散不效。

蜈蚣一节（去足炙）　　蝎尾五分（炙）　　元寸一绿豆许

上药研细为散，须令极细如香灰，每用一米粒之量，和入前犀角方中服，至多两次，其努唇唼喋之状即止。止后仍须犀角、胆草、西洋参、生地频频予服，至惊症全除为止，否则再发，再发则不救也。蜈蚣力量远非蝎尾可比，故用量亦迥乎不同。吾用此得三种经验，均极有价值。其一即治鱼口惊风。其二曾用此药愈一大症。一三岁小孩，患惊失治，手脚皆反捩①，脚踵在前，趾在后，手拘挛，瘈疭不可以次数计，当时以为必死，其家固请挽救，乃与金蜈散，嘱每次服一挖耳之量，以犀角地黄汤下之。翌日再诊，手脚均复常，瘈疭亦不作，问服药之量仅两次，不过两挖耳之量耳，嗣后以犀角地黄调治之，竟得全愈。其三当吾自身大病时，遍尝各种虫药，觉惟蜈蚣为最燥，二两药中加蜈蚣三节，其重可一分耳，制之成丸，每丸不过绿豆大，重亦不过二厘，服药三丸，微觉燥渴，鼻黏膜干痛，计所食蜈蚣之量仅得六厘百分之一，而其力量如此，此真非躬自尝试不能知者。以故凡服丸散，有蜈蚣者，必须西洋参、生地等调节之，而用量亦决不能多也。

惊风第三步变化为脑水肿，照前卷所推论，脑水肿与神经瘫，并非两种病。脑水肿无治法，神经瘫之初步则有治法。然则欲免脑水肿，须先治神经瘫，而欲能治神经瘫，须先能识何者是神经瘫症。

脉迟，迷睡，郑声（即谵语之无力者），肌肤津，手

———————————

① 捩（liè）：指扭转。

凉，四肢郑重不能转侧，纯似《伤寒论》中少阴证，而目斜，项强，此时若予以犀角地黄则胸益闷，而上列诸症愈益加甚，必至完全无语言能力；若予以附子，则唇焦舌枯，津液涸竭，多予则面色苍白，气骤促寒颤，而旧有各症，丝毫不见减退，且此症予附子而见气促寒颤，则去死期不过三五日，无药可救。然则奈何，曰是须明白其来路。

神经瘫即柔痉，无论小孩成人，均有患此种病者，细别之有四种。其一由伤寒转属者，其二由刚痉转属者，其三由潜伏性梅毒而成者，其四由失血过多而来者。四种病理不同，治法自异，为分疏之如下：

伤寒转属柔痉者，居最少数。因平日所见热病，十之九非真伤寒证，其末传用附子可愈者，乃仲景所谓少阴证，不是柔痉。余有徐家汇史姓小孩案，确是柔痉，其病初起不过发热，其后用大建中汤而愈，既非流行性脑炎，亦非由急惊转变，当是伤寒转属证。其证颈软若无骨不能自举，其头向前，则颔着胸，向后则后脑着背，其上下目睫缘弧形亦转换，惟目珠不向下而向上，此为七年前事。此孩病时才六岁，去年见之甚健全，假使此病在三岁以前，必头颅放大。当时所用附子约八分，川椒四分，每日一剂，九剂全愈。尚有他种副药，已不记忆，他日当检旧存医案详之。

由刚痉转属者，大半因用凉药泻药过当之故。寻常有所谓慢惊者，即非医界亦都耳熟能详。然吾遍考之旧籍，迄不得其界说。大约古人不能了了神经系之病症，故多模糊影响之谈。商务书馆《辞源》以慢惊当西国脑脊髓膜炎，此在十年前之医界，自不免有此错误，慢惊亦绝非神经瘫，是当从速纠正。庄在由号称善治慢惊，今考其所著《福幼编》中方药，实柔痉与慢脾混合，未能画清界限。又小孩重症，刚痉、柔痉、慢脾之外，别无所谓慢惊。而沈金鳌①《幼科释迷》平列急慢惊、慢脾，观其所列病证，竟无柔痉。所谓慢惊、慢脾，同是一种虚损证，是皆不可为训。盖古人所谓慢惊，乃惊风或伤寒之后见虚象者，咸属之。所谓慢脾，乃疳积症，腹膨大，四肢瘦削，毛发自落者，此两种不过有深浅之殊，实非两种病。吾所谓急惊或伤寒后转属柔痉者，乃指确有神经瘫见证者而言。凡由急惊转属之柔痉，不可用辛温，宜师大建中意，去附子用川椒，合以他种副药，质言之，川椒为神经瘫特效药而已。

刚痉得药后已不瘈疭，却手脚都软，目精不和，神昏迷睡，口涎不摄，是转属柔痉也。若病孩在三岁

---

① 沈金鳌：清代医家（1717—1776）。字芊绿，号汲门、再平、尊生老人，江苏无锡人。先后撰成《脉象统类》《诸脉主病诗》《杂病源流犀烛》《伤寒论纲目》《妇科玉尺》《幼科释迷》《要药分剂》，总其名曰《沈氏尊生书》，内容赅博，论述亦精辟，颇有影响。现有多种刊本行世。

以内，上下睫弧形相反者，必解颅。盖初见柔痉症状脑质即已软化，若复目睫变异，脑已开始发肿也。方如下：

川椒三分（去目）　　乌犀尖一分（研冲）　　归身三钱川贝三钱　茯苓神各三钱　虎骨（炙）三钱　乳没药各三分（纸包压去油）

口涎不摄，是柔痉确证。寻常小孩漏涎者甚多，并非口涎不摄，所谓口涎不摄者，乃唾腺作钝麻性分泌，病与不病固一望可辨者。况柔痉必神昏迷睡，其涎之不摄，自非平日漏涎可以相混。

川椒虽温性，较吴萸为平善，且柔痉得此良效，而绝无相忤之处。柔痉之为病，又易识，固不虞用之或误也。乳、没、虎骨为副药亦稳妥有良效。余从治懈亦得此方，因思柔痉同是神经瘫用之当效，试之果然。此亦一种法门，以此为例。旧方成效之继续发见①者，必不可胜用也。伤寒转属症用大建中效。刚痉转属症用此方效，执果溯因，显然是两种病。

由潜伏性梅毒而成者，此种在成人中风或其他风病，有显著之症象可见，如爪疥鹅掌是也；小孩亦有显著之症象可见，如颅骨不圆整，头上湿疮是也。此种之为梅毒，从经验上可得之常识如下。常人仅知梅

①　见：同"现"。

毒能透顶，有灭鼻之凶，医籍亦仅言杨梅广疮，鲜有能详其由浅入深之变化者，最新之西籍，则侧重微菌，而略于症状。近来沪上风俗每况愈下，潜伏性梅毒几于触目皆是，兹就余经验所得，详析言之。或者青年知所警惕，民德归厚则国家元气所关，医学又其小焉者矣。但余所能言者，仅其症状，与其流弊，若此病之生理、病理，则当先明解剖学、生理学，是为专门学问，本编尚谢未遑。

旧时治梅毒特效药为轻粉。此物能使毒自下上升，表面可以刻期而愈，然结果不良。凡透顶开天窗，皆因用轻粉升提之故。迄今报端许多广告，谓治毒如神，如何灵捷，大半仍不外轻粉，西法用甘汞通大便，其流弊亦同。近来有六〇六注射之发明，以为花柳病从此解决，然十余年来经反复试验，西医籍已自己宣布其效果不良。余有二友，其一略知医不精，因冶游患浊，自知不妙，用大黄大剂泻之数次，又用治浊验方萆薢、土茯苓等利溲，病良已。然十余日后，胸脘鸠尾骨下，忽起一核，初起大如钱，久之如杯如碗，多方求治，竟不效，可半年许，困顿以死。嗣后，余值此种病，十五年中，约五六人，其核初起在胁下，既而移至中脘，问其先曾患淋浊否，曾用大剂大黄否，则如出一辙，此一例也。又一友亦冶游，患浊，用市上毒门医生之药而愈。愈后数月忽左手右脚不仁，予以秦艽、独活等病良已。仍冶游，继又患浊，为介绍妥当西医注射六〇六又愈。其后再蹈覆辙，再注射六〇六，面部忽肿，耳聋、脚不仁，杖而行，如此者两年余，乃死。据医界友人言，注射六〇六，头肿，脚不仁，耳聋者，频有所闻，此又一例也。又有友之妾，本勾栏①中人，余为治病十余年矣。其面部有潜伏性梅毒证据，其夫亦然，因灼然知为由女人传染男人者，既而男至五十外患内风，女患骨劳。骨劳最无治法，西医籍谓是骨细胞不规则增殖，若问何以患此？则潜伏梅毒发作之一种耳。吾曾值少年患骨劳症者，疑是遗传，此又一例也。此皆其稍稍特异者。此病初起患淋浊下疳等，即世人所习知之花柳病。既病之后，无论用中法用西法，治之而愈，必有十之一二余毒不能荡涤净尽。此余毒从肾腺传各腺体，渐渐遍布于全身，而血液变性，内分泌变性，约两三年之久，面部变黑，毛孔开张，皮脂腺粒粒耸起，舌苔渐剥，或无味蕾，其舌面恒绉，口臭，耳鸣，头眩骨楚，饮食无味，咳嗽常作，容易伤风，癣疮作痒。就其舌无味蕾，饮食无味言之，为胃病。就容易伤风咳嗽常作言之，为肺弱。就骨楚癣疮言之，为风湿。医生都如此说，其实此种诊断，何尝真确。就其所见之病状，对证论治。照例头痛医头，脚痛医脚，不能取效。病则日进，至病深时，其见之于外者，为鹅掌，为爪疥，

---

① 勾栏：指妓院。

为咳嗽吐血，为鼻渊，为鼻中息肉，迨年事至五十外，则为中风。男有伏病者，则传于其妻，女有伏病者，则传于其夫，在此种夫妇，照例不能有子女，即幸而生育，其小孩亦必患遗传，多不能长成。初生时胎毒重，襁褓中容易惊风。凡惊风之转属神经瘫者，余每注意其父母，则十之九其父母面部有梅毒证据。又余每值面部有潜伏性梅毒证据者，询其有子女几人，或曰无之，或曰已死矣。如此展转印证，余口虽不言，心下了然明白。更转换余之眼光，向社会上一加考察，则淫书、淫画、媚药之广告，方充斥于报端。而游戏场、跳舞场、大小旅馆，表面极繁华绚烂，里面无在不有不可究诘之黑幕。嗟乎！是何因缘，造成此局。凡神经瘫证，含有梅毒性者，为中毒性神经麻痹，浅者可治，深者不可治，成人小孩皆然。成人中风凡十指皆爪疥及有鹅掌者，多不治，仅一二指有爪疥者，可治；小孩仅仅有湿疮者可活，若头部湿疮密布者不治，颅骨不整者尤无幸免理。方如下：

乌犀尖三分（磨冲）　生甘草一钱　川椒三分（去目）蝎尾二分（炙研冲）　独活一钱　防风一钱　归身三钱　大生地五钱　虎骨三钱（炙）　天麻三钱　桑寄生三钱　二妙丸一钱（入煎）　川连三分　安脑丸（特制）回天丸亦可用。

由失血多，神经失养，而见之柔痉，惟产妇有之。其症状知觉并不昏蒙，惟喑不能言，不但无音，舌本不能运掉，四肢瘫痪，不能举动，此为无血神经失养，误用羚羊泻肝则死。亦有见刚痉者，皆当以补血为主，以治痉药佐之，须屏除一切克伐之品。方如下：

归身三钱　细生地三钱　川椒三分　钗斛三钱　麦冬三钱　阿胶三钱　艾叶八分　天麻三钱　川贝三钱　佛手一钱半　至宝丹一粒药（化服）　童便半杯（冲）

惊风第四种变化为肺病。其初起与惊风并发者，方已见前急性支气管炎症条；其由惊风转属者，乃临命之顷，所见肺绝症，无治法。

小孩之惊风，即成人之中风。惊风多在三岁以后，八岁以前次之，八岁以后，此病绝少。成人中风，多在五十以后，五十以前亦甚少。惊风之总因为脾胃有积，肝家有惊，太阳有外感。成人中风则肾亏为主因，痰食为诱因。中风之类似症曰痹、曰厥。惊风之类似症曰痫。痹无湿毒不成，厥非肝肾并虚不成，痫无先天症不成，惟流行性脑炎，不限年龄，亦与肝肾肠胃无关，盖纯粹燥气为患。综括言之，皆神经系病也。此虽言其大略，然较西人脑充血及微菌之说，为比较真确。或谓小孩之慢脾即成人之劳病，此说殊可商。成人劳病为肺肾病，小孩慢脾乃慢性肠胃虚弱病，病源完全不同。且小孩肺病仅急性支气管炎症为最多，若肺结核则罕见，不似惊风与中风，同是神经系病也。庄氏①《福幼编》中荡惊汤，似不能治刚痉，并不能治柔痉，虽气候变迁有时可用多量之附子，亦须以吾说为骨干，则举措有标准，无以病试药之弊，庶几寡过之道也。

---

① 庄氏：庄一夔，字在田，江苏武进人，清代医家，一生对痘疹及惊风颇有研究，除《福幼编》一书外，另撰有《遂生编》《保赤六书》。